JN002165

が若い人が
にやっている
食べ方の基本！

若返りの栄養学

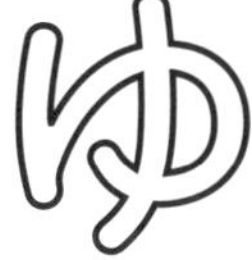
ゆ
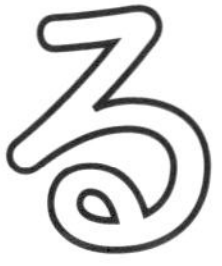
る

図
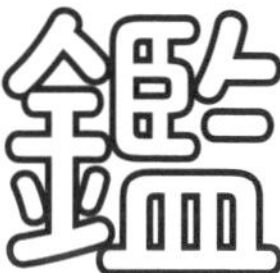
鑑

Aki Kudo
工藤あき
監修

宝島社

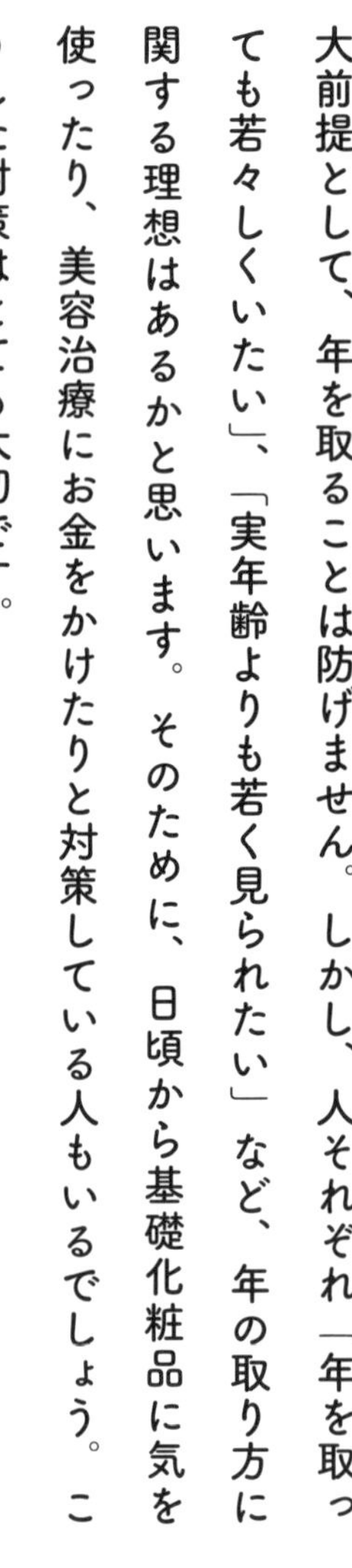

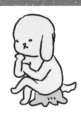

はじめに

まずは、本書を手に取っていただきありがとうございます。医師の工藤あきです。

大前提として、年を取ることは防げません。しかし、人それぞれ「年を取っても若々しくいたい」、「実年齢よりも若く見られたい」など、年の取り方に関する理想はあるかと思います。そのために、日頃から基礎化粧品に気を使ったり、美容治療にお金をかけたりと対策している人もいるでしょう。こうした対策はとても大切です。

しかし、何よりも大切なのは体のなか。わかりやすい老化現象は、白髪、シミ、たるみ、しわなど見た目に関するものですが、見た目を老けさせる原因をつくっているのは体の状態なのです。そして、その体の状態をつくっているのは毎日摂取している食事です。

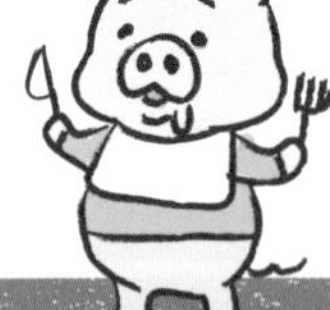

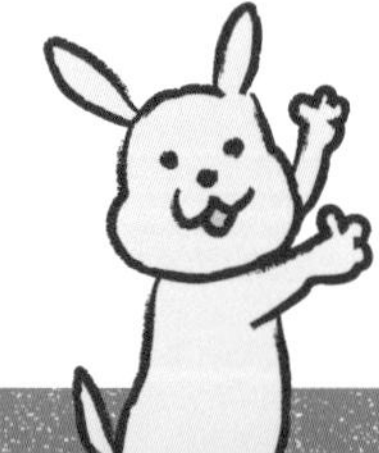

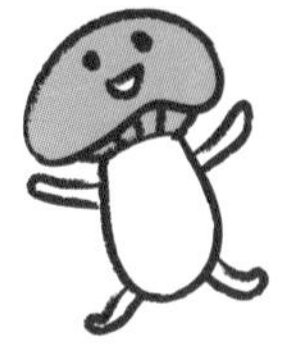

本書は、老化に関する基本知識から、体の状態を整える方法、食事術などを簡潔な文章と、イラストでわかりやすくまとめています。「年を取ること」と、「老けること」はどのように違うのか、間違った方法で栄養を摂ってしまうと、どうなってしまうのか……など、老けないための知識がギュッとこの1冊にまとまっています。

読んですぐ試せる知識も盛りだくさんです。「忙しくて食事をつくる時間がない」、「普段はコンビニ弁当ばかりだ」という人でも、本書を読むことで、コンビニ弁当の選び方を変えることができるでしょう。

1人でも多くの人が、本書を「老けない食べ方」の参考にしていただければ幸いです。

総合内科医　工藤あき

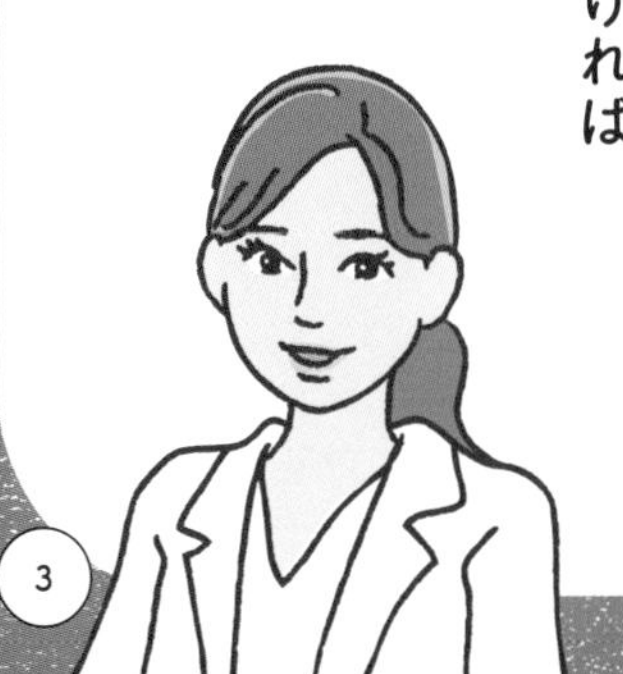

CONTENTS

1章 老化を防ぐためのキ・ホ・ン

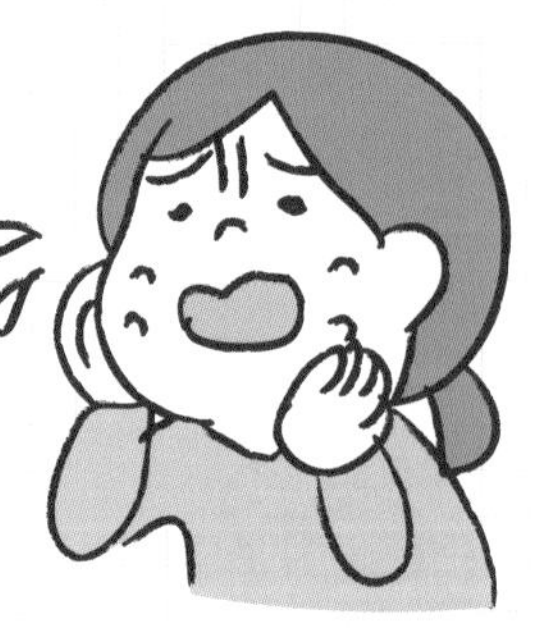

2章 食生活改善のキ・ホ・ン

3章 老化の原因「AGEs」を抑えるキ・ホ・ン

4章 老ける原因を改善する食べ方のキ・ホ・ン

5章 老けを改善する栄養素のキ・ホ・ン

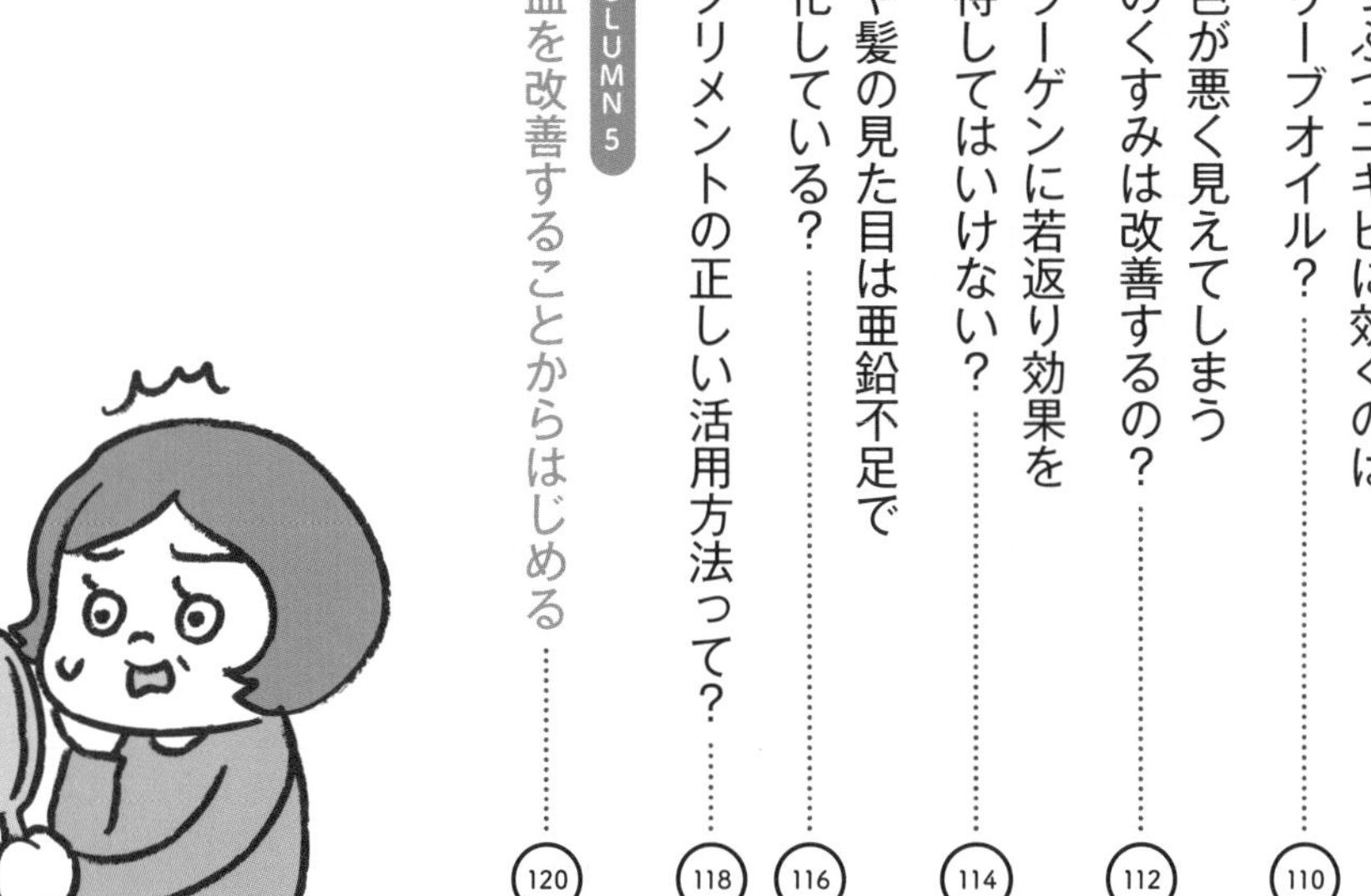

6章 老けない運動の キ・ホ・ン

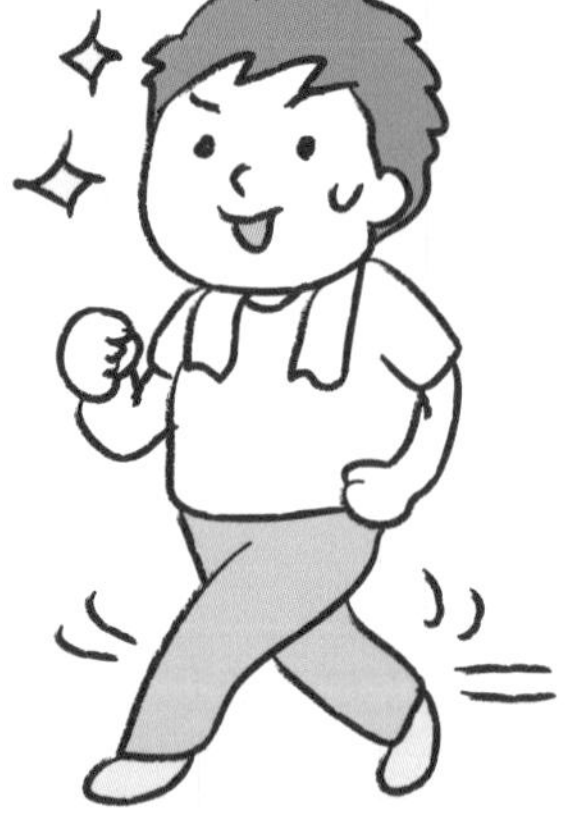

1章

老化を防ぐためのキ・ホ・ン

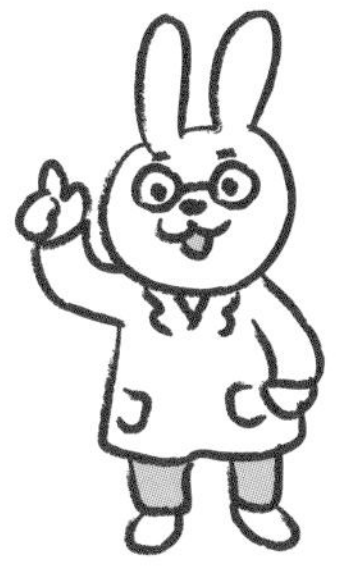

年を重ねることは人間にとって避けられないものですが、老化は防ぐことが可能です。老化とは何か、そのメカニズムを理解したうえで自分の体を見直してみましょう。年齢にとらわれない若々しい状態を保つため、まずは老化の基礎について解説していきます。

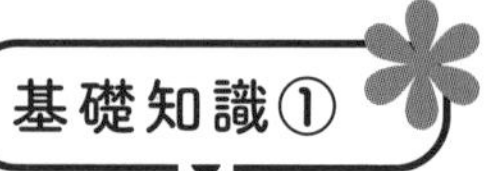

「老けること」は止められる!?

人の見た目はなぜ老けていくの？

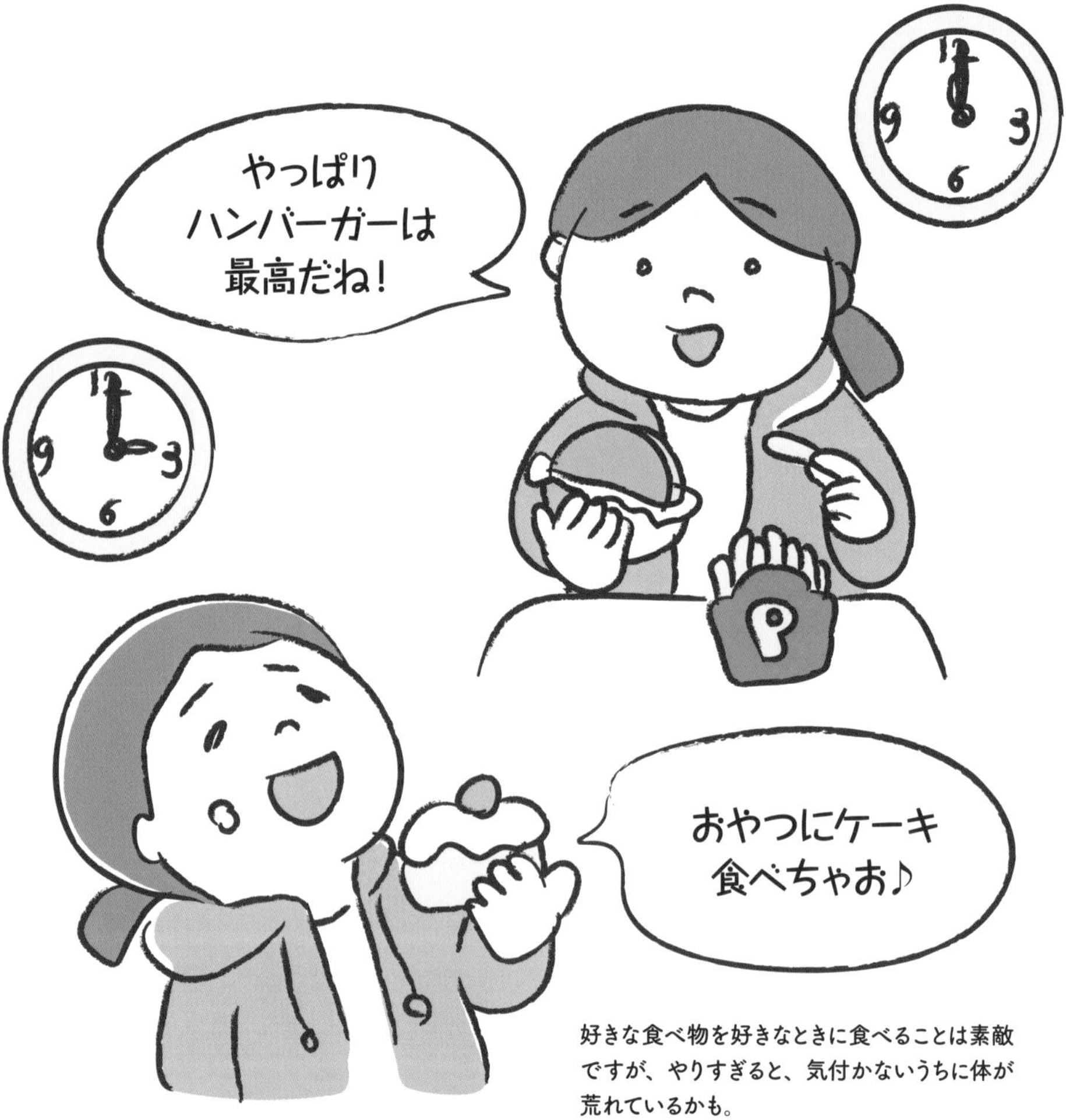

やっぱり
ハンバーガーは
最高だね!
おやつにケーキ
食べちゃお♪

好きな食べ物を好きなときに食べることは素敵ですが、やりすぎると、気付かないうちに体が荒れているかも。

説明しよう！

あらゆる不調と食生活は密接につながっている

顔色の悪さや、肌荒れなど、見た目にあらわれる変化によって老いを実感した経験がある人もいるでしょう。また、腹痛や便秘などの体調不良と肌トラブルが同時にあらわれてしまう人もいるのではないでしょうか。

こうした不調に悩む人たちは共通して、栄養が偏っている食生活を送っている傾向があります。見た目が老けてしまうのは仕方がないことではなく、普段の食事が大きく関係しています。

好きなものばかり食べて、栄養の偏った食事を続けていると……

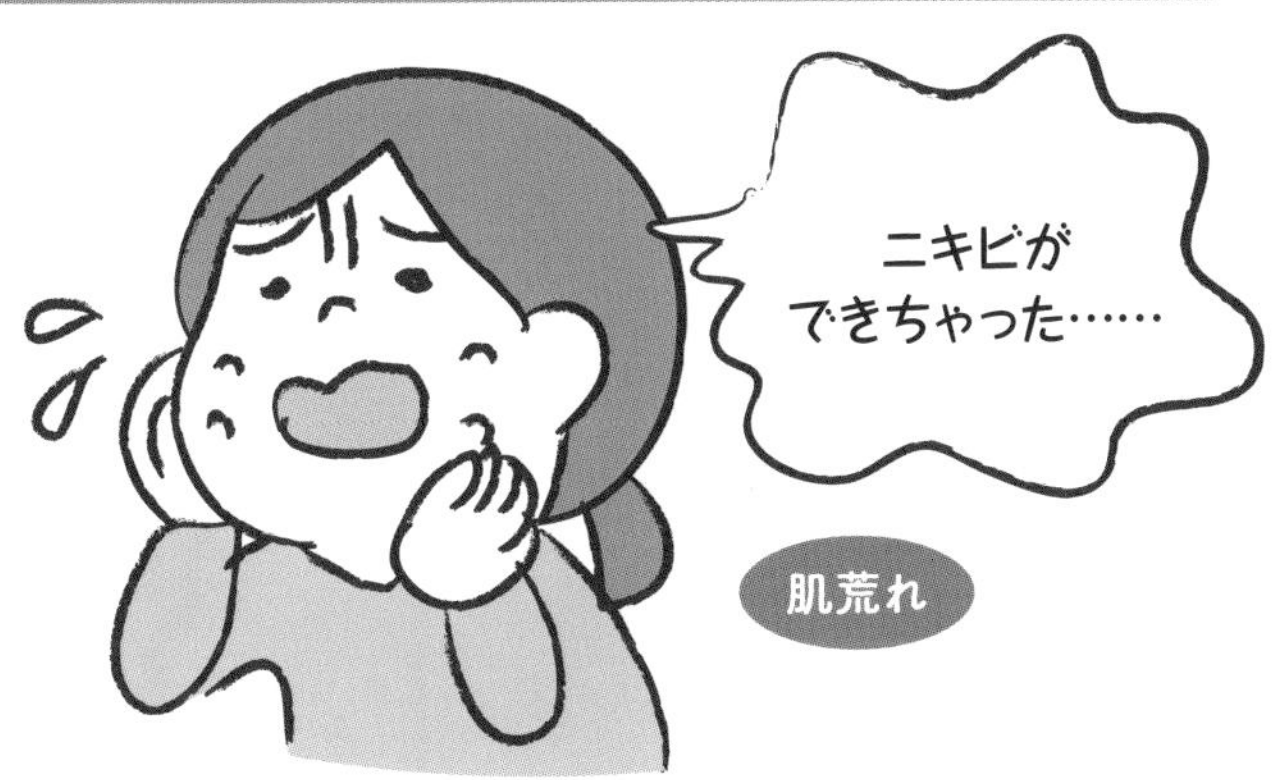
ニキビができちゃった……
肌荒れ

肌が荒れやすく、治りにくい状態になったり、慢性的な腹痛や便秘に悩まされたりするようになってしまいます。

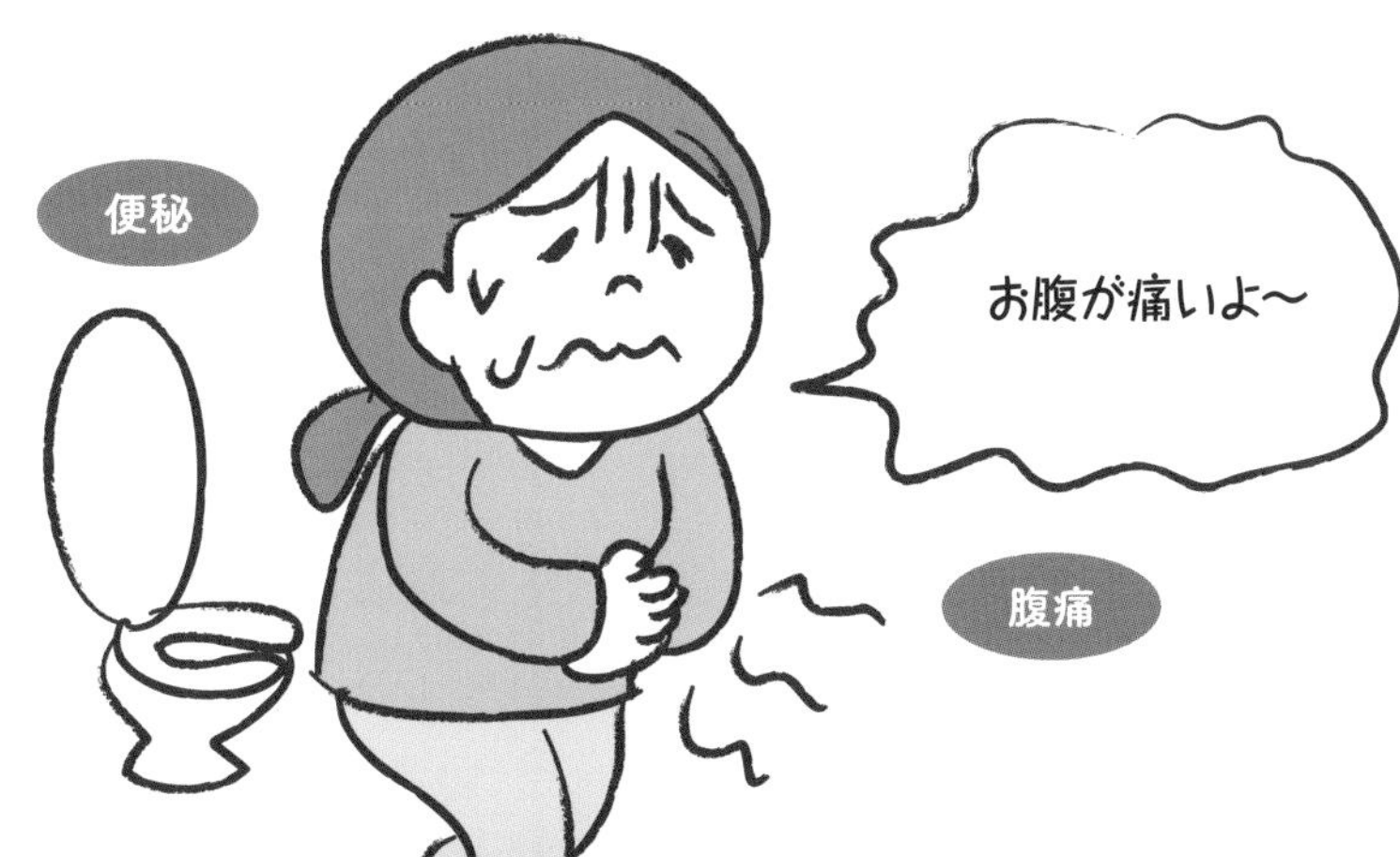
便秘
お腹が痛いよ～
腹痛

基礎知識②

「年を取ると必ず老ける」は大きな間違い！

加齢と老化って何が違うの？

説明しよう！

対策をするだけで見た目年齢は大きく変わる

みなさんは、年を取るといずれは老化してしまうと考えていませんか？　そもそも、「老化」とは、加齢によって体の機能が衰えていくことを指す言葉です。一方で「加齢」というのは、簡単にいえば時間経過のこと。

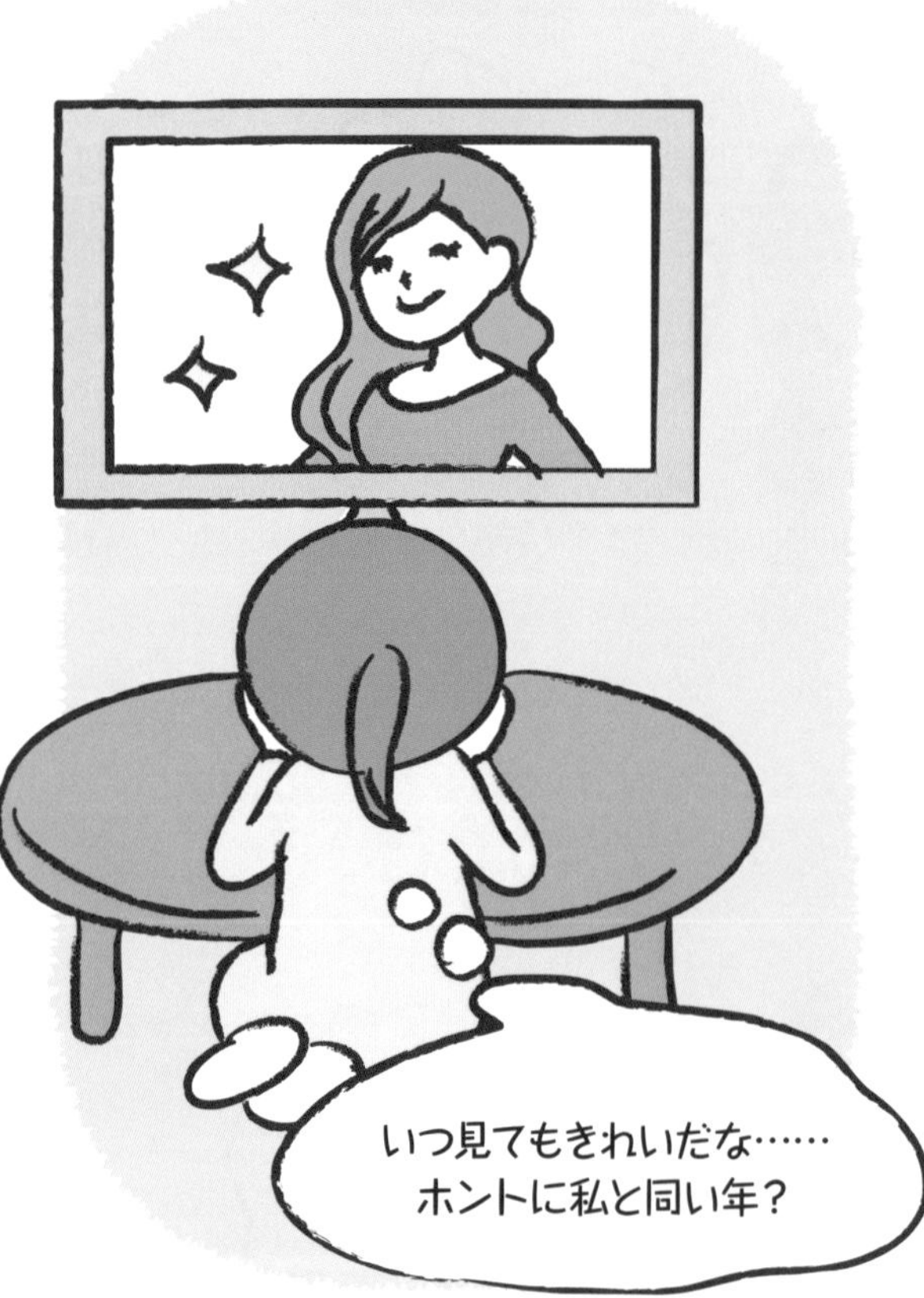
いつ見てもきれいだな……
ホントに私と同い年？

テレビに出ているモデルさんや女優さんなどは、年を重ねても肌にハリとツヤがあり、若々しい人が多い印象を受けます。

それなら、年を取る「加齢」によって老化してしまうのは当たり前だと感じる人もいるかと思います。しかし、加齢と老化は同じようでまったく違います。

たとえば、数十年ぶりに会った同級生を見て「なんだか年上に見えるな」と感じたり、テレビに出ている女優さんや俳優さんを見て、「同い年なのに自分よりもずっと若々しく見えるな」と感じたことはありませんか？　同じ年数を生きているはずなのに、見た目年齢が全然違って見えることこそが、加齢と老化の最大の違いです。若々しさを保つための術を理解しているだけで、老化の進行はかなり抑えられるのです。

老けるスピードは人それぞれですが、老けない術を知っているだけで、周りよりも老けるスピードを大幅に遅らせることが可能になります。

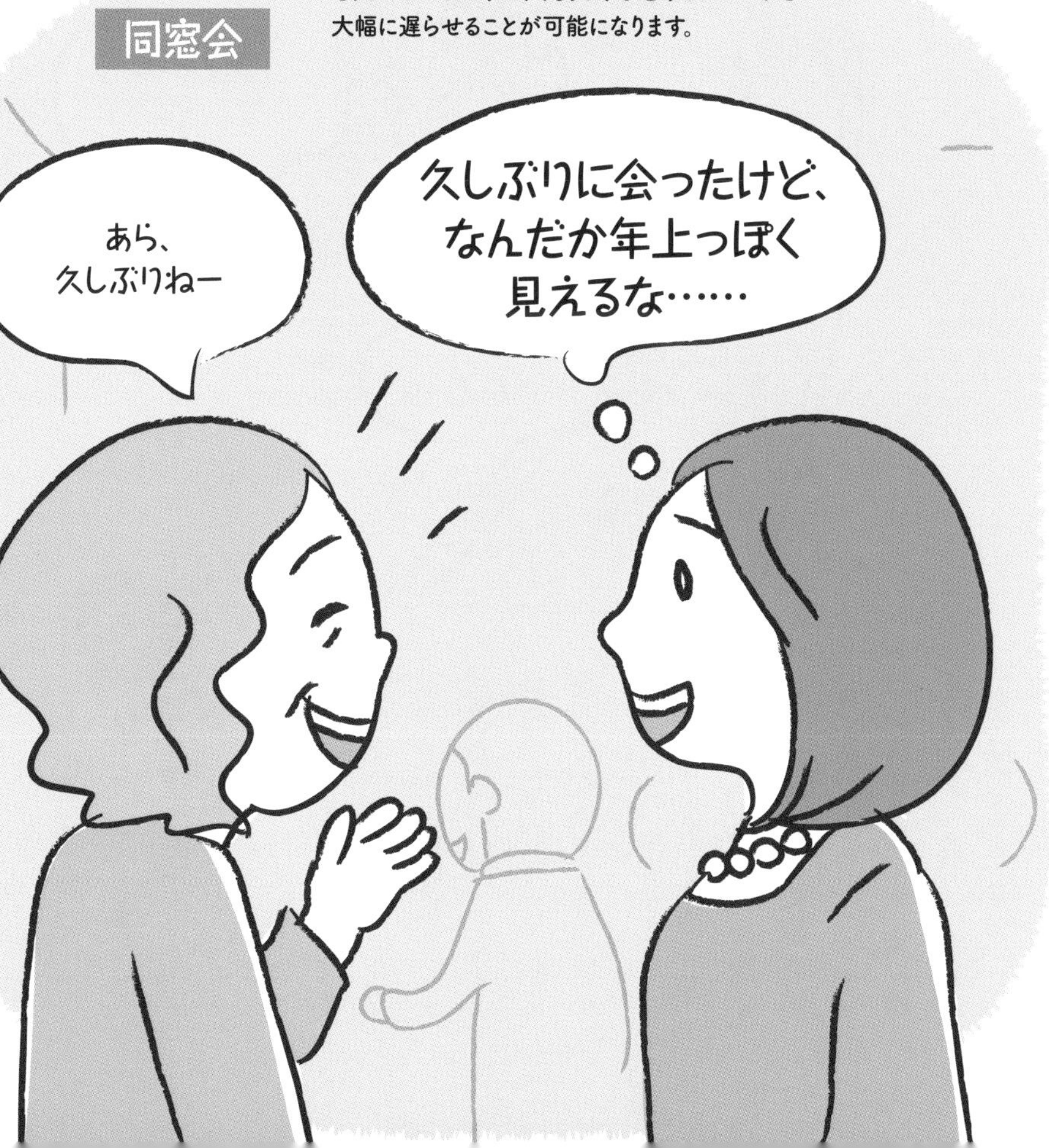

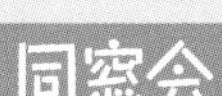
同窓会
あら、久しぶりねー
久しぶりに会ったけど、なんだか年上っぽく見えるな……

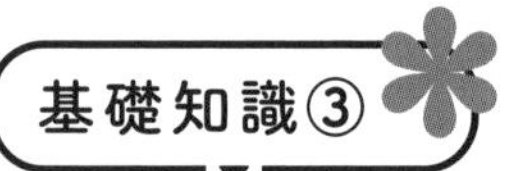
基礎知識③

体が老けるのは代謝のせい!?

老化のメカニズムってどんな仕組み？

代謝が低下すると……

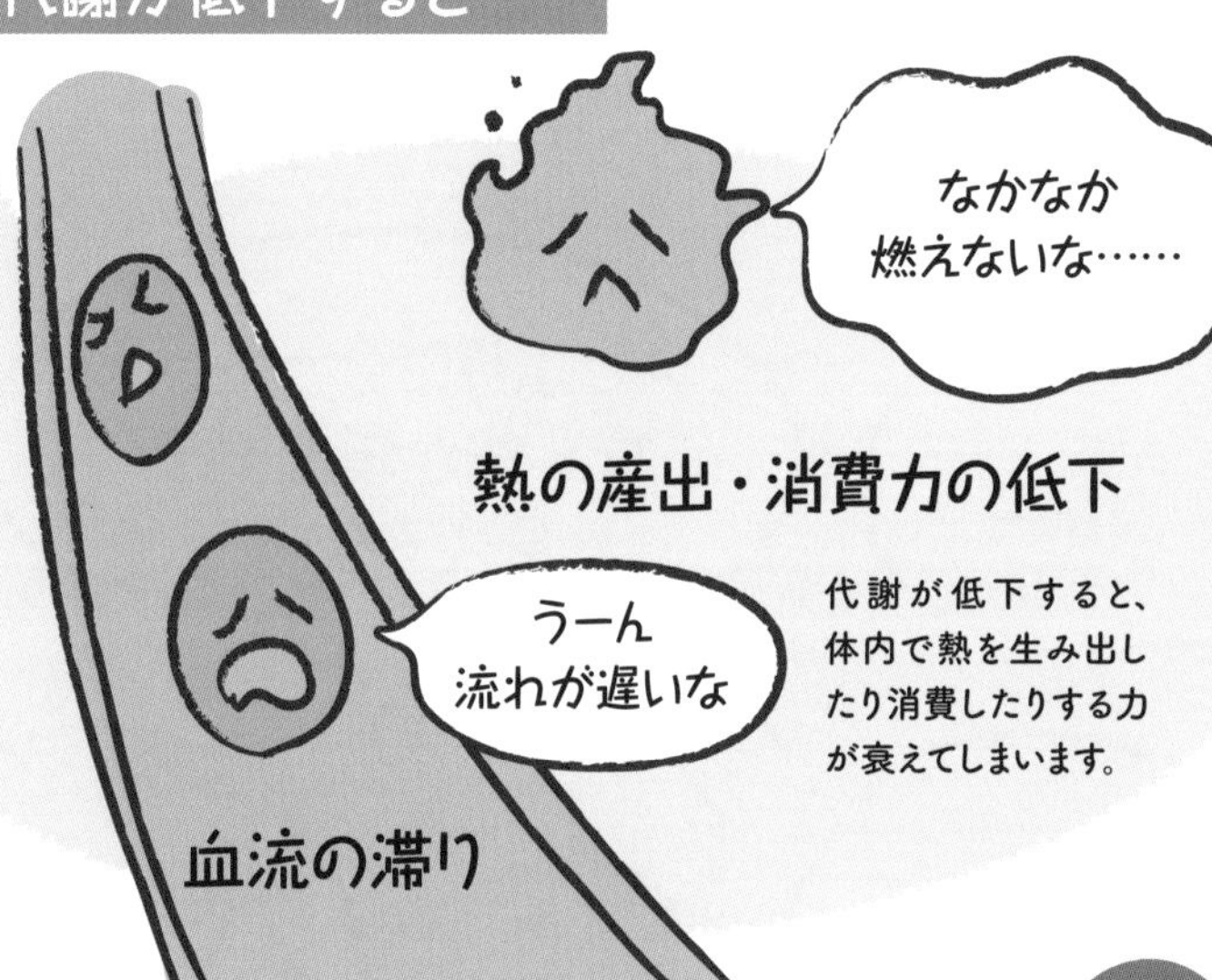
なかなか
燃えないな……
熱の産出・消費力の低下
代謝が低下すると、体内で熱を生み出したり消費したりする力が衰えてしまいます。
うーん
流れが遅いな
血流の滞り

説明しよう！

老化に深く関わってくる代謝の低下

年を重ねると、体は少なからず老いていきます。体が老いると、肌トラブルや薄毛、白髪などの見た目の変化だけでなく、動悸（どうき）や息切れなど、病気が疑われるような現象が体を襲います。

これらの主な原因は「代謝の低下」です。代謝とは摂取した栄養素を消化・吸収したり、体温などのエネルギーを生み出して消費したり、ホルモンや筋肉をつくったりす

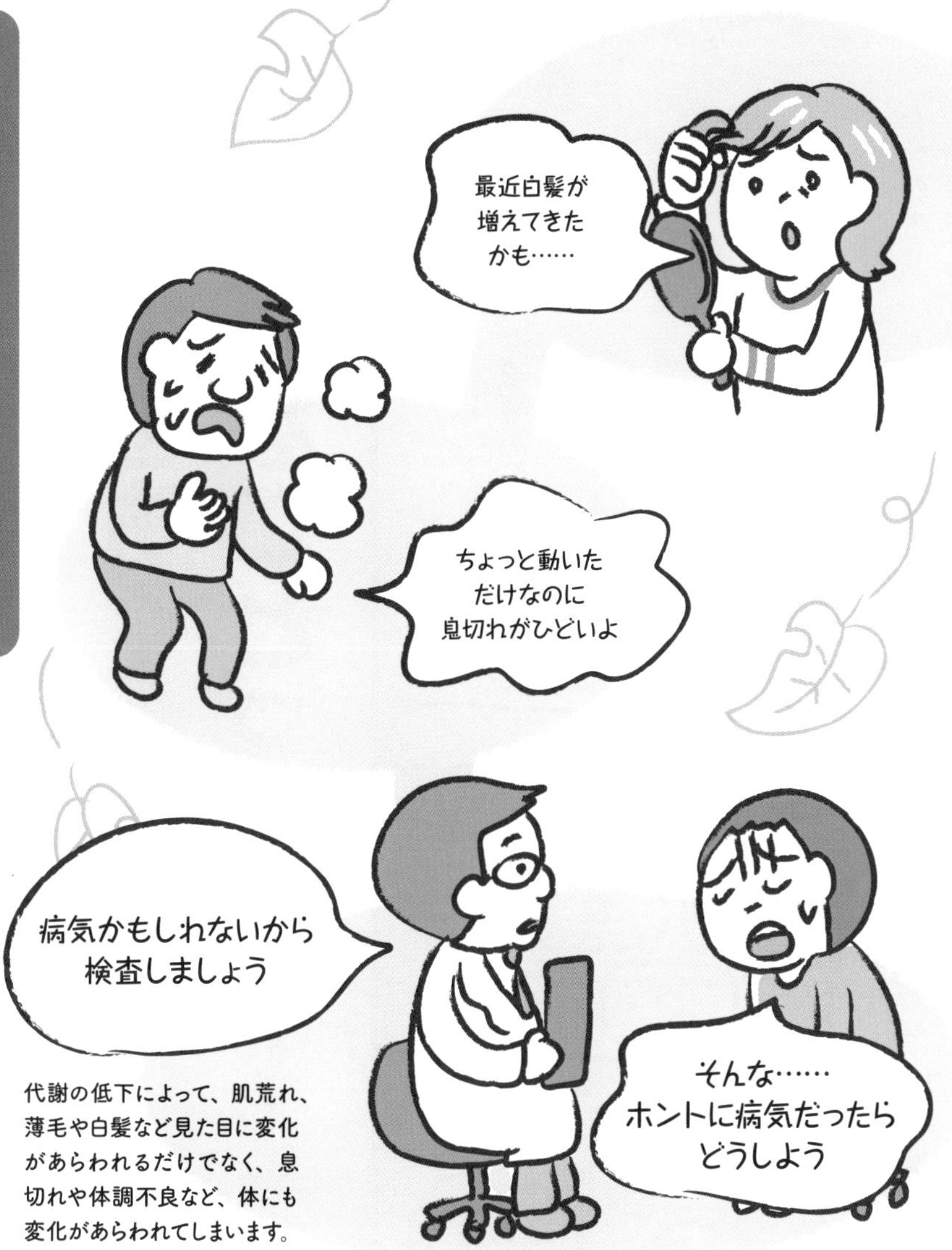
最近白髪が増えてきたかも……
ちょっと動いただけなのに息切れがひどいよ
病気かもしれないから検査しましょう
そんな……ホントに病気だったらどうしよう

代謝の低下によって、肌荒れ、薄毛や白髪など見た目に変化があらわれるだけでなく、息切れや体調不良など、体にも変化があらわれてしまいます。

る仕組みのこと。なかでも重要なのが、1日に消費するエネルギー量の6~7割を占める基礎代謝です。

50代になると基礎代謝量が減り、熱を産出・消費する力が衰えてきます。それによって血流が滞り、栄養素や酸素を全身に行き渡らせることができなくなるうえに、生体機能の調節に必要なホルモンが分泌されても、必要とする各器官に届かなくなってしまうのです。

体を若々しく保つためには、代謝を高めていくことが重要です。

基礎知識④

老化は対策することができる！

老化を防ぐために必要なことって何？

説明しよう！

老化を防ぐには食事で体の内側から乱れを正す

「なんだか最近老けたな」と感じている人。それは加齢のせいではなく、多くの場合はしっかりと原因があるのです。

肌がくすんでいる場合は体の糖化が進んでいたり、乾燥が気になる場合はたんぱく質や脂質

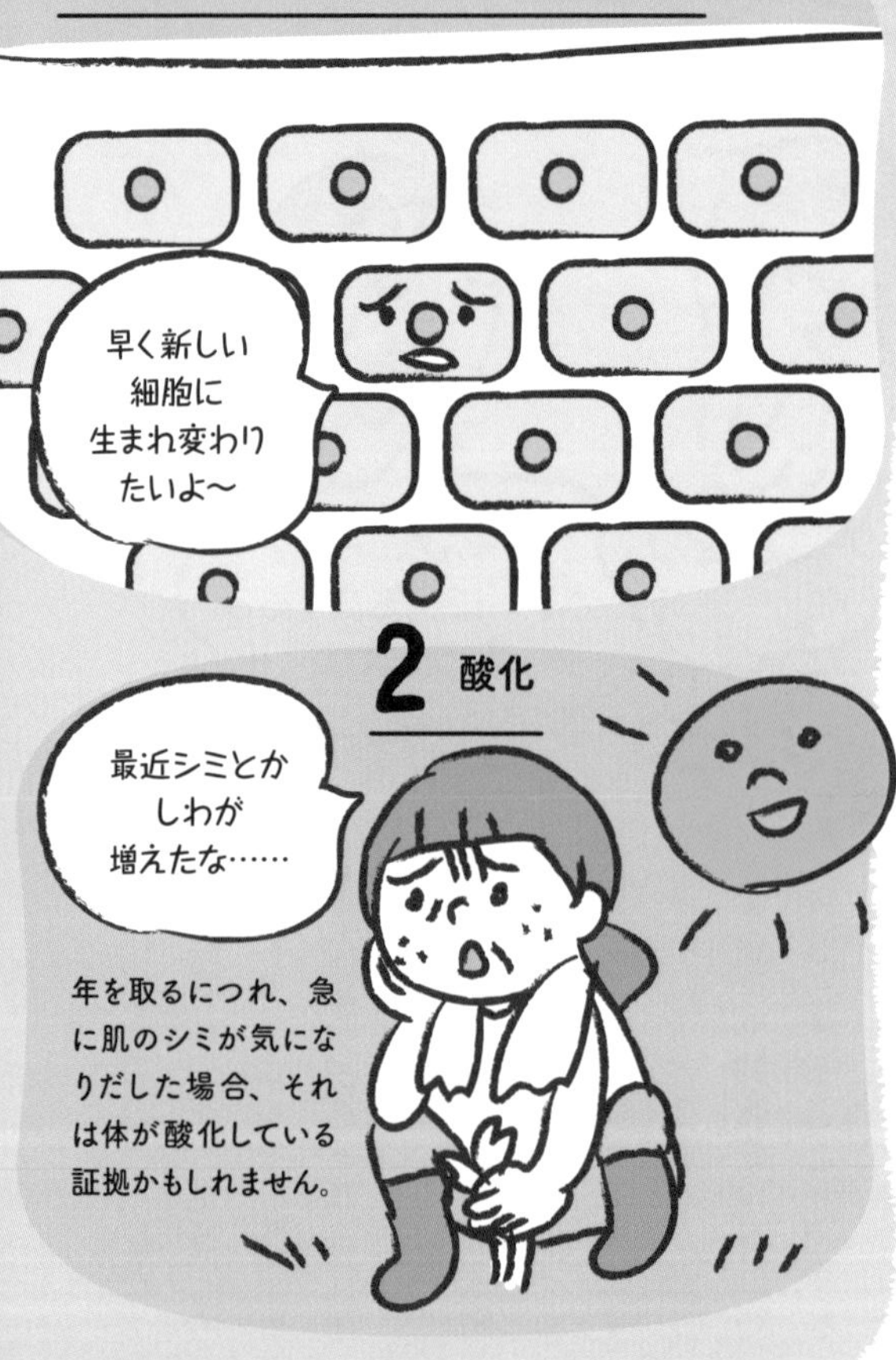
1 細胞のターンオーバーの乱れ
早く新しい細胞に生まれ変わりたいよ～
2 酸化
最近シミとかしわが増えたな……
年を取るにつれ、急に肌のシミが気になりだした場合、それは体が酸化している証拠かもしれません。

が不足していたりと、老化の症状ごとにさまざまな原因があります。特に気を付けるべきは、細胞のターンオーバーの乱れ、酸化、糖化、胃腸の不調の４つ。

これらの対策に一番手っ取り早いのが「食事」。毎日の食事が変わると、比例して体も徐々に変わっていきます。足りない栄養素を食事で補い、体内の乱れを正していくことで老けるスピードを格段にゆるめることができるのです。

見た目の老けは、体の不調のサイン。そのサインに対して一時的に対処するのではなく、食事によって体の内側から、根本的に改善して老化を防いでいきましょう。

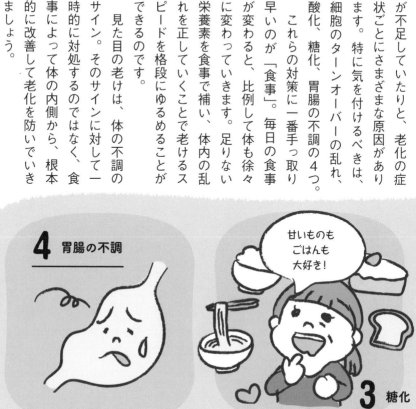

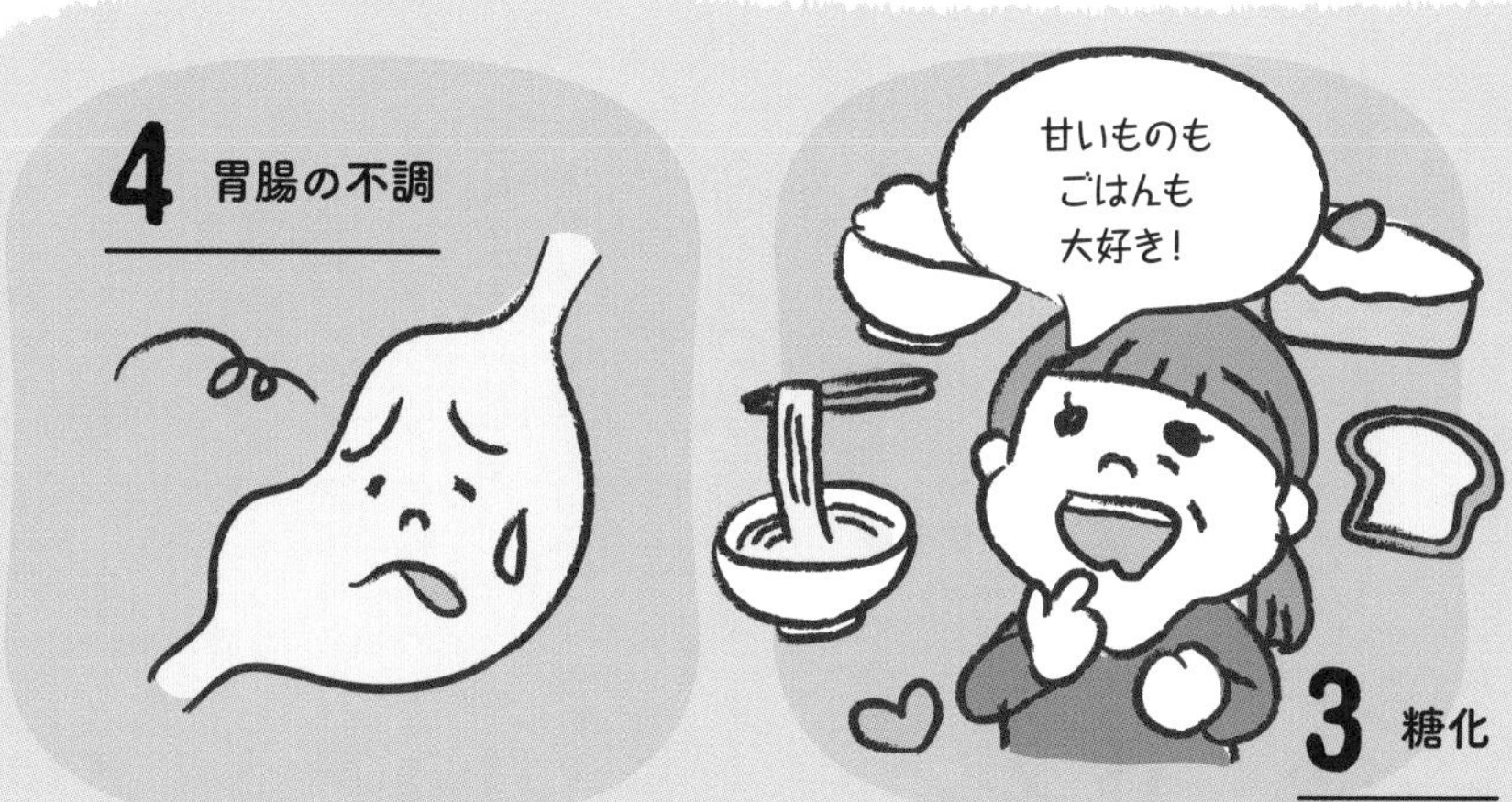
4 胃腸の不調
甘いものも
ごはんも
大好き！
3 糖化

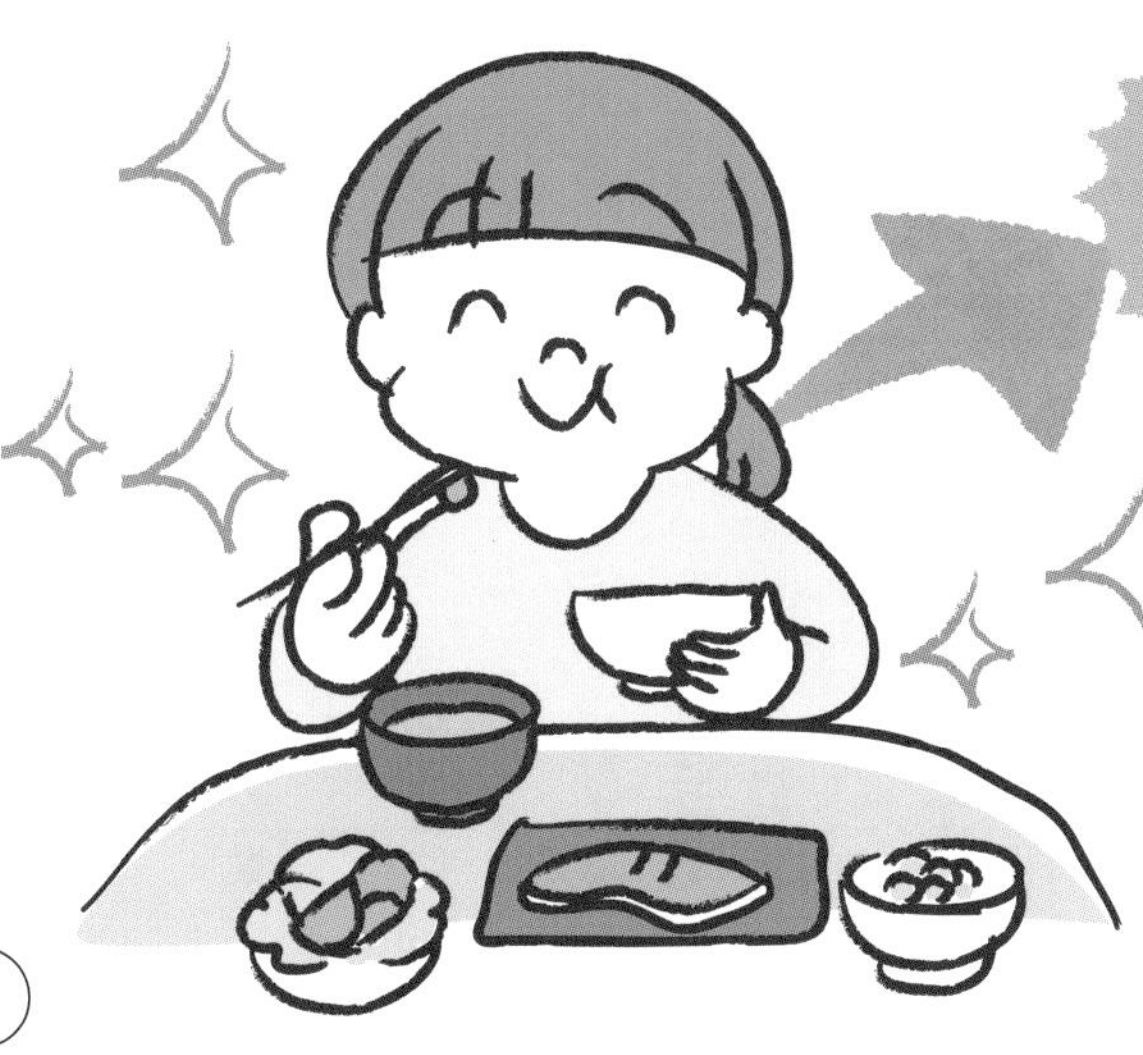
老化の
4大原因

栄養バランスのよい食事

細胞の乱れも体の酸化・糖化も胃腸の不調もすべて食生活の見直しで改善することができます。悩みに合わせたアプローチをかけて、体の老いを防いでいきましょう。

基礎知識⑤

肌は常に生まれ変わっている！

若々しくいるためには細胞が生まれ変わる必要があるってホント？

説明しよう！

肌の老化はターンオーバーの長さが原因

皮膚の細胞は約4～6週間で新しく生まれ変わります。この細胞が再生するサイクルを「ターンオーバー周期」といい、若々しさと深く関わってくるのです。

年を重ねるとともにターンオーバー周期は長くなっていきます。つまり細胞が生まれ変わる新陳代謝の仕組みが滞り、シミや傷あとなどの色素が肌に残りやすくなるのです。これを改善するには、新陳代謝を促してターンオーバー周期をもとの状態に戻さなければなりません。

そのために必要な栄養素が「たんぱく質」です。新しい皮膚細胞のもととなるたんぱく質をきちんと摂取することで、細胞が生まれ変わるための材料がそろい、若々しい肌をつくる準備が整います。

たんぱく質

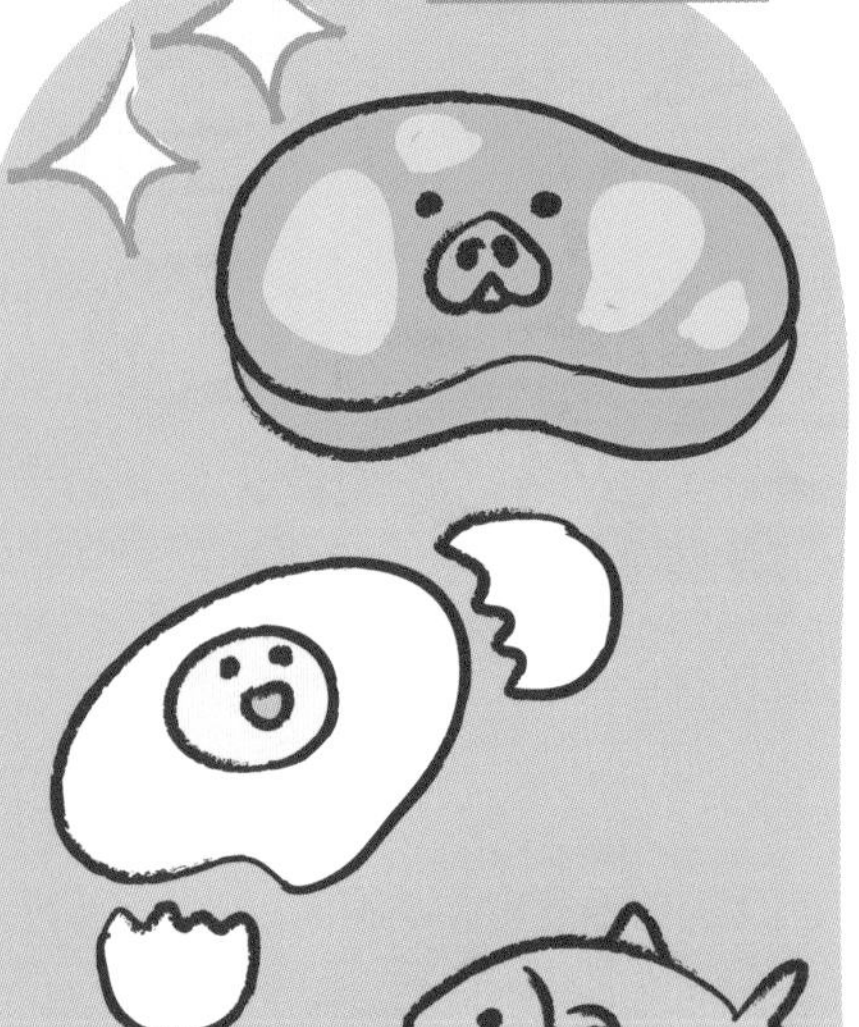

たんぱく質がしっかり摂取できていると、新しい皮膚細胞が順調につくられ、ターンオーバーが正しく進みます。これによって肌が生まれ変わり、シミや傷あとなどの色素が薄くなっていくのです。

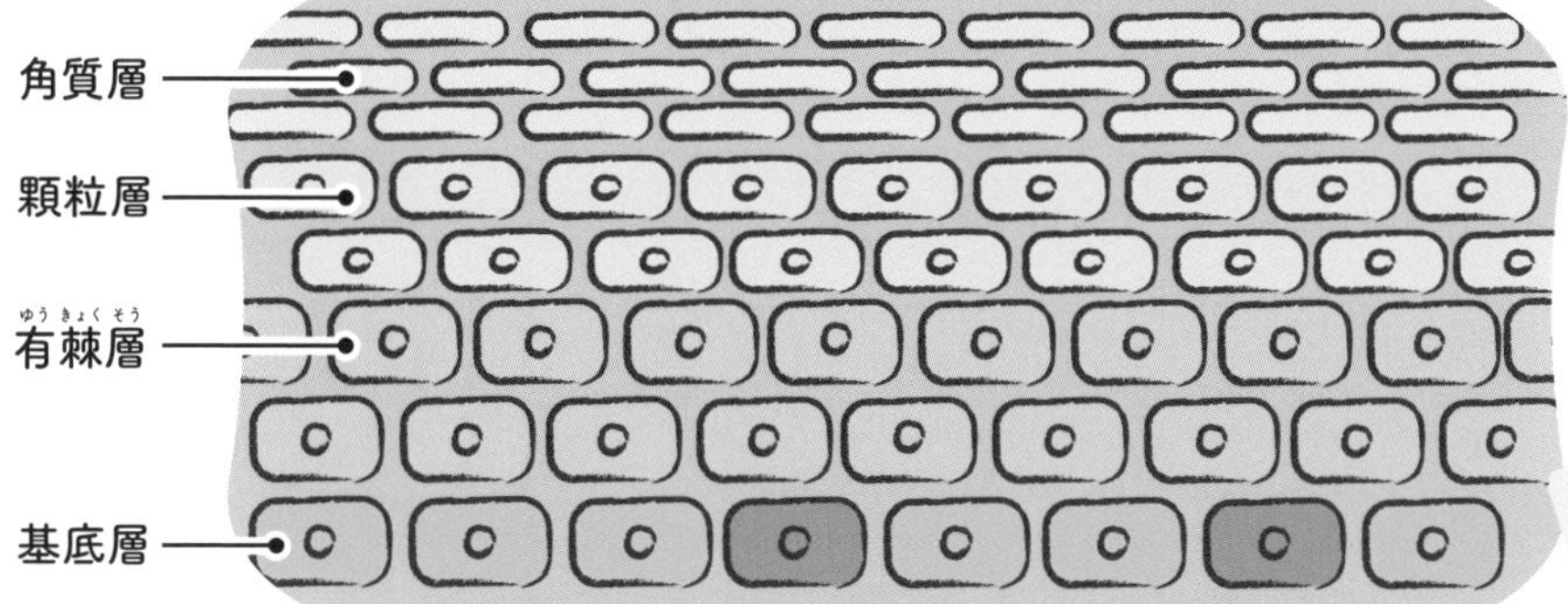
角質層
顆粒層
有棘層（ゆうきょくそう）
基底層

基底層で新しい細胞がどんどんつくられる。

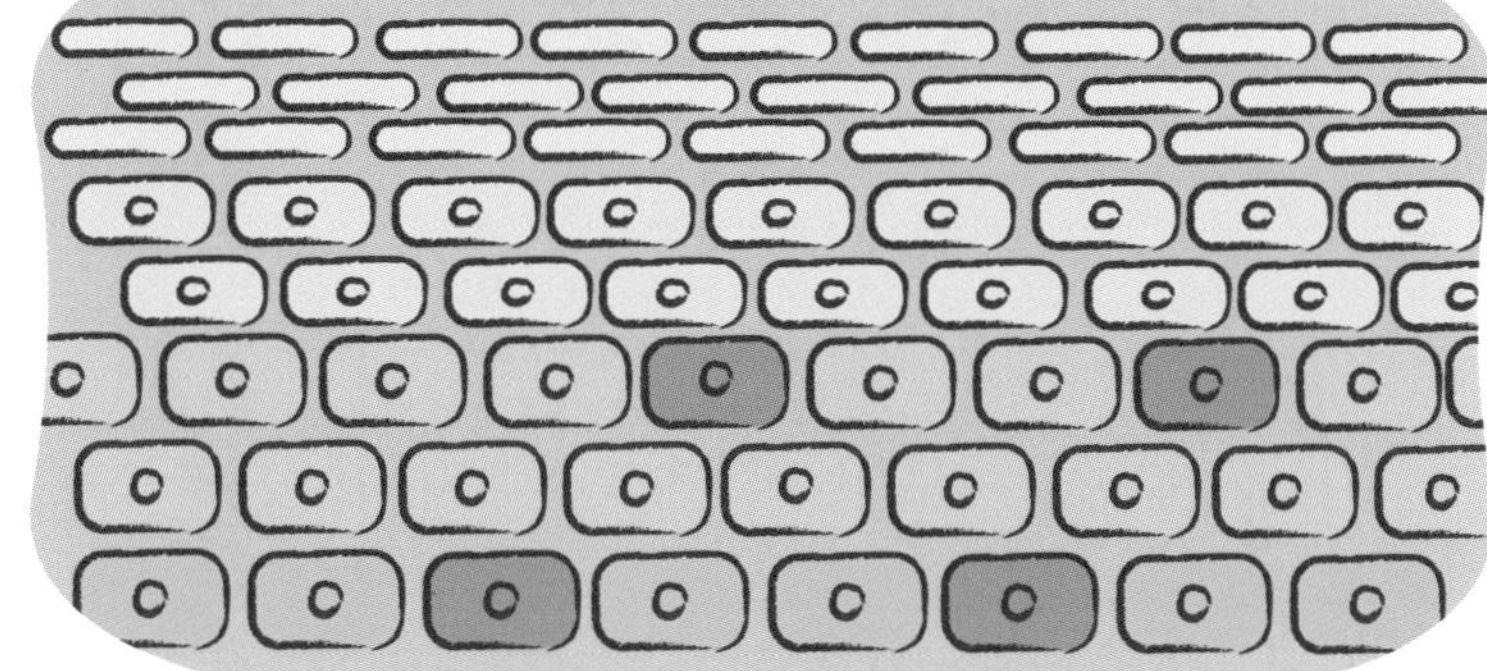
ターンオーバー

新しい細胞がどんどん上へと押し上げられ、表面へと向かって移動。

角質層にたどり着くと2週間ほどとどまり、はがれ落ちていく。

基礎知識⑥

血流がよいと体の調子もよくなる!?

血流と細胞ってどのような関係があるの？

説明しよう！

血液は栄養素を細胞に届ける運び屋

肌荒れやむくみに悩んでいる人は多いのではないでしょうか。これは、血の巡りが悪いことが原因かもしれません。血流と体の調子は密接に関係しているのです。

血液は全身に張り巡らされた

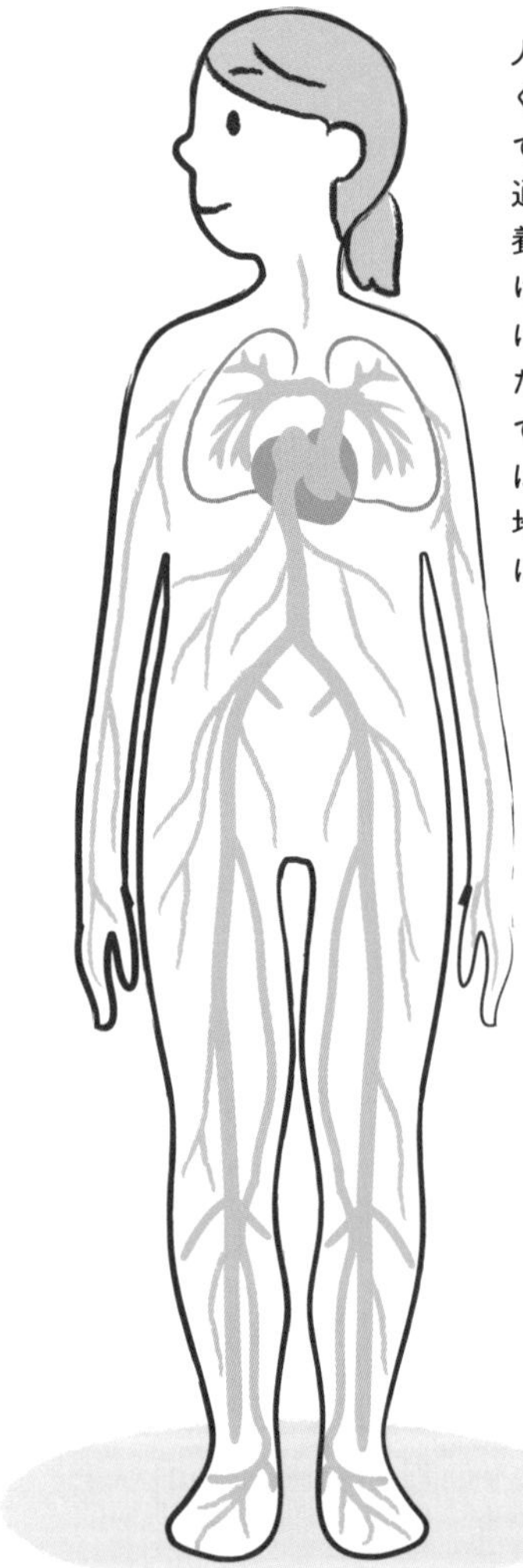

人の体は全身にくまなく血管が張り巡らされています。そのなかを通る血液が酸素や栄養素を運んでいるおかげで、各器官が正常に機能するのです。また、全身の血管をすべてつなぐと、その長さはおよそ9万kmもあり、地球を2周半もできるほどです。

血管を通って体を循環し、その過程で運び屋の役割を担っています。行きは酸素や細胞をつくるために必要な栄養素を運び、帰りはいらなくなった成分や二酸化炭素を回収します。血流がよいとその運搬作業がスムーズに行えるため、栄養成分の運搬先の1つである細胞の活動が順調に進み、細胞が元気な状態になります。

逆にいえば、血流が悪いと栄養が体に行き渡らず、老廃物が溜まってしまうということ。これを放置していれば、肩こりや肌荒れだけでなく脳梗塞や動脈硬化などの病気を引き起こす恐れもあるので、血流をよくすることはとても重要です。

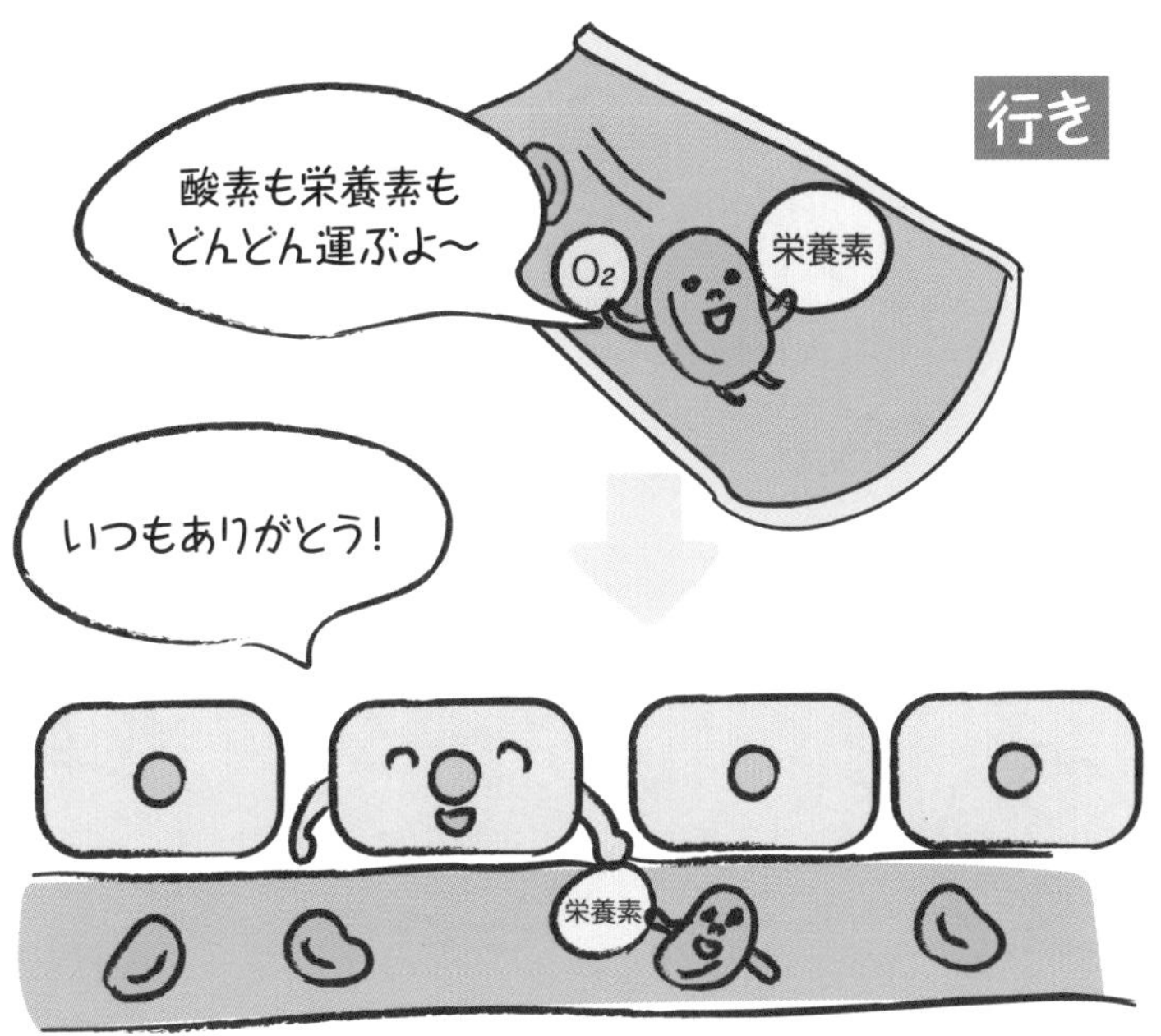
行き
酸素も栄養素もどんどん運ぶよ～
O_2
栄養素
いつもありがとう!
栄養素

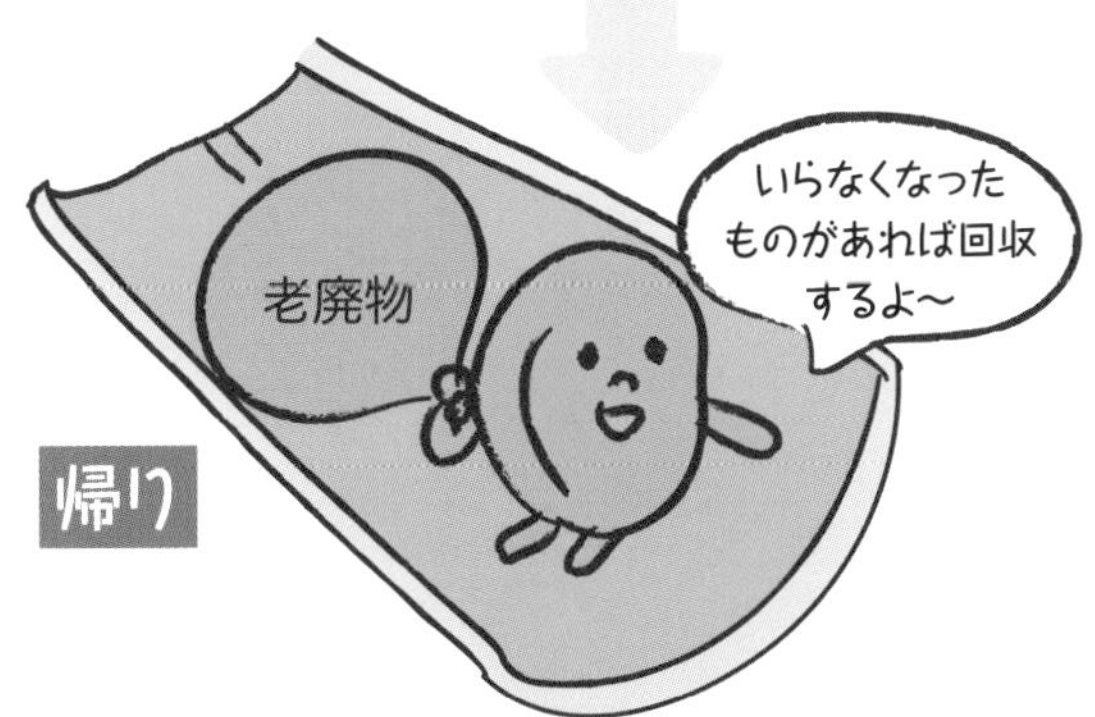
いらなくなったものがあれば回収するよ～
老廃物
帰り

血液は、体に必要な酸素や栄養素を運び、いらないものを回収してくれます。いらないものを体内に溜めておかないためにも、血流をよくすることが大切です。

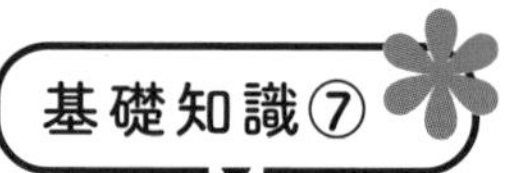

人間の体もさびつく!?

細胞を劣化させないために必要なことって何？

切ったリンゴの断面が変色するのは、リンゴに含まれるポリフェノールと空気中の酸素が反応し、酸化するから。リンゴだけでなく、アボカドやバナナなどでもこの酸化反応は見られますが、実は人間の体も酸化します。

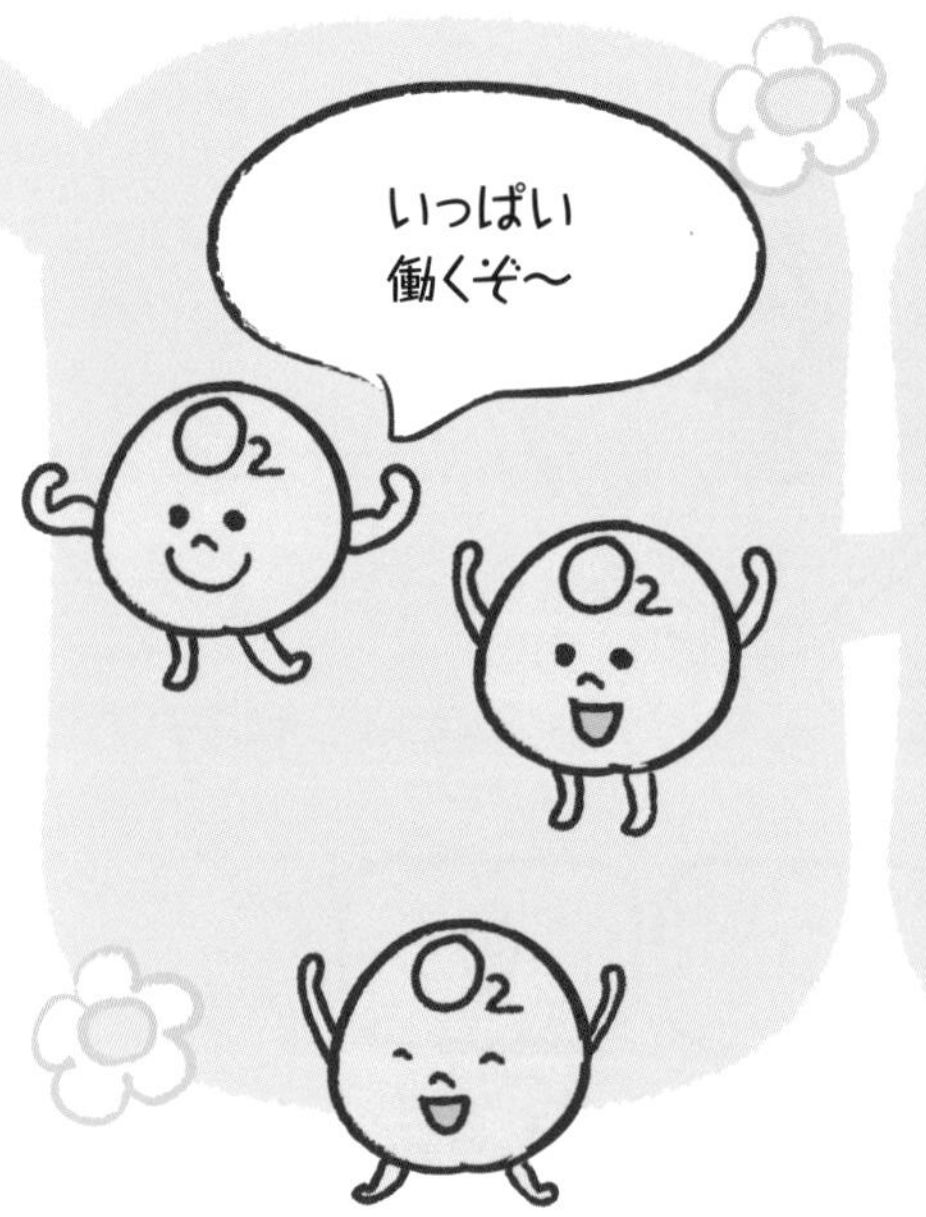

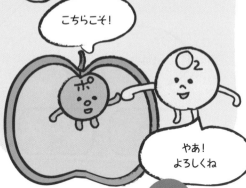

いっぱい
働くぞ〜
こちらこそ！
ポ
やあ！
よろしくね

説明しよう！

体が過度に酸化するとシミ、そばかすに

みなさんは「酸化」について、理科の授業で習ったのを覚えていますか？　これは酸素がほかの物質と結びついて起こる反応のことです。たとえばリンゴを切ってしばらく置いておくと、切り口が変色してきます。これは、リンゴに含まれるポリフェノールという成分が空気中の酸素に触れて結びつき、別の物質に変化したのです。

こうした酸化は、人間

俺が守って
やるからな！
ありがとう！
すごく快適だよ

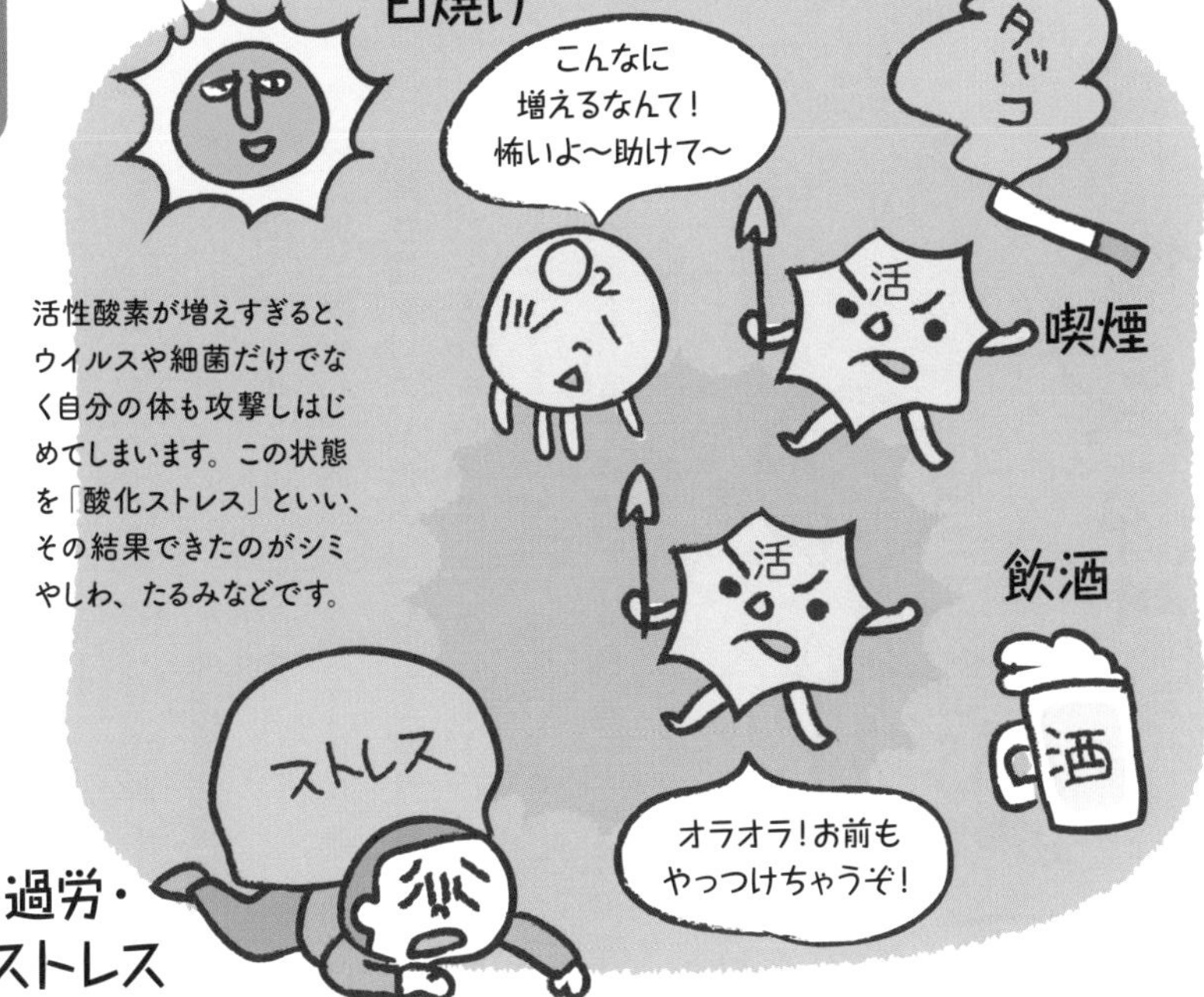

日焼け
こんなに
増えるなんて！
怖いよ〜助けて〜
タバコ
喫煙
活性酸素が増えすぎると、ウイルスや細菌だけでなく自分の体も攻撃しはじめてしまいます。この状態を「酸化ストレス」といい、その結果できたのがシミやしわ、たるみなどです。
飲酒
酒
ストレス
オラオラ！お前も
やっつけちゃうぞ！
過労・
ストレス

の体のなかでも起こります。たとえば、息を吸って取り込んだ酸素の一部は体内で活性化されて、活性酸素というものになります。活性酸素はウイルスや細菌から体を守ってくれる非常に重要なもの。しかし、増えすぎると細胞や遺伝子を攻撃し、体に悪影響を及ぼす「酸化ストレス」という状態を引き起こしてしまいます。その結果肌が傷つき、シミやそばかす、しわなどができるのです。

細胞の劣化を防ぐためには、この過度な酸化をどうにかする必要があります。

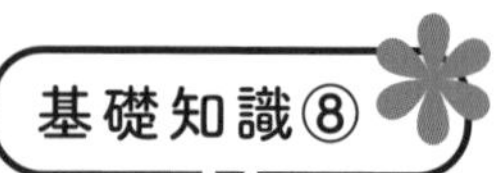

「抗酸化」がキーワード！

体の酸化ってどうやって防げばいいの？

説明しよう！

ほとんどの食材に抗酸化物質は含まれている

人間の体は生きているだけで酸化し、活性酸素が溜まってしまいますが、それを防ぎ傷ついた部分を修復する「抗酸化作用」がもともと備わっています。

そのため、ある程度は酸化しても大丈夫。しかし、加齢とともにその作用は弱まってしまいます。

そこで必要なのが、暴れる活性酸素をおとなしくさせ、ダメージを防いでくれる「抗酸化物質」。ポリフェノールやビタミンC、ビタミンEがこれにあたります。これらはほとんどの食材に含まれているため、摂取しやすいのですが、熱に弱いものもあるので生で食べるのがおすすめ。また酸化は日焼けや喫煙、飲酒などでも起こるので、これらを避けるのも対策です。

活
よっしゃー！
いっぱい動くぞ！

抗酸化作用
そんなに暴れちゃダメでしょ！
STOP
ちぇっ わかったよ～
活
O_2
活

活性酸素は増えすぎるとシミやしわの原因となる酸化ストレスを引き起こしますが、人間にはこれに対抗する「抗酸化作用」という機能が備わっています。活性酸素が過度に増えるのを防いだり、傷ついたところを修復したりするのです。しかし、この機能は加齢とともに弱まっていくため、飲酒や喫煙を避けたり、抗酸化作用を助ける栄養素を摂取したりと対策をする必要があります。

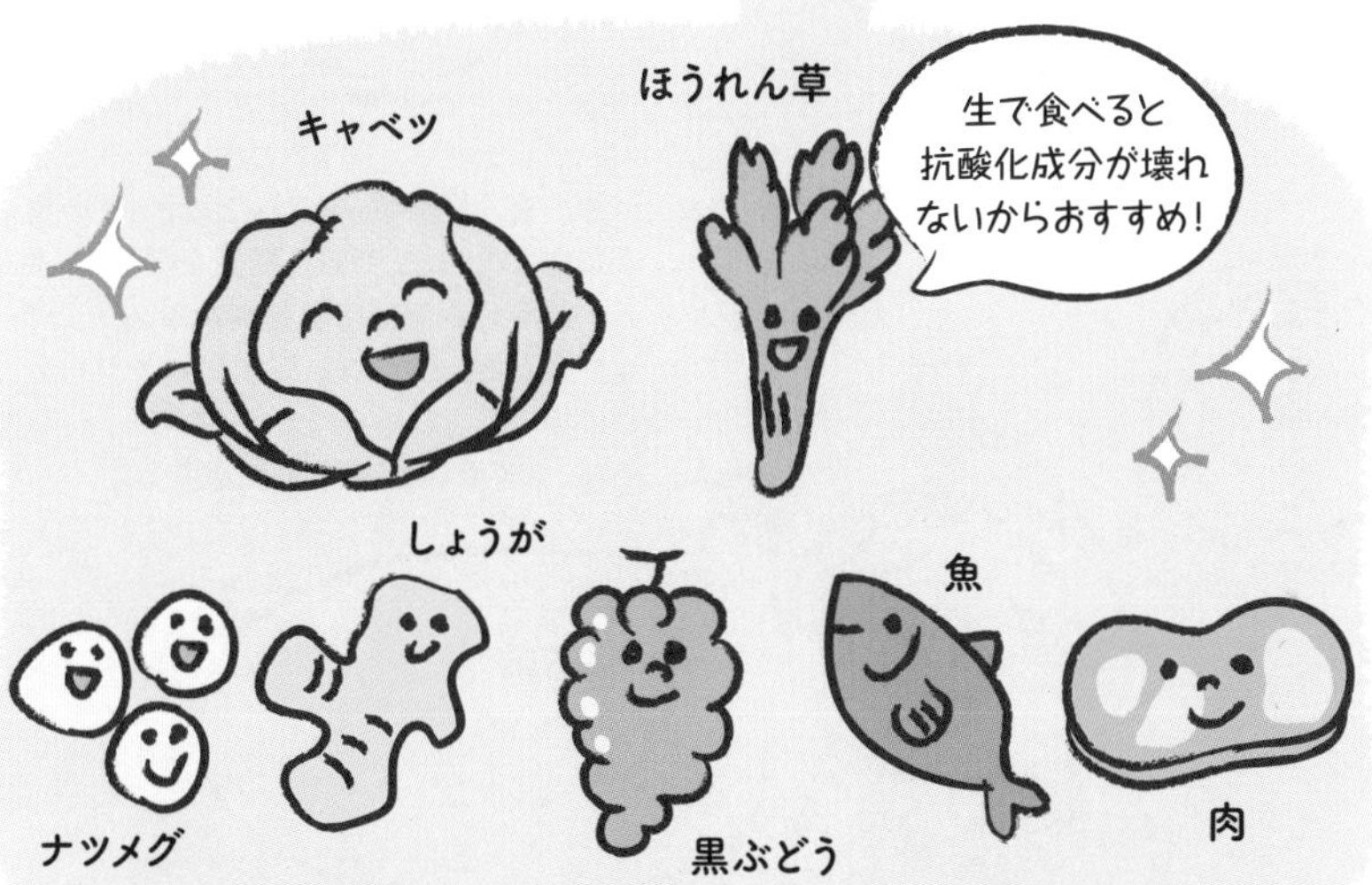
キャベツ
ほうれん草
生で食べると抗酸化成分が壊れないからおすすめ！
しょうが
魚
ナツメグ
黒ぶどう
肉

活性酸素の暴走を防ぐ「抗酸化成分」というものがあります。ポリフェノールやビタミンC、ビタミンEがこれにあたり、肉や魚、野菜などほとんどの食材に含まれています。特にキャベツや濃い緑色の野菜は抗酸化成分が多く含まれており、しょうがやナツメグをはじめとするスパイスも抗酸化力を持ちます。

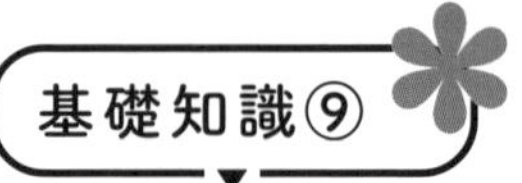
基礎知識⑨

糖質の摂りすぎは太るだけじゃない!?

若返るためには糖質を控えたほうがいいの？

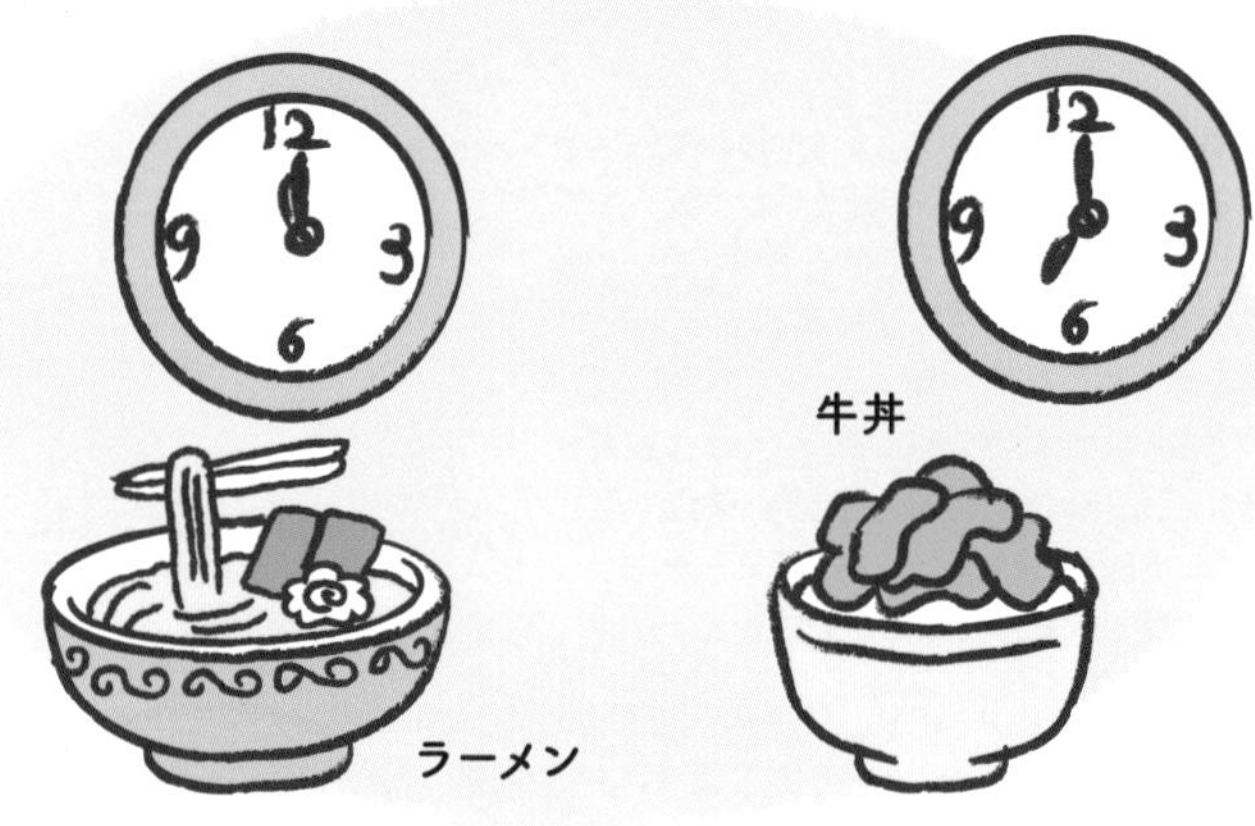
牛丼
ラーメン

米や小麦、根菜類、肉類などほとんどの食品に含まれている糖質。糖質を摂りすぎると、新陳代謝を促す成長ホルモンの分泌を抑制してしまいます。炭水化物や甘いものは特に糖質が多いので、それらばかりの食事にならないように注意が必要です。

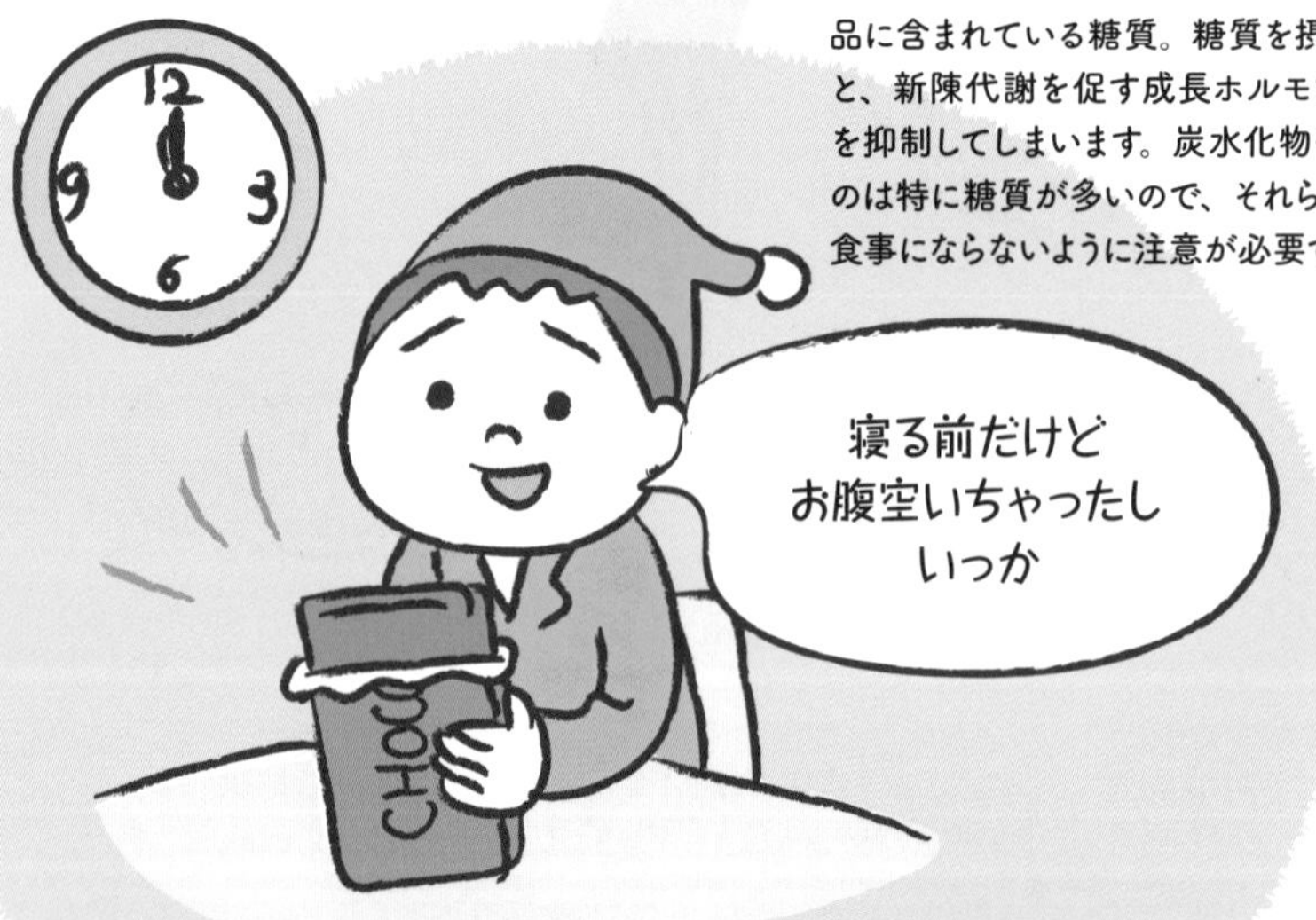
寝る前だけど
お腹空いちゃったし
いっか
CHOCO

説明しよう！

糖質を摂りすぎると成長ホルモンが減ってしまう

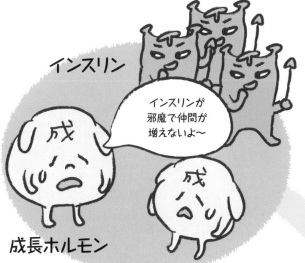

ごはんや甘いものが好きだという人は多いのではないでしょうか。実は多くの人は、食事の摂取カロリーの3分の1以上が糖質という、糖質に偏った食生活を送っています。

糖質を摂りすぎると、体を若々しく保ってくれる成長ホルモンの、分泌が妨げられてしまいます。そのためこれをできるだけ減らさないように、糖質を少しでも控えるのが若返りのポイントです。

インスリン

インスリンが邪魔で仲間が増えないよ〜

成長ホルモン

摂取した糖質はブドウ糖に分解され、血液のなかに流れていきます。その血液中のブドウ糖の量を血糖値といい、この値が高くなるとインスリンというホルモンが増加し、血糖値を抑えようとすると同時に成長ホルモンの分泌も妨げてしまうのです。

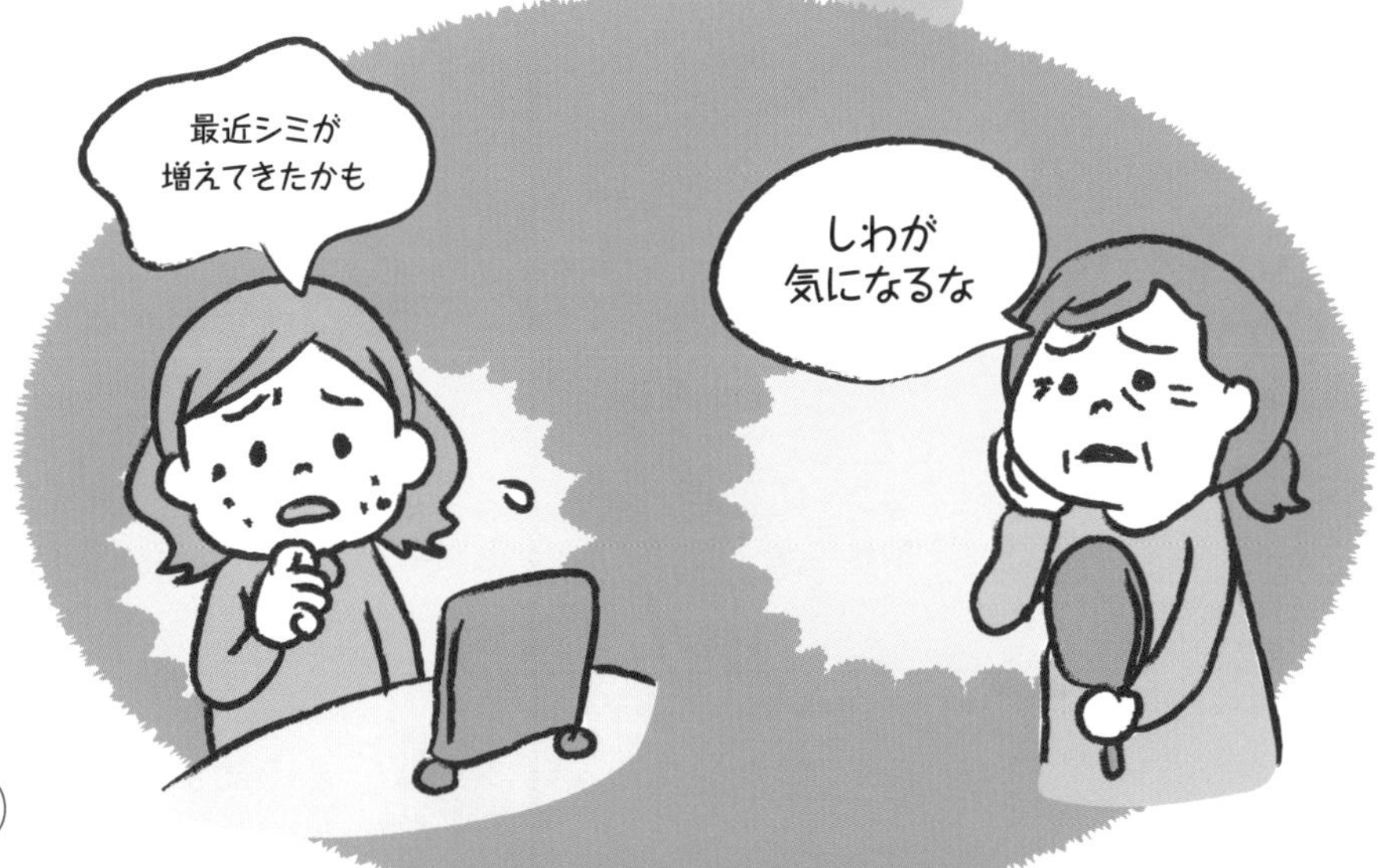
しわが気になるな
最近シミが増えてきたかも

基礎知識⑩

ストレスを溜め込むのは厳禁！

老化とストレスは大きく関係しているってホント？

説明しよう！

ストレスは腸の働きに大きく影響している

みなさんは緊張してお腹が痛くなったことありませんか？これは腸が脳の影響をかなり受けやすいために起こります。ストレスがかかると、いつもは安定が取れている自律神経が乱れて、腸の働きにも影響を及ぼす

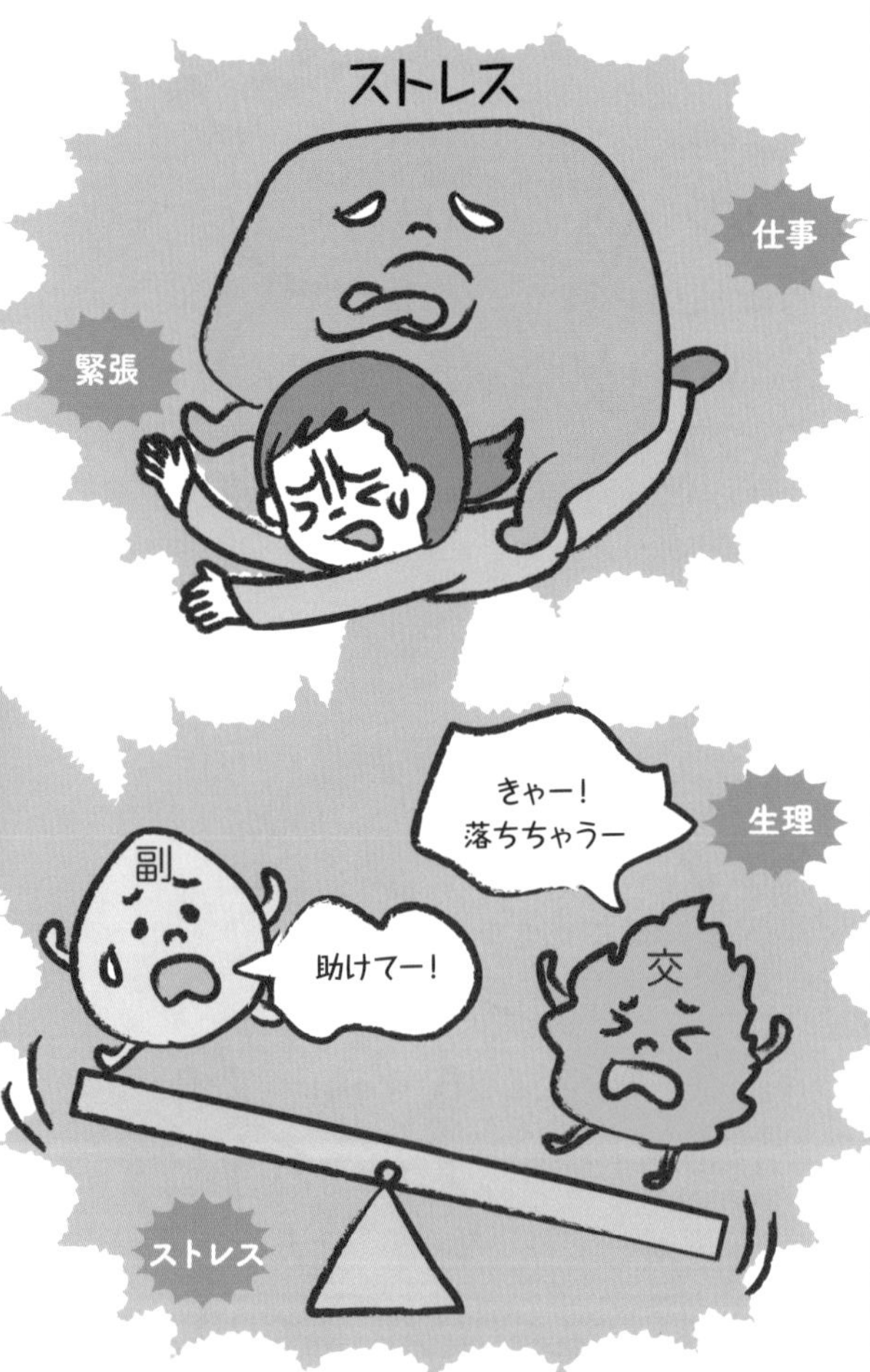

ストレス
仕事
緊張
生理
きゃー！
落ちちゃうー
副
助けてー！
交
ストレス

のです。

腸の働きが悪いと、下痢や便秘になったり、肌トラブルが起こってしまったりと体によくないことがたくさん。老化を防ぎ、美肌を保つためには、腸の働きをよくすることが重要です。

そのほかにも、ストレスによって食生活が乱れてしまうことがあります。ストレスが溜まると、暴飲暴食に走ってしまい、甘いものや脂っこいものを食べすぎて肌の不調を引き起こします。これは精神的にも肉体的にもよい状態とはいえません。そうならないために、自分なりの方法でストレスを発散して溜め込まないようにする方法を見つけましょう。

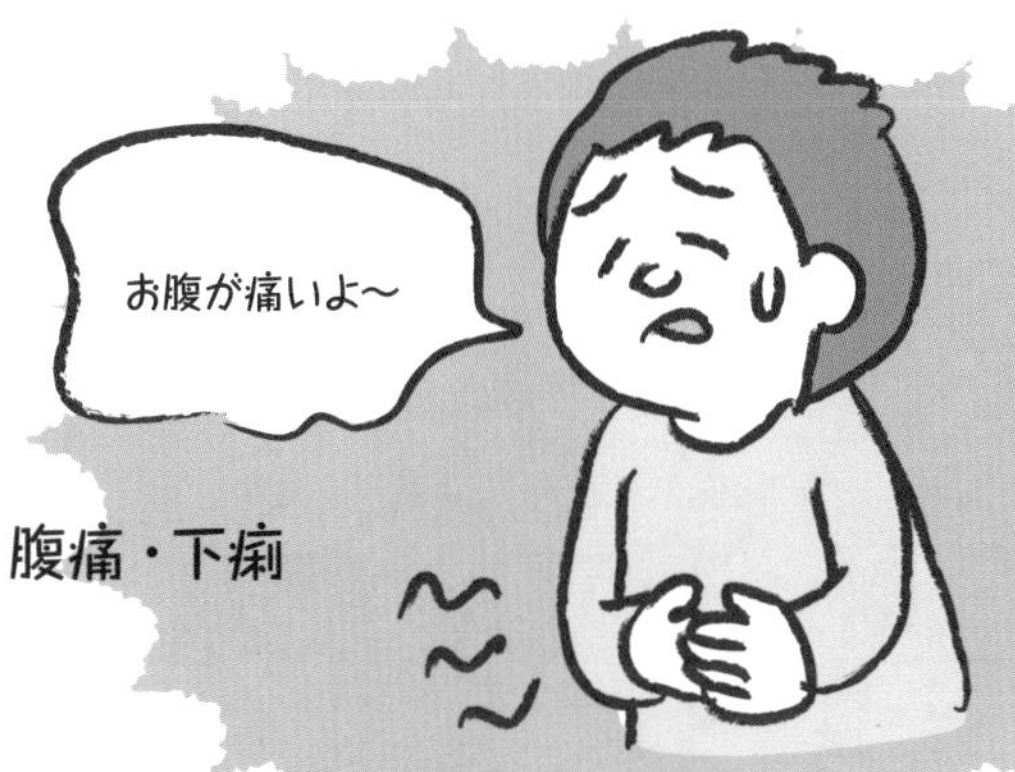
お腹が痛いよ～
腹痛・下痢

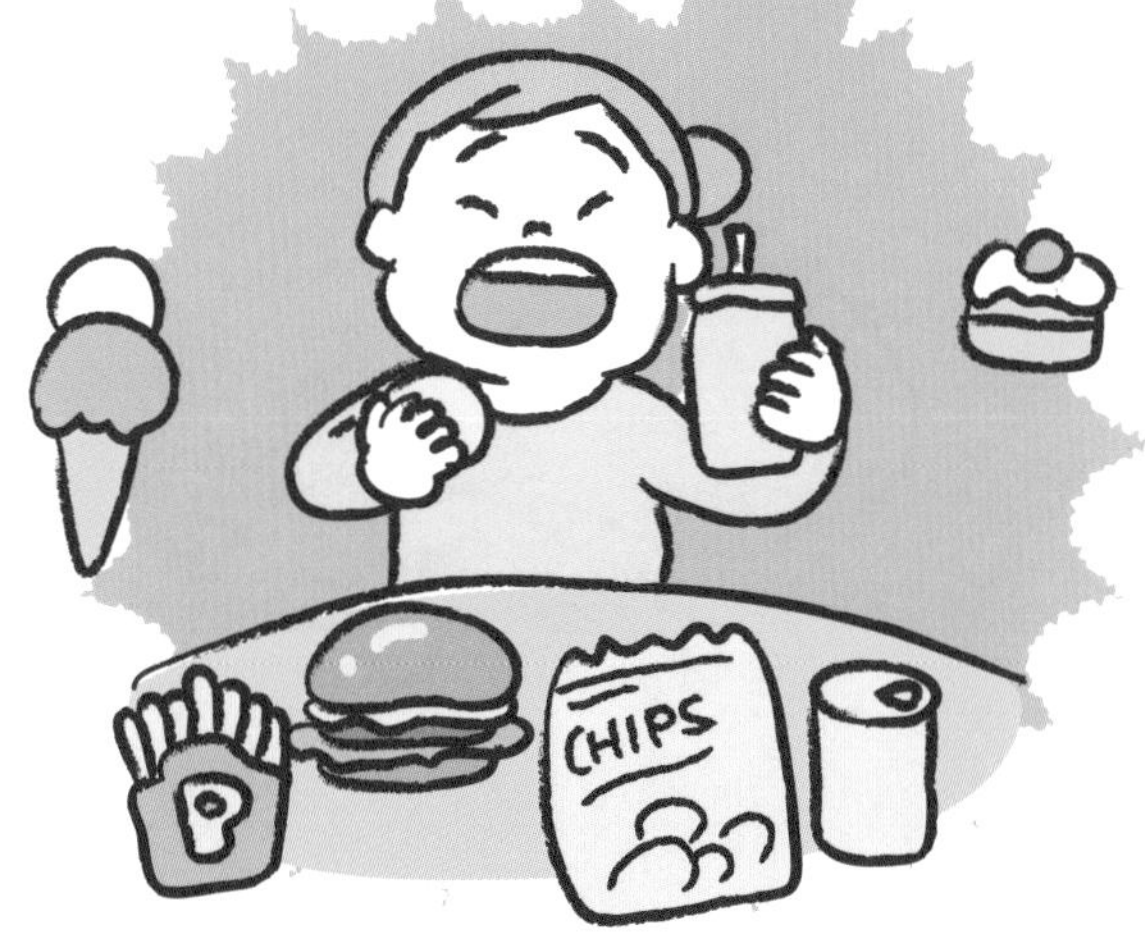
暴飲・暴食
CHIPS

過度なストレスや緊張を感じると、自律神経である交感神経と副交感神経のバランスが崩れてしまいます。これが腸の働きにも影響し、腹痛や下痢などの不調につながります。またストレスによって暴飲暴食に走ってしまうこともあるため、ストレスを溜め込まず、うまく発散することが望ましいです。

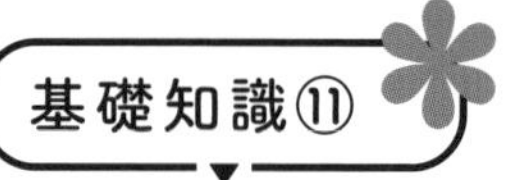
基礎知識⑪

憂うつな状態になりやすい!?

ホルモンバランスが乱れると心も体も老けてくる？

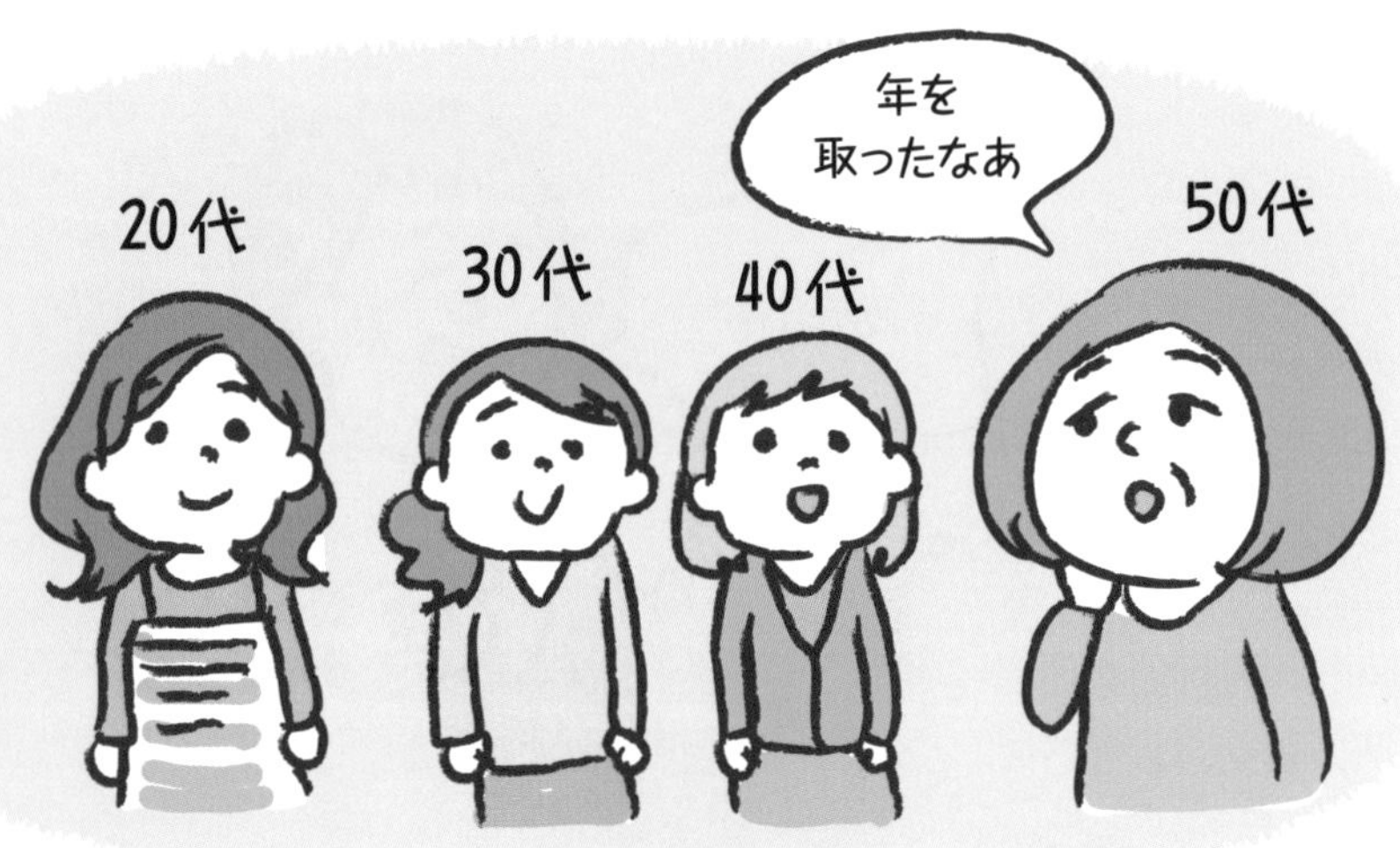
年を
取ったなあ
20代
30代
40代
50代

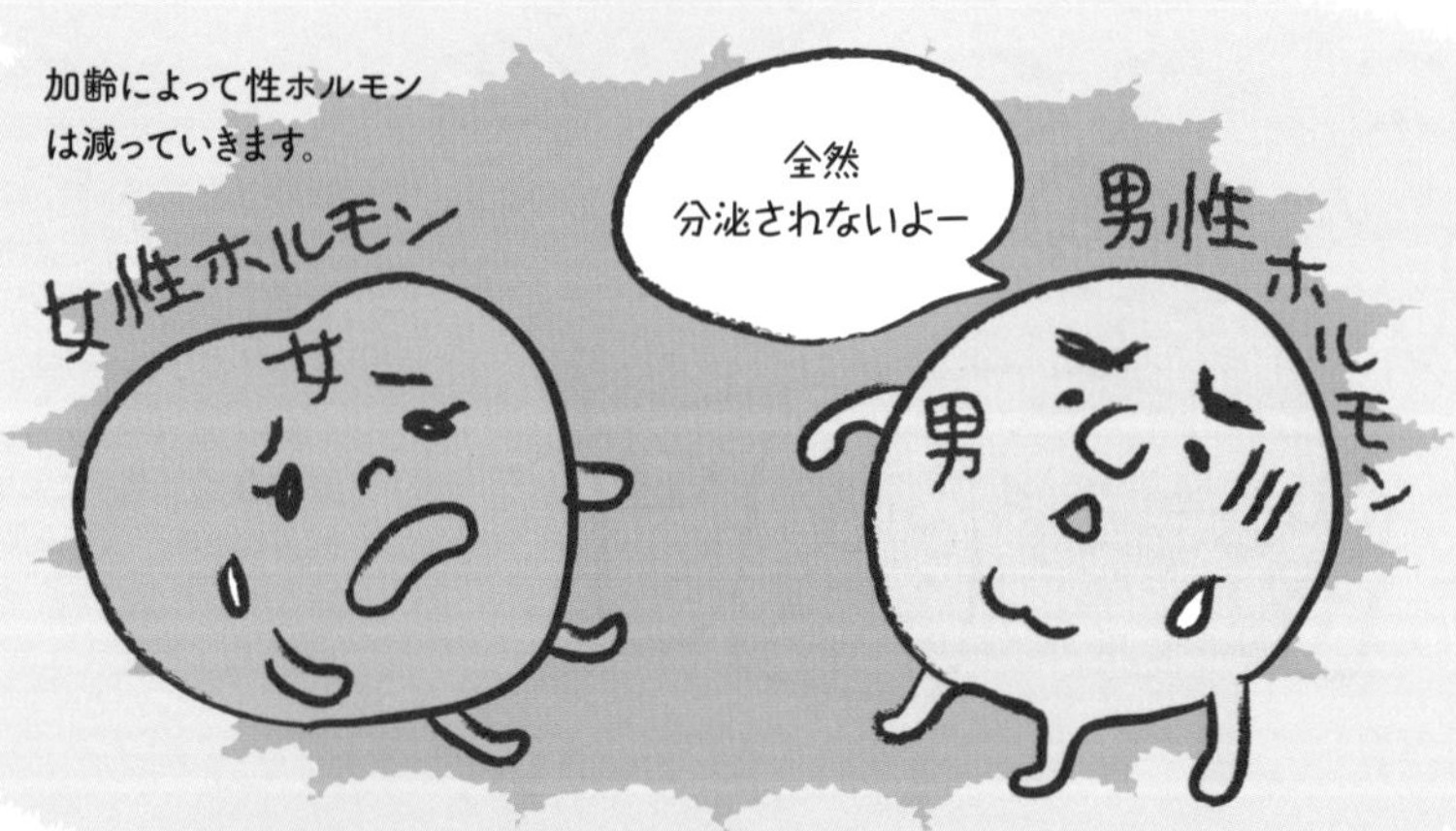
加齢によって性ホルモン
は減っていきます。
全然
分泌されないよー
女性ホルモン
女
男性ホルモン
男

説明しよう！

男性ホルモンの分泌が減少すると行動意欲も減退

加齢とともに分泌量が減少してしまう男性ホルモンと女性ホルモンですが、50歳くらいからは、体だけでなく心の老化も進んでいきます。

男性ホルモンの分泌が減ると、行動意欲が減退します。また、女性ホルモンも骨を丈夫にしたり悪玉コレステロールの増加を抑える働きがあるので、減ってしまうのはいただけません。性ホルモンは、若さと健康の基本となるのです。

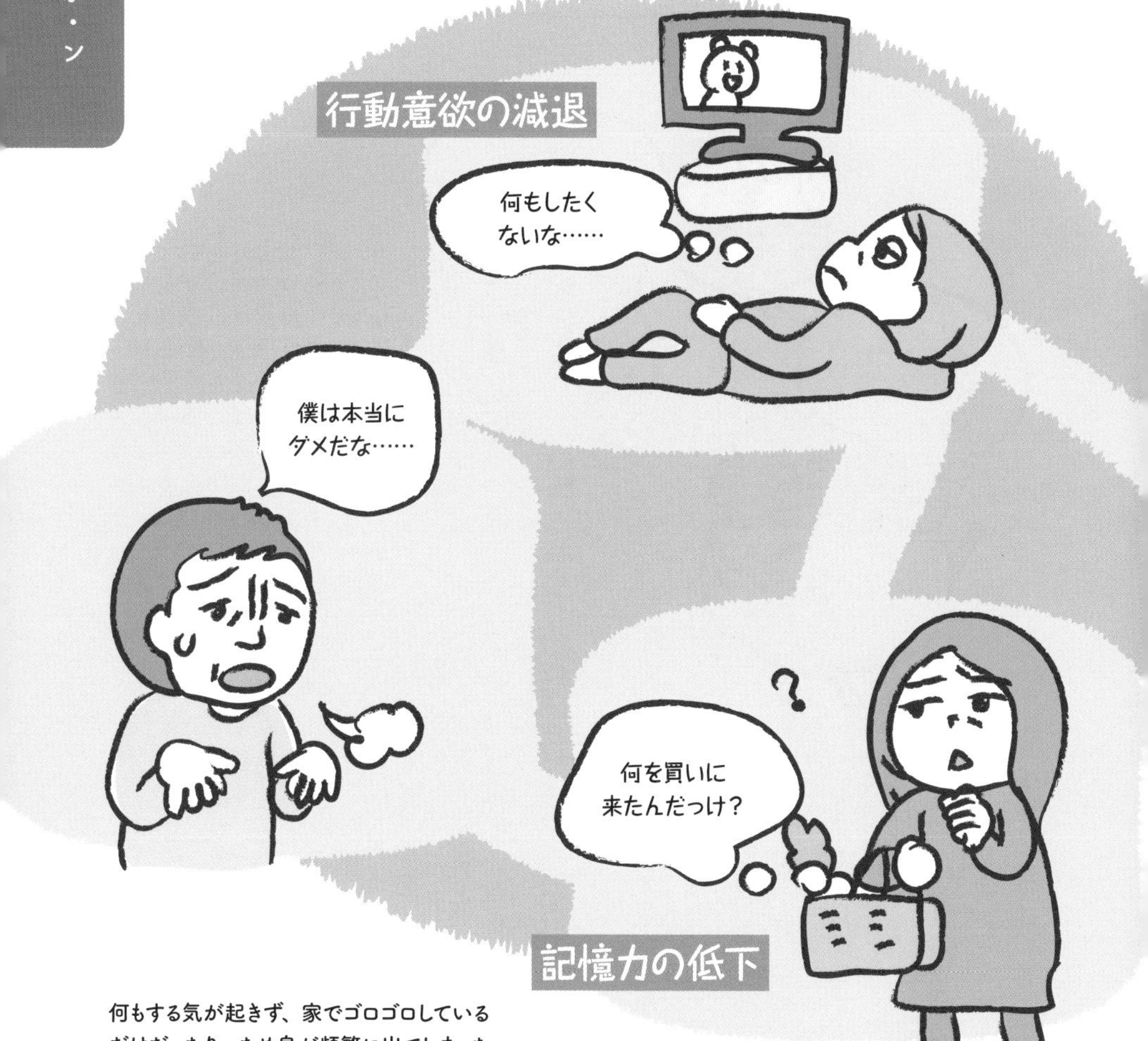

行動意欲の減退
何もしたく
ないな……
僕は本当に
ダメだな……
何を買いに
来たんだっけ？
記憶力の低下

何もする気が起きず、家でゴロゴロしているだけだったり、ため息が頻繁に出てしまったり、記憶力が低下していると感じたら、それは心の老化かもしれません。

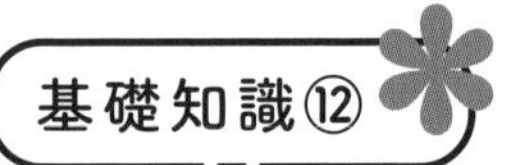
基礎知識⑫

老化速度を抑えてくれる!?

若返りのホルモン「DHEA」って何？

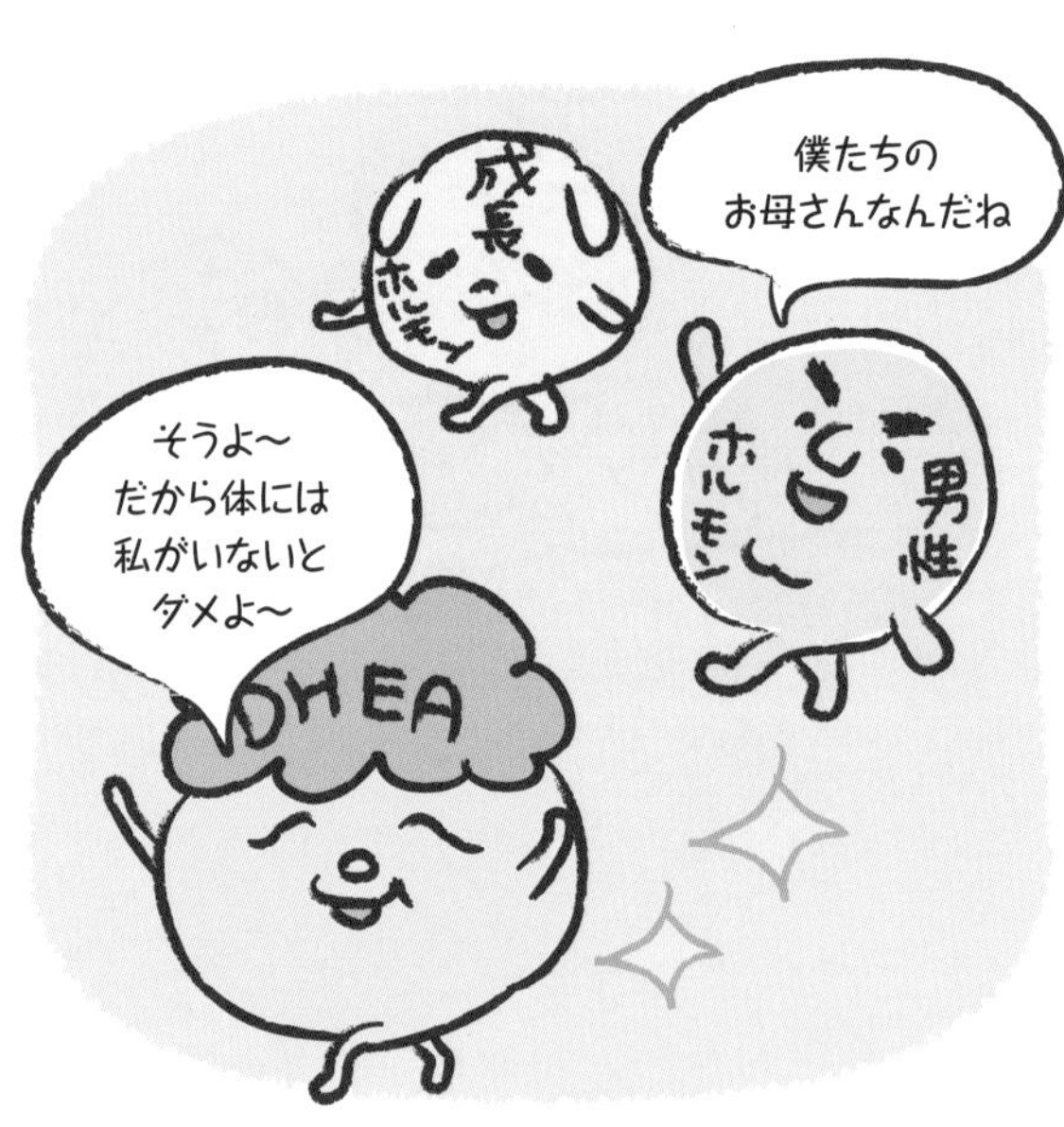
僕たちの
お母さんなんだね
成長ホルモン
男性ホルモン
そうよ〜
だから体には
私がいないと
ダメよ〜
DHEA

50種類以上のホルモンの源となるマザーホルモン「デヒドロエピアンドロステロン（DHEA）」は、若返りに非常に効果があります。老化のスピードを遅らせる力があり、健康で長寿な人はみなこのDHEAの血中濃度が高いのです。しかしストレスに弱いので、ストレスを溜め込みすぎてDHEAの分泌量を減らさないようにすることが重要です。

説明しよう！

若返りに必要不可欠なホルモン「DHEA」

ホルモンというと、男性ホルモンや女性ホルモンを思い浮かべる人が多いのではないでしょうか？　この2つのホルモンも心身に大きく影響していますが、ほかにも若返りに非常に深く関わるホルモンがあります。

それが「デヒドロエピアンドロステロン（DHEA）」というホルモン。男性ホルモンをはじめ50種類以上のホルモンの主原料となり、老化速度を

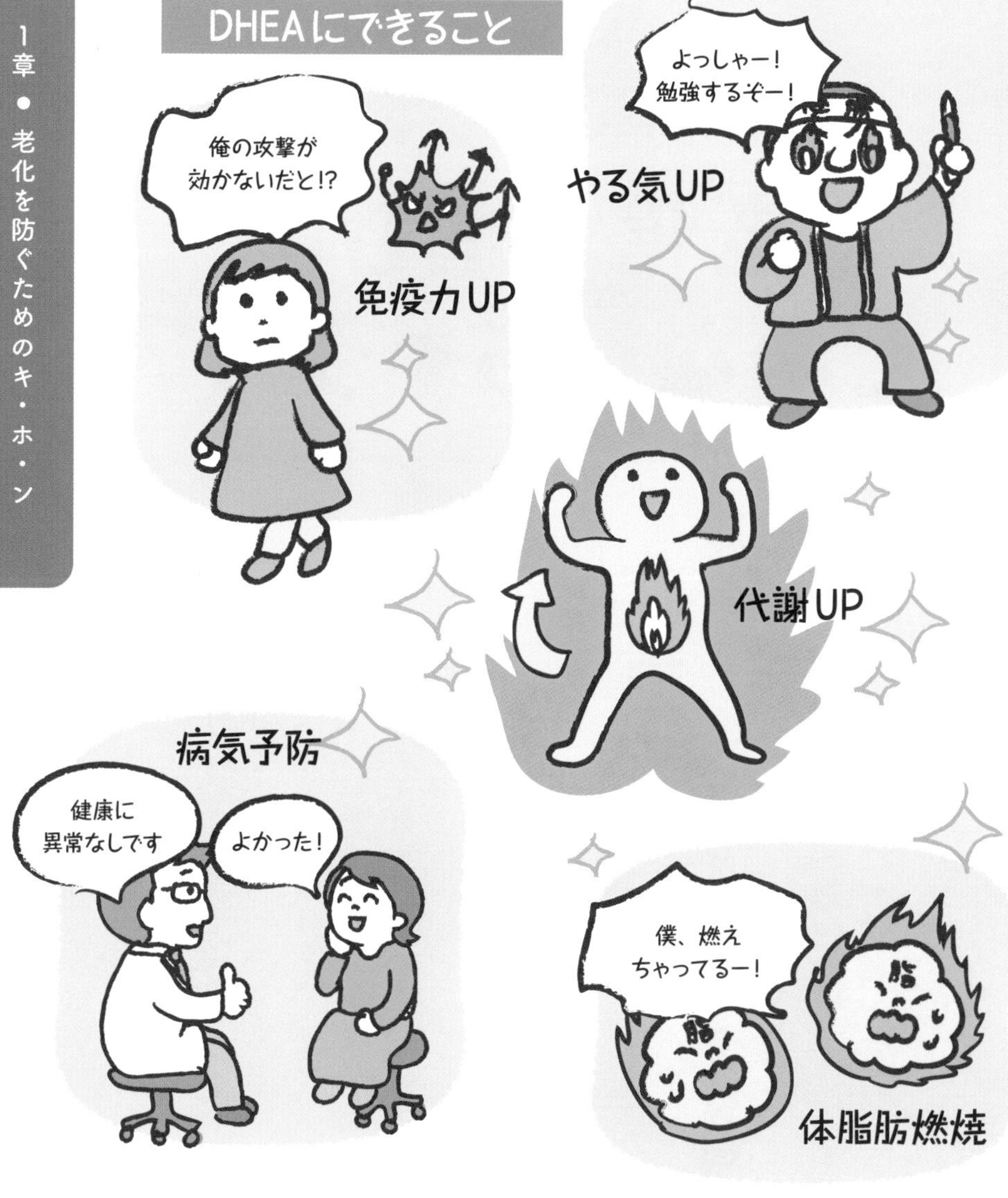
DHEAにできること
俺の攻撃が効かないだと!?
免疫力UP
よっしゃー!勉強するぞー!
やる気UP
代謝UP
病気予防
健康に異常なしです
よかった!
僕、燃えちゃってるー!
脂
脂
体脂肪燃焼

抑制する働きがあります。DHEAの分泌量が高まると、新陳代謝が促進されたり、体脂肪が燃えやすくなるほか、免疫力が向上するなど体によい影響ばかりです。健康で長生きする人は、共通してこのホルモンの分泌量が多いともいわれています。つまり、このホルモンが体を若々しく保つ重要なカギを握っているのです。

DHEAのサプリメントを取り扱っている医療機関もあるので、気になる人は、一度受診して医師の指示のもとで内服を検討してもよいかもしれません。

基礎知識⑬

老化スピードは遅らせることができる!?

老化が進むとどうなっちゃうの？

説明しよう！

老化スピードが速い人ほど実年齢より老けて見える

テレビで芸能人を見たときや日常生活で人に会ったとき、年齢を聞いて「実際の年齢よりも若く見えるな」と感じたことはありませんか？　人はみな同じく年を重ねますが、老化するスピードは人によって違い、速い人もいれば遅い人もいます。

老化が進むというのは単に年を重ねるということではなく、老化のスピードが速いということです。この状態を放置していると、見た目が老けてしまうだけでなく、認知症が進んだり、介護が必要な状態になるのが早まったりします。体の内側も外側も、実際の年齢より老いてしまうのです。

食事などで体の内側から改善し、若々しくて老化の進みにくい体を目指しましょう。

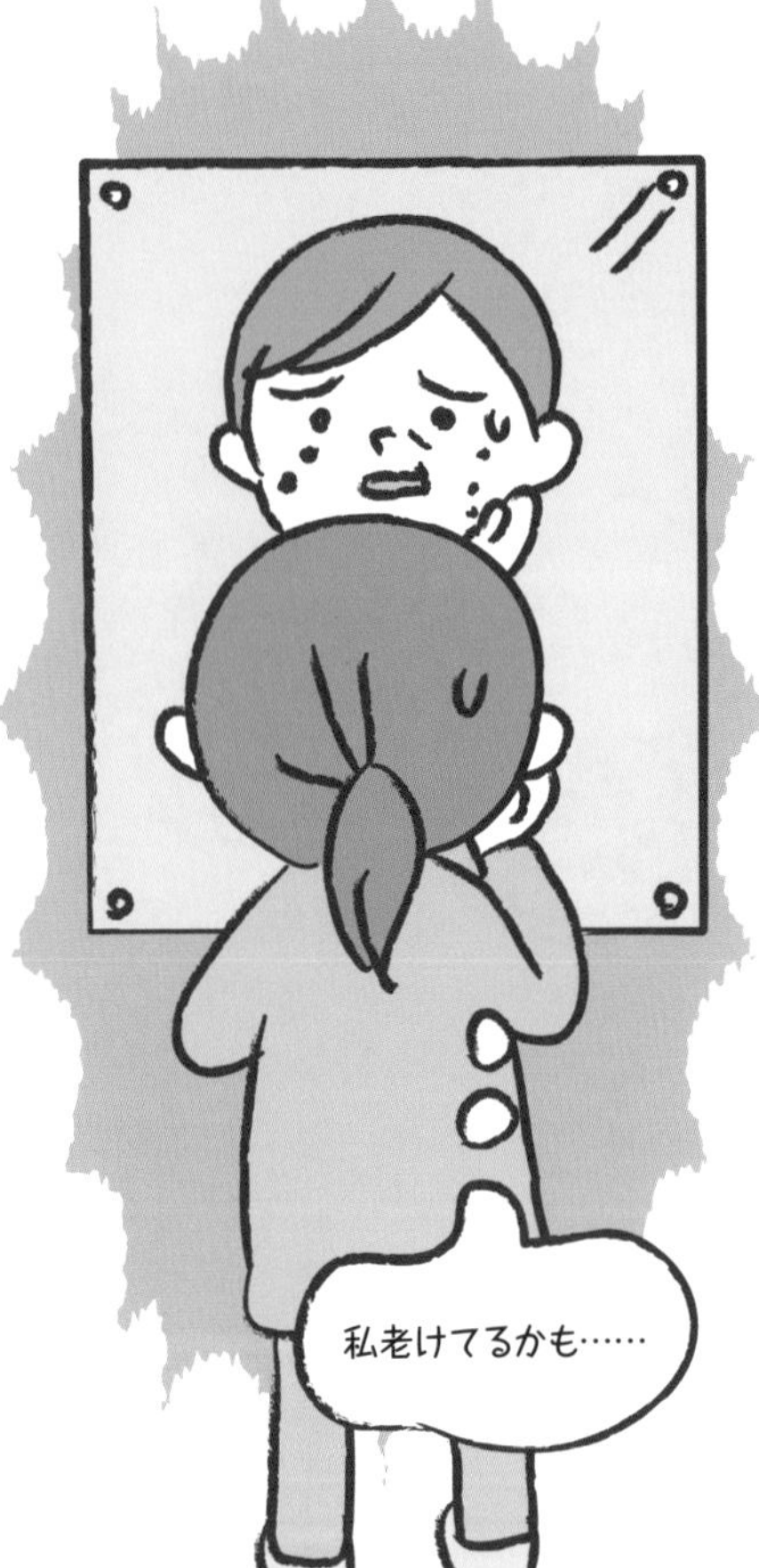
私老けてるかも……

同じ年齢でも……

若い頃の食事や生活の習慣が、10年後、20年後の見た目に大きく影響を及ぼします。栄養バランスをしっかりと考えた食事を摂っていた人とそうでない人では、同い年でも見た目年齢に大きな差が出ます。

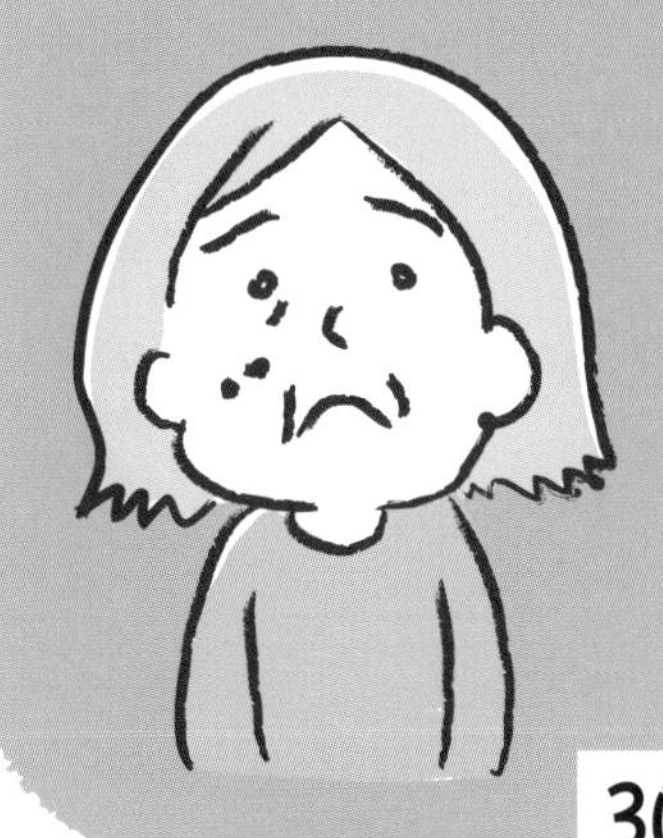

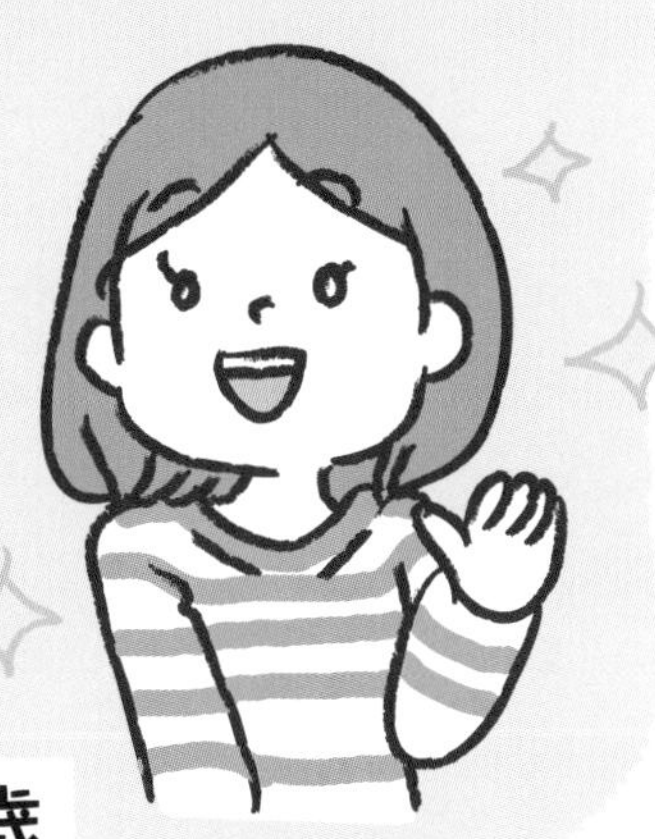

30歳

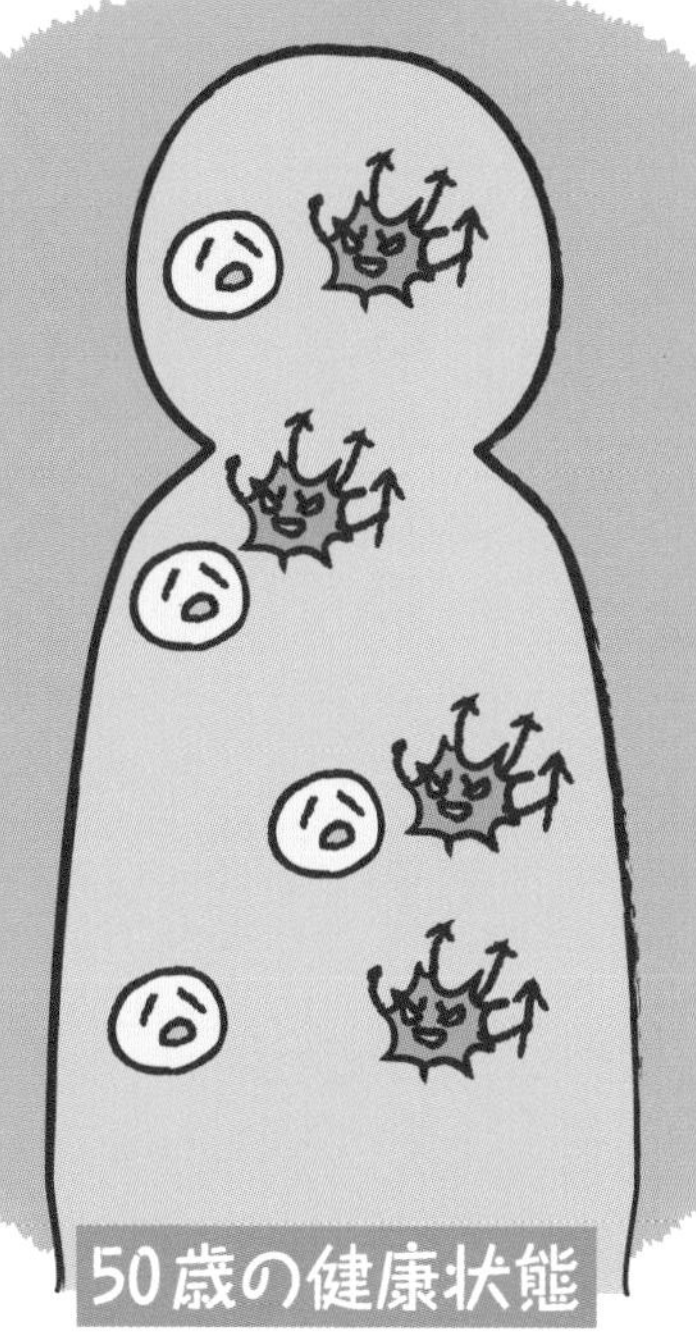

50歳の健康状態

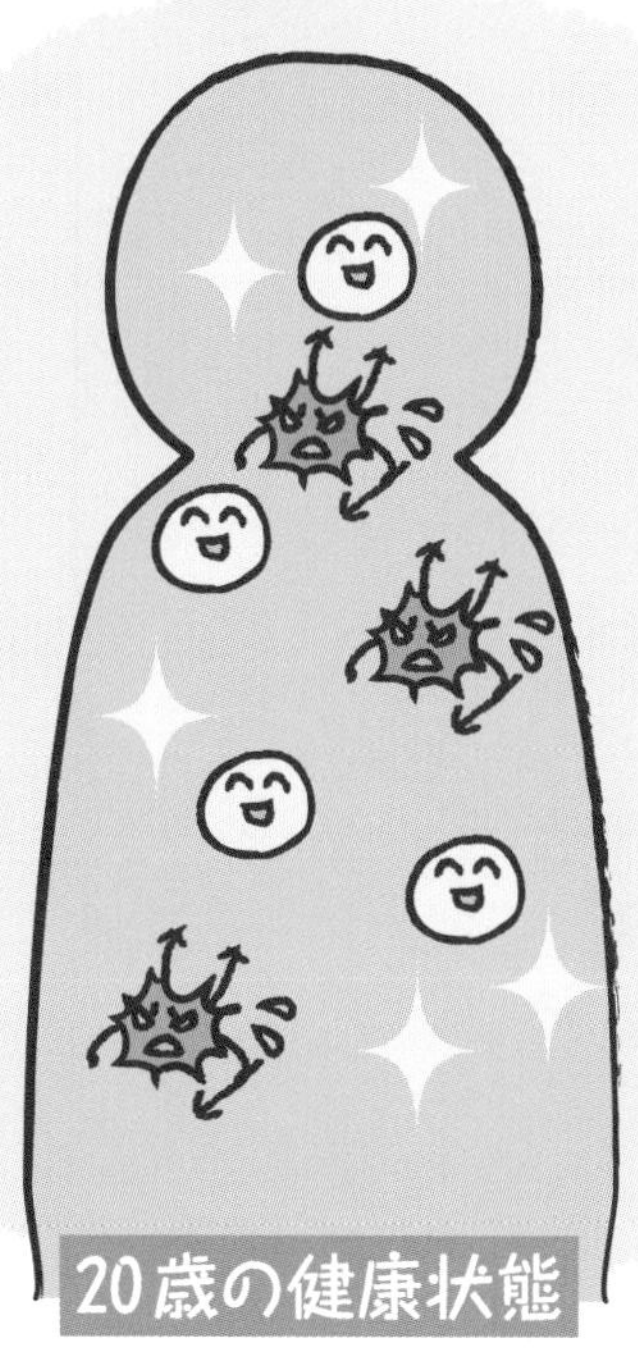

20歳の健康状態

老化スピードによって健康状態に大きく差が付いてしまう

COLUMN 1

肌の不調はスキンケアだけでは治せない？

肌の不調は体の不調

肌の調子が悪いとき、よさそうな化粧水に変えてみたり、塗り薬に頼ったりと、スキンケアを見直さなくてはと思っていませんか？

しかし実は、肌の表面に何かを塗っても、不調の改善にはそれほど意味を持ちません。なぜなら人間の皮膚にはバリア機能があり、外部のさまざまな成分や異物がむやみに入ってこられないようになっているからです。当然化粧水も皮膚の深部にまでは浸透しません。

では、スキンケアで肌の不調を治せないのであれば、どうすればよいのでしょうか？

そのカギは食生活を見直すこと。足りない栄養を摂取することが、根本的な改善につながります。

肌の不調は体の不調のサイン。肌に何かを塗るよりも、食事で栄養状態を改善させることが一番の近道です。たとえば、皮膚の保護や再生、維持に関わるビタミンB_2やビタミンEを摂取すれば、肌トラブルの改善だけではなく予防にもつながります。

食生活を正し、足りない栄養を補うことが、健やかな肌への第一歩となるのです。

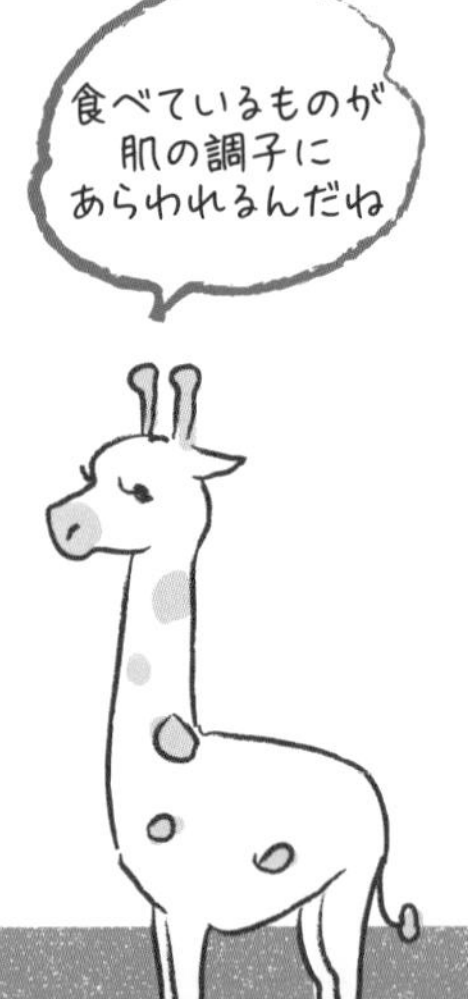
食べているものが
肌の調子に
あらわれるんだね

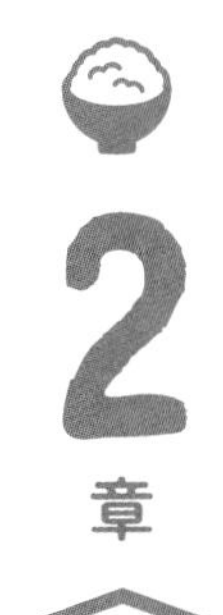

2章

食生活改善のキ・ホ・ン

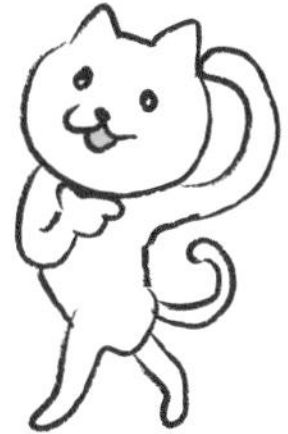

老化を抑制するために大切なのが食生活。誤った食生活を送っているると、老化が進むだけでなく、体に不調をきたしてしまいます。正しい知識を身につけて、毎日の食事を自分の体にとってよいものにしていきましょう。

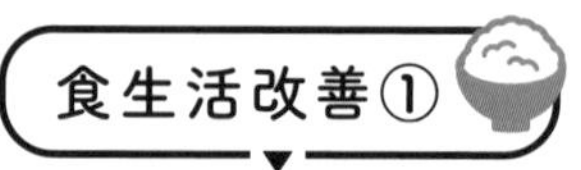
食生活改善①

肌の細胞活性化に効果的なインナーケア

老けないためには どうやって食生活を 改善すればいいの？

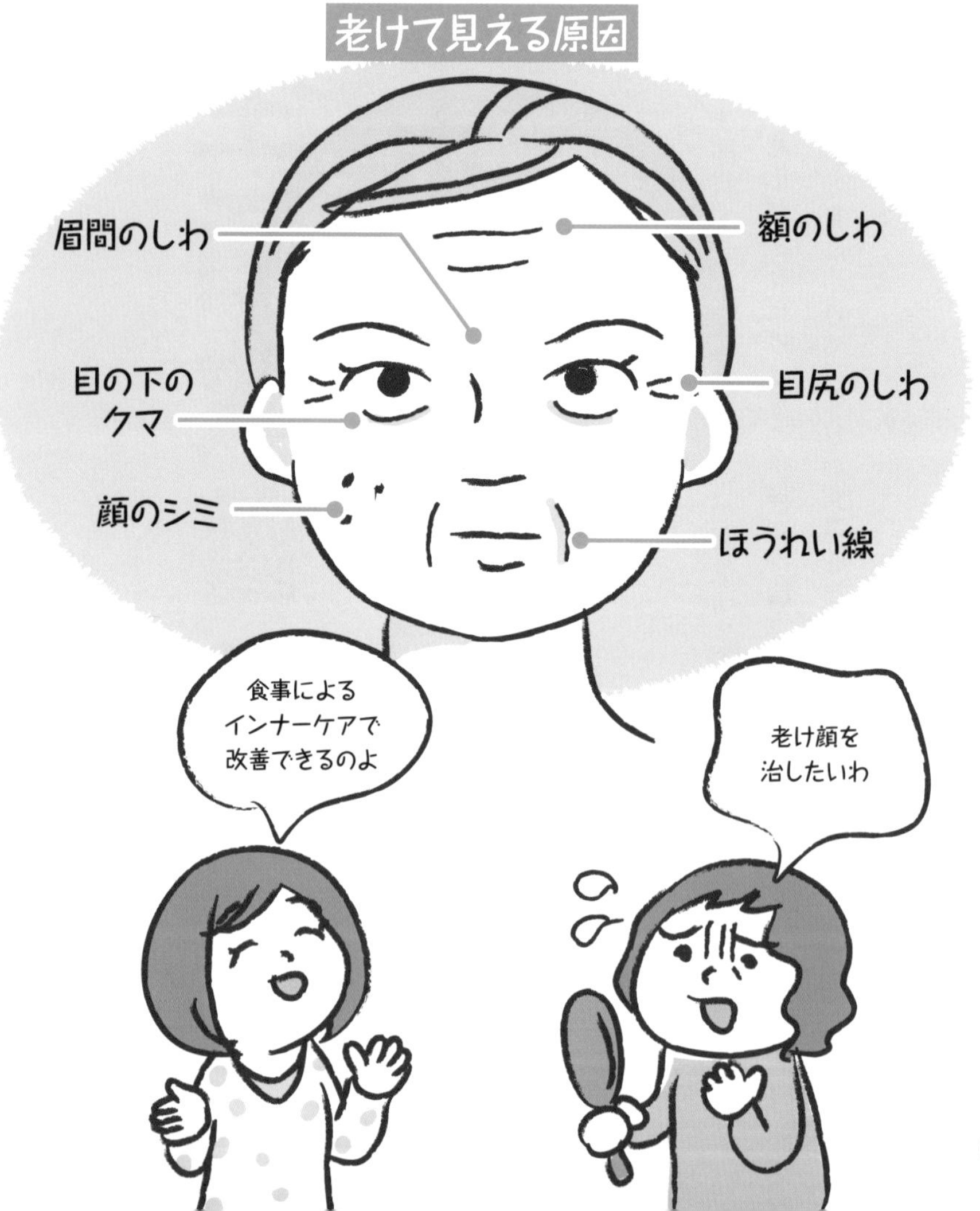

老けて見える原因
眉間のしわ
額のしわ
目の下の
クマ
目尻のしわ
顔のシミ
ほうれい線
食事による
インナーケアで
改善できるのよ
老け顔を
治したいわ

説明しよう！

悩みに合った食事で老化予防

老けないために大切なのは、自分の肌悩みに合わせて食生活を改善し、しっかりと栄養を摂って細胞のターンオーバー（表皮の生まれ変わり）を促すインナーケアです。ケアの仕方は、年齢や悩みの種類、生活習慣などによって違ってきます。

肌荒れや乾燥、シミ、くすみなど、それぞれのトラブルに対して、体のなかにどんな原因があって、何を食べれば予防・解消できるかを知ることが大切です。

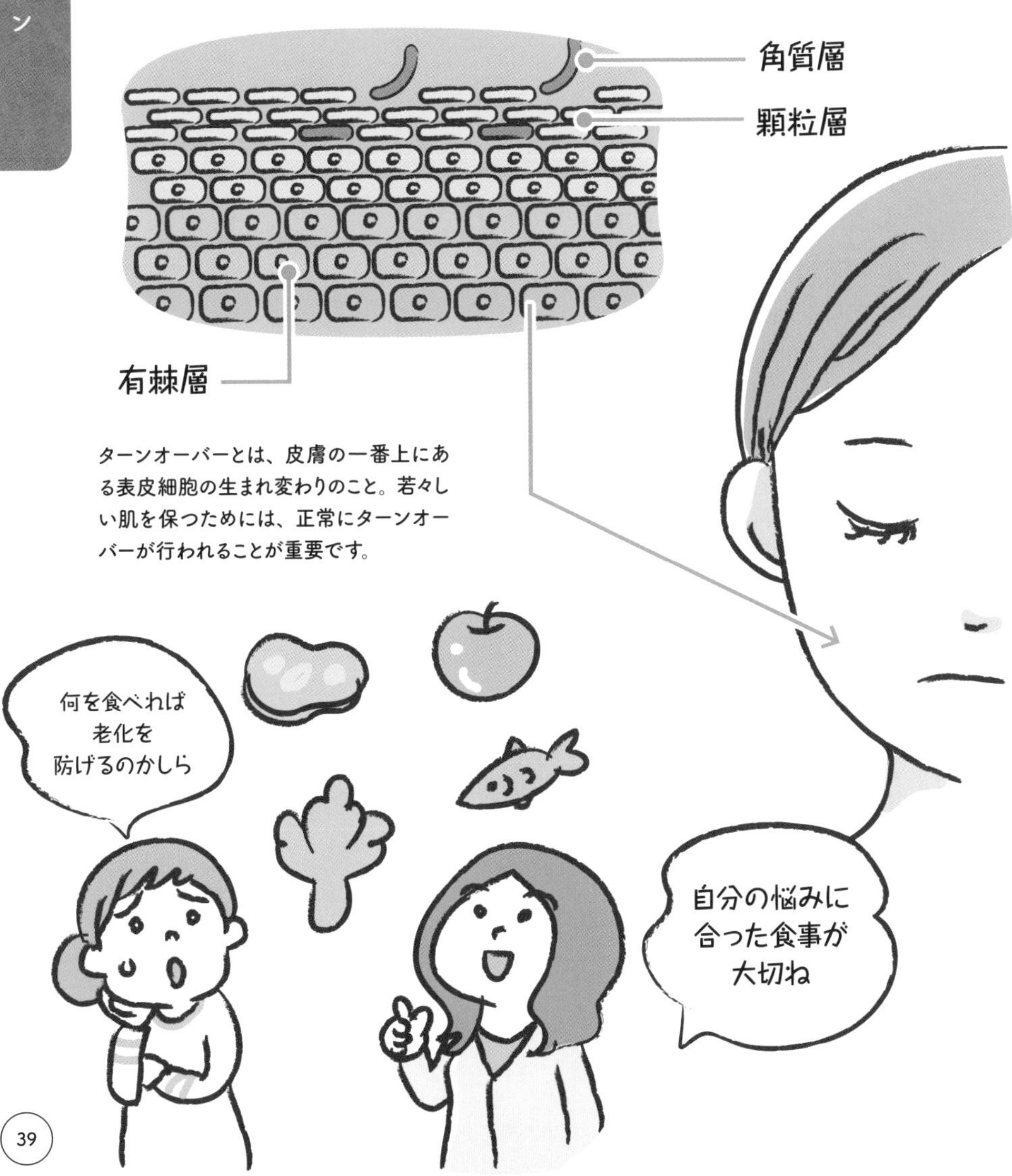
角質層
顆粒層
有棘層
何を食べれば老化を防げるのかしら
自分の悩みに合った食事が大切ね

ターンオーバーとは、皮膚の一番上にある表皮細胞の生まれ変わりのこと。若々しい肌を保つためには、正常にターンオーバーが行われることが重要です。

食生活改善②

糖とたんぱく質が結びついた老化物質

老化の原因物質「AGEs」って何？

説明しよう！

さまざまな病気のもとになるAGEs

年を取ると肌にシミ、しわ、たるみができ、白内障や認知症、骨粗しょう症、がんといった病気にかかったりします。これらの老化や病気と大きく関わっているといわれているのが「AGEs」という物質です。

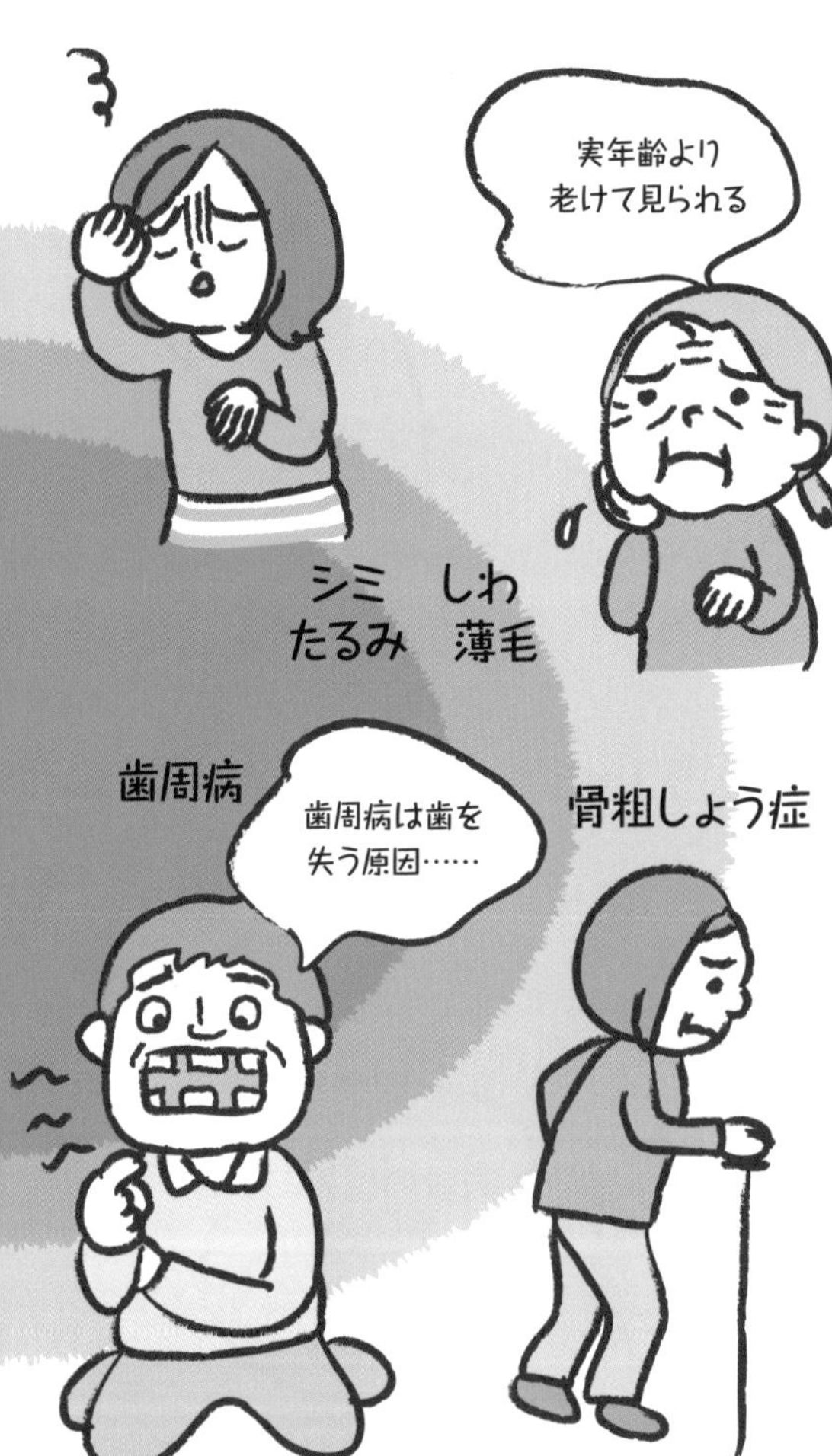

実年齢より
老けて見られる
シミ　しわ
たるみ　薄毛
歯周病
歯周病は歯を
失う原因……
骨粗しょう症

AGEsは「終末糖化産物」といって、たんぱく質と糖が加熱されてできた物質のことで、血中のブドウ糖が過剰になってあふれ出たときにつくられます。AGEsは食べ物や飲み物、タバコの煙にも含まれていて、私たちは知らず知らずのうちにAGEsを体内に取り込んでいます。

血糖値が上がると、体のあちこちで糖がたんぱく質と結びつきます。また、AGEsが皮膚に溜まることがたるみやしわの原因になります。そればかりかAGEsは、脂肪肝、骨粗しょう症、歯周病、白内障、心筋梗塞、脳梗塞、がんなどのさまざまな病気の一因になっているのです。

老化物質AGEsが原因かも……

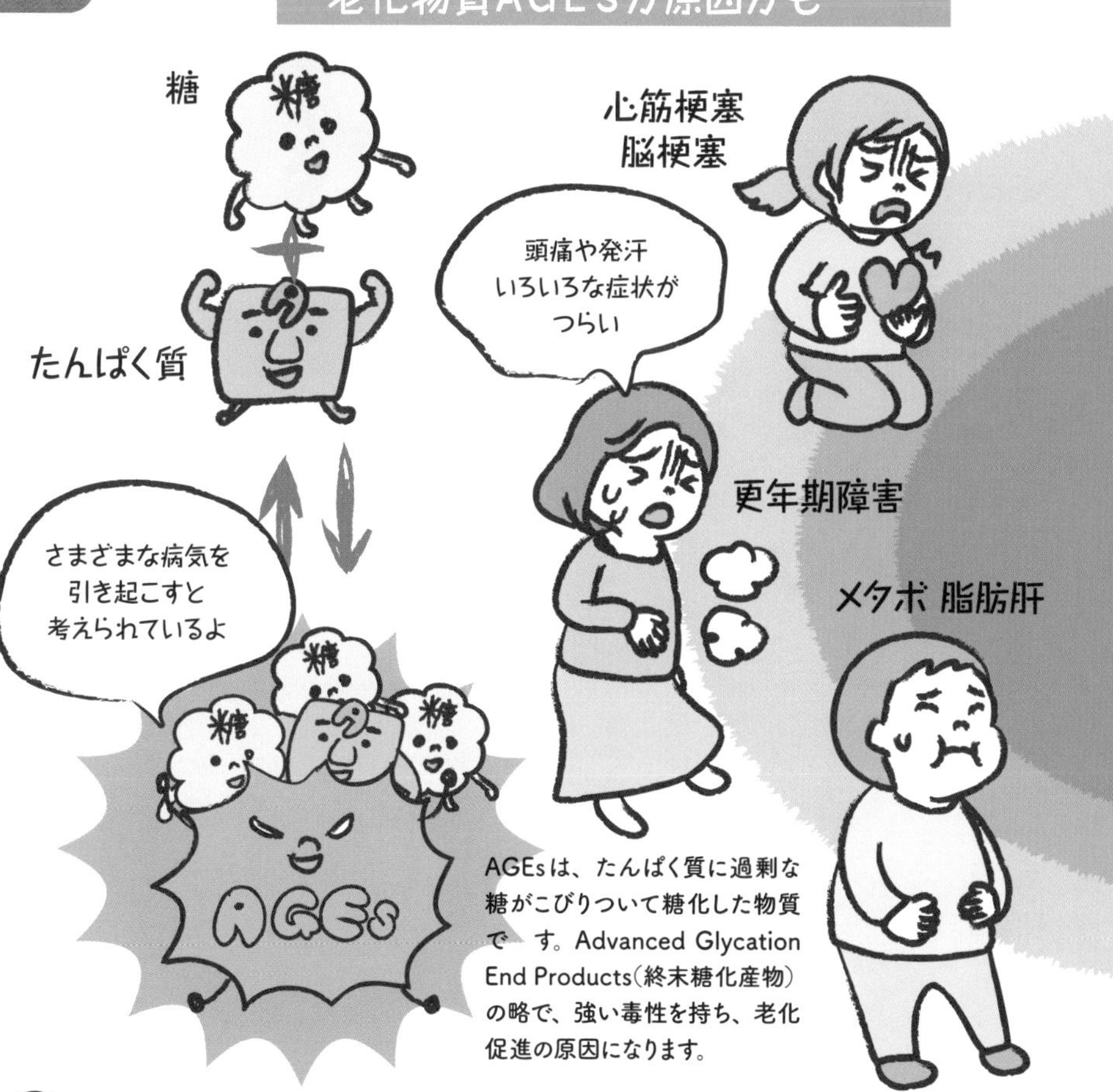
糖
たんぱく質
さまざまな病気を
引き起こすと
考えられているよ
糖
糖
糖
AGEs
頭痛や発汗
いろいろな症状が
つらい
心筋梗塞
脳梗塞
更年期障害
メタボ 脂肪肝

AGEsは、たんぱく質に過剰な糖がこびりついて糖化した物質です。Advanced Glycation End Products（終末糖化産物）の略で、強い毒性を持ち、老化促進の原因になります。

食生活改善③

体内のAGEsの30％は食べ物由来

「AGEs」を抑えるための食事ルールはあるの？

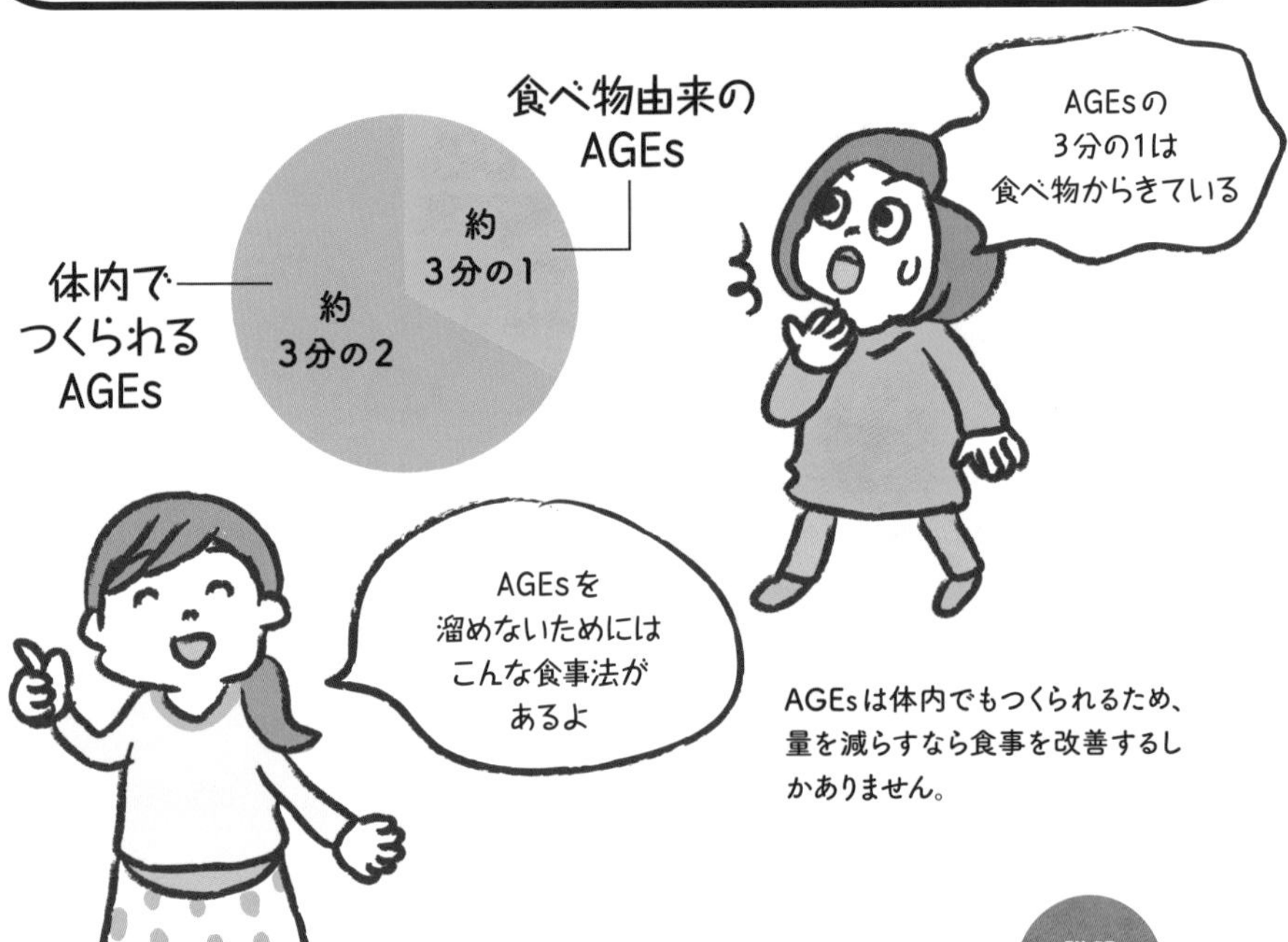
食べ物由来の
AGEs
約
3分の1
体内で
つくられる
AGEs
約
3分の2
AGEsの
3分の1は
食べ物からきている
AGEsを
溜めないためには
こんな食事法が
あるよ

AGEsは体内でもつくられるため、量を減らすなら食事を改善するしかありません。

説明しよう！

AGEsを抑えて老化スピードを遅くする

AGEsのもとになる糖は、私たち人間にとって必要不可欠なエネルギー源です。そして人間の体は、ほとんどたんぱく質でできています。そのため、人間は体内のAGEsをゼロにはできません。

AGEsは、食べ物によって体内に取り込まれています。食べ物に含まれるAGEsのうち約7%が体内に吸収されることがわかっており、このの食べ物由来のAGEsは、

AGEsを抑える食事ルール

①GI値の低い食べ物を摂る

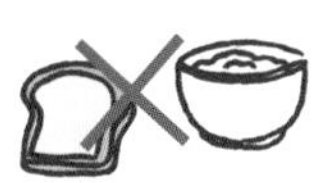

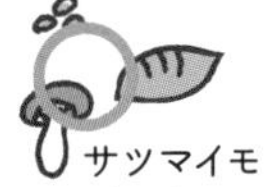

パン　ごはん　そば　きのこ類　サツマイモ

※GI値…食後血糖値の上昇度を示す指数のこと。

②食物繊維の豊富な食品から食べる

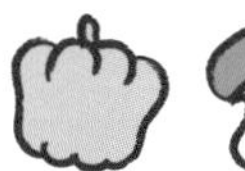

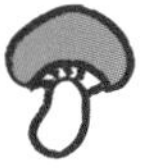

野菜　カボチャ　シイタケ　バナナなど

③酢やレモンで血糖値を抑える

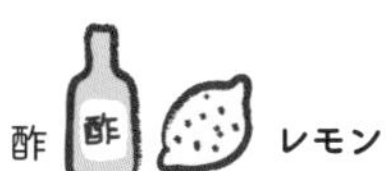
酢

酢　レモン

※酢に含まれる酢酸は、血管を拡張する効果があります。

④時間をかけてゆっくりと食べる

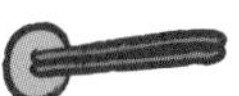

箸置き

※ゆっくり食べると、食後の血糖値急上昇を抑えられます。

⑤AGEsを多く含む食品を控える

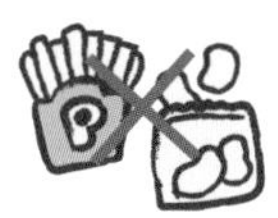

ポテトチップス
ベーコン
パルメザンチーズ
など

⑥人工甘味料が入った清涼飲料を控える

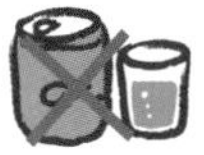

※人工甘味料に入っている「ブドウ糖果糖液糖」表示に注意しましょう。

⑦ファストフードを控える

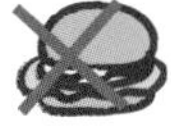

ハンバーガーなど

⑧「蒸す・ゆでる・煮る」など水を使った調理をする

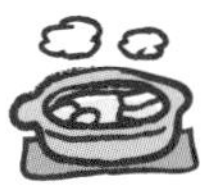

煮物　煮魚
しゃぶしゃぶなど

⑨体内でAGEsをつくりにくい食品を摂る

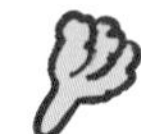

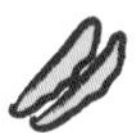

ほうれん草　トマト　インゲンなど

⑩電子レンジを使った調理、温め直しは控える

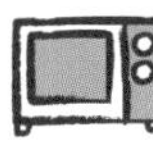

※電子レンジで長時間加熱すると、食品に含まれるコレステロールが酸化・劣化します。

体内の全AGEsの約3分の1を占めるといわれています。

　そのため、体内のAGEsを抑えるには、食生活を改善し、体内に蓄積するAGEsの量を減らしていくことが必要です。特に40歳をすぎると、若い頃の食事で体内にAGEsを多く溜め込んでいた人は老化のスピードが速まって、糖尿病、高血圧、メタボなどになる人も増えてきます。

　病気にならず、健康な老後をすごすためにも、食生活を改善して、老化速度をゆるめることが重要なのです。

食生活改善④

理想の食事を和定食で実現

糖質制限よりもPFCバランスを整えることが大切ってホント？

説明しよう！

糖質制限よりバランスのよい食事を心がける

ＡＧＥｓを減らそうとして糖質制限をすると、糖を取り込んでエネルギーにする力を低下させます。さらに極端な食事制限は、必要な筋肉量や体脂肪も減らしてしまいます。

重要なのは、エネルギー源となる糖質、筋肉の材料になるたんぱく質、ホルモンの材料になる脂質をバランスよく摂ること。

この三大栄養素のたんぱく質（Ｐｒｏｔｅｉｎ）、脂質（Ｆａｔ）、炭水化物（Ｃａｒｂｏｈｙｄｒａｔｅ）の頭を取ってＰＦＣといいます。これらに加えて代謝に必要なビタミンとミネラルを適度に摂ることで、糖質を有効に活用できる代謝のよい体がつくれるのです。ＰＦＣには、ごはんに味噌汁、焼き魚といった、和定食が最適です。

無理に糖質制限
しなくてもこうすれば
大丈夫ね

極端な食事制限をすると、必要な体脂肪や筋肉も落ちてしまいます。PFC（たんぱく質、脂質、炭水化物）、ビタミン、ミネラルなどを適度に摂ることが大切です。

和定食で代謝のよい体をつくる

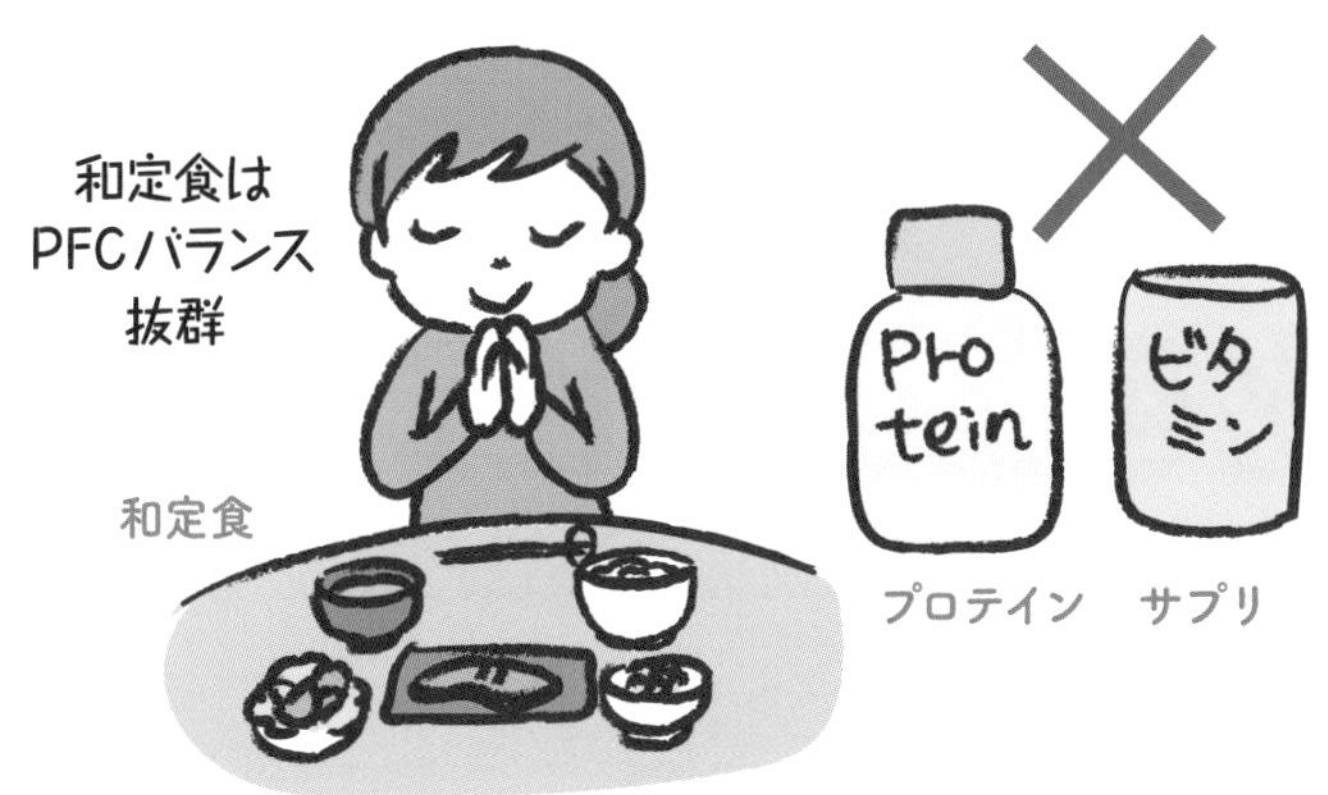
和定食は
PFCバランス
抜群
和定食
Pro
tein
ビタ
ミン
プロテイン
サプリ

ごはん、味噌汁、焼き魚、野菜の煮物、マメや海藻類などの和定食は、PFCバランスが理想的。糖質を有効に活用できる代謝のよい体になることができます。

外食するときもPFCバランスのよい食事を

フレンチ・イタリアン

チーズで脂質が増えるので注意が必要です。マリネやカルパッチョ、肉や魚でたんぱく質を摂り、パンはバターを塗らずに、フォカッチャやフランスパンを。

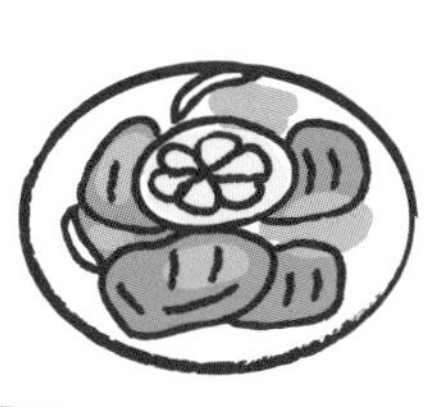

パスタ

クリーム系、オイル系は避け、しょう油ベースの和風パスタを。

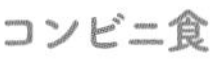

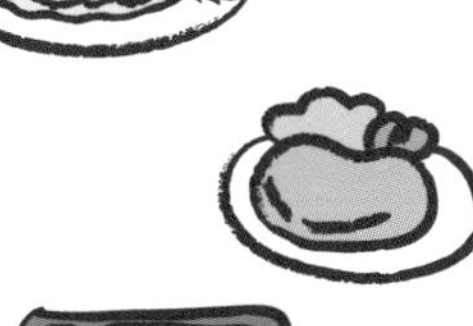

コンビニ食

そばを中心に豆腐、納豆、卵をトッピングし、野菜のスープやサラダを組み合わせましょう。

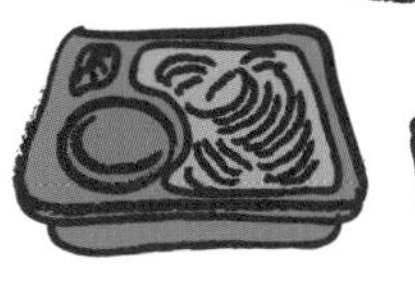

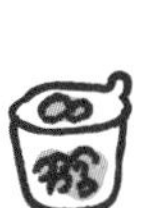
納

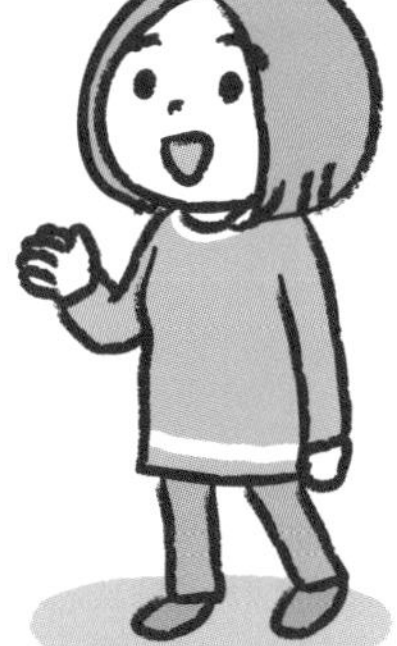
外食でもこんな
チョイスを
すればいいのね

外食の際も、主食・主菜・副菜でPFCバランスのよい食べ物を選ぶことが大切です。

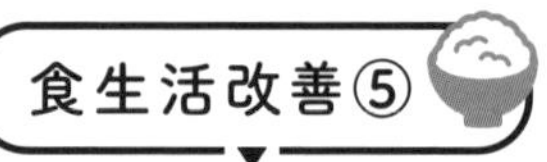
食生活改善⑤

食事制限より血糖値コントロール

断食や食事制限は逆に老化を促進させてしまう？

血管にダメージを与える血糖値スパイク

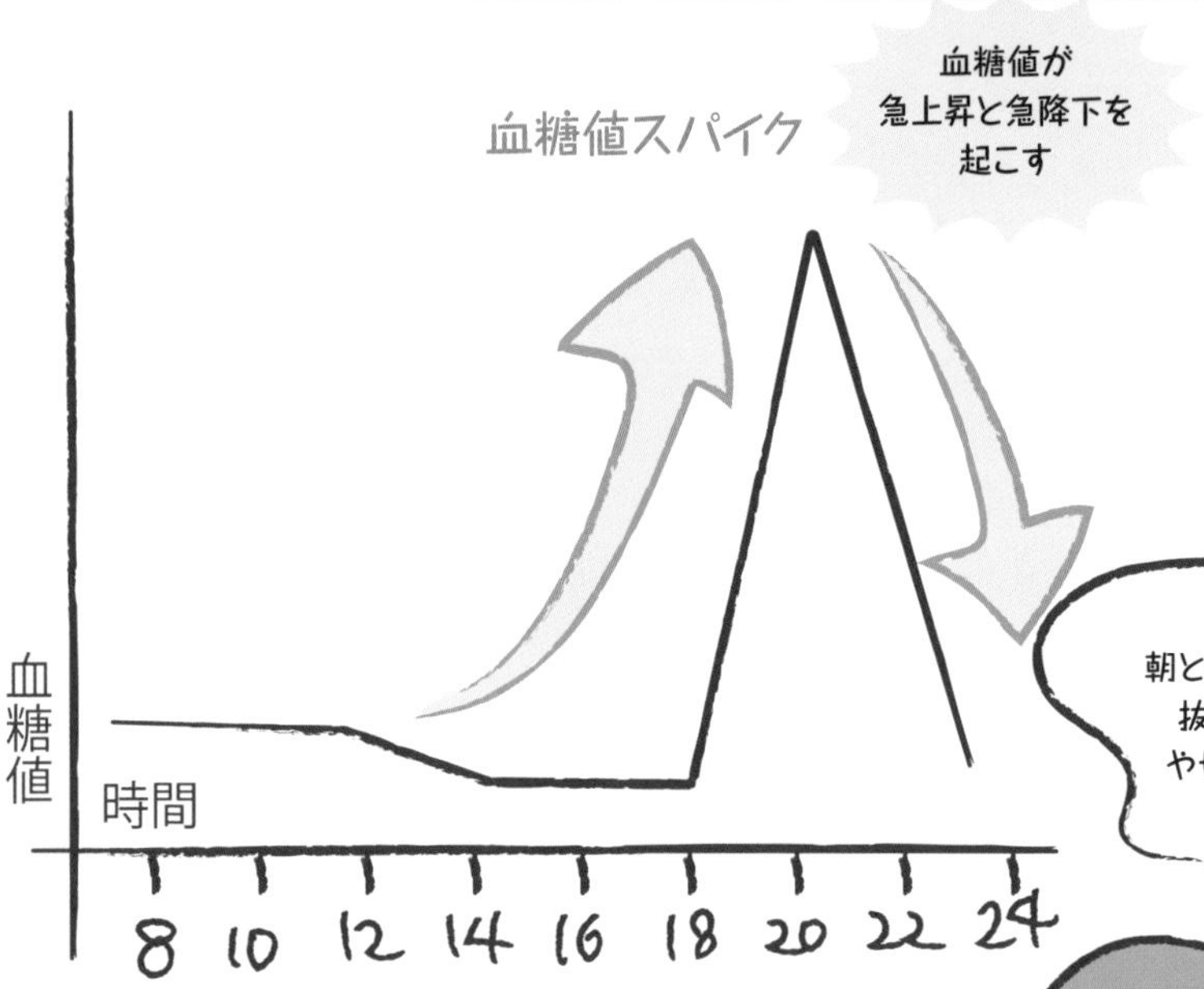

血糖値スパイク
血糖値が急上昇と急降下を起こす
血糖値
時間
8 10 12 14 16 18 20 22 24
朝と昼の食事を抜いたのでやせるはず！
おかし

長い空腹時間のあとに食事を摂ると、血糖値が急激に上がって急激に下がる「血糖値スパイク」が起こります。血糖値スパイクは血管にダメージを与え動脈硬化の原因になります。

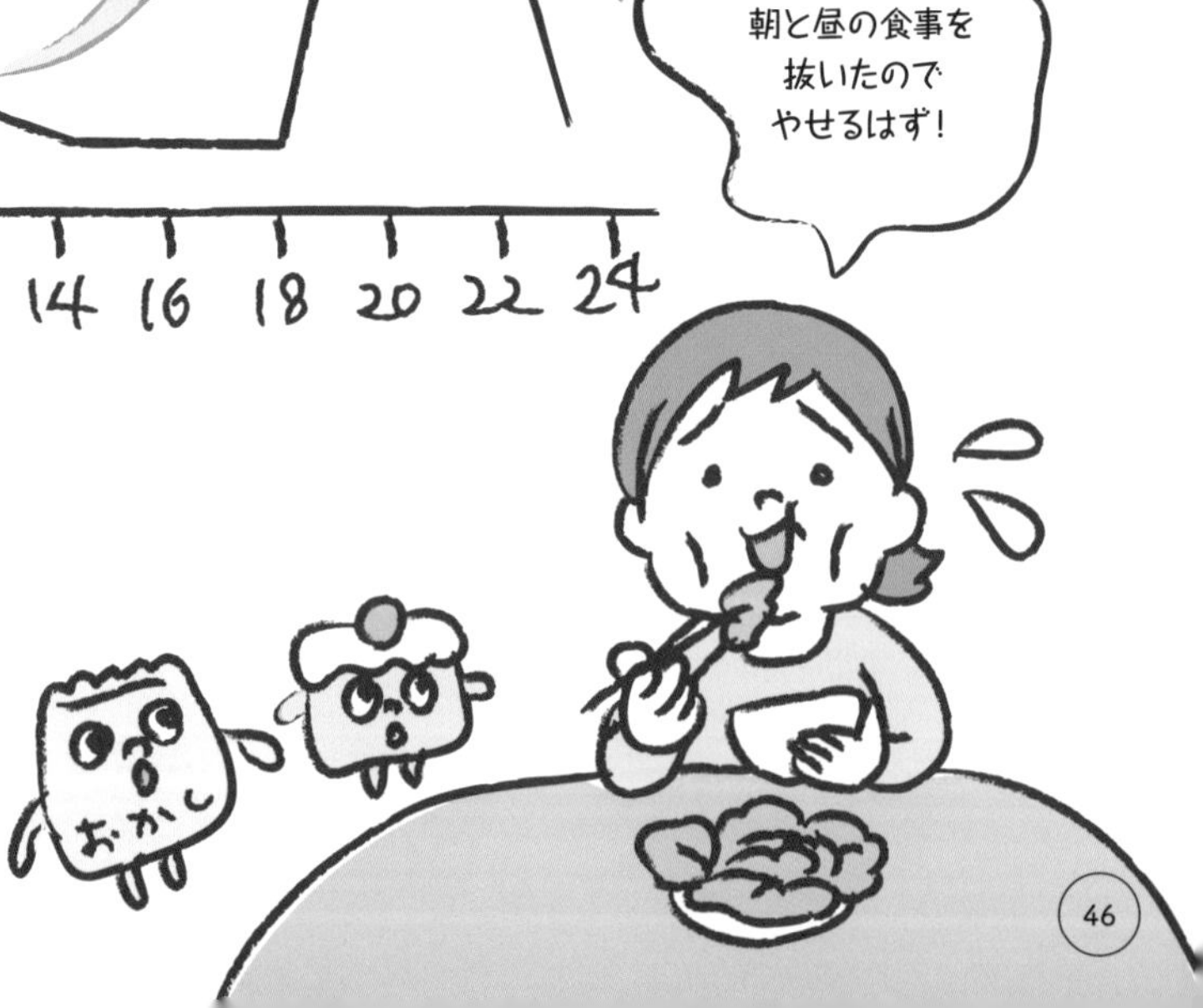

説明しよう！

断食するより空腹時間を減らしてみる

断食をすると、消化器の休息にはなりますが、消化吸収力は低下し、体の負担が増してしまいます。さらに空腹状態のあとに食事を摂ると、血糖値が急激に上昇し、そのあと急激に下がる乱高下が起こります。

断食をして食生活が乱れてしまうよりも、朝しっかり食べて、空腹の時間を長くしないことで1日の血糖値を安定させるほうが、代謝能力を高め、体脂肪をつきにくくすることに役立ちます。

たんぱく質を正しく摂って脂質を減らす

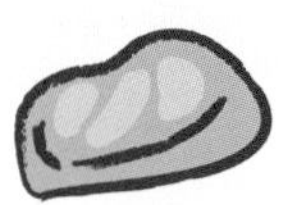

鶏もも肉、牛ロースなど。鶏皮や豚バラ肉は避けましょう。

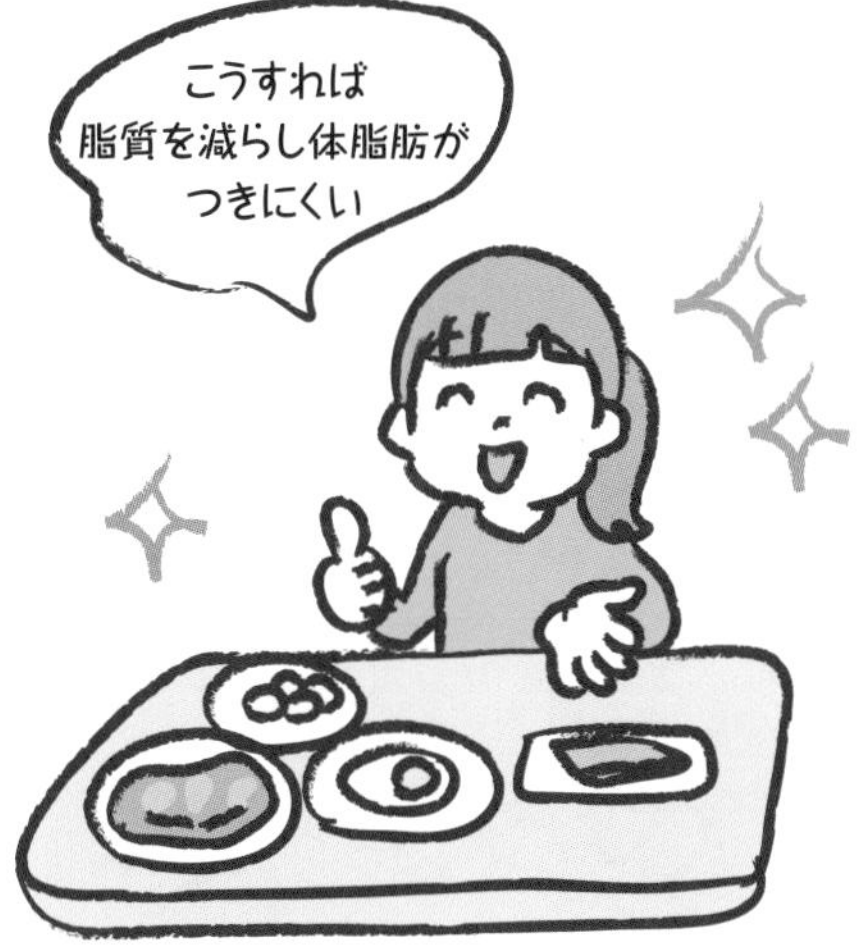
こうすれば
脂質を減らし体脂肪が
つきにくい

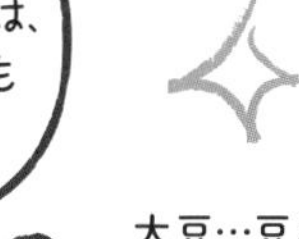

大豆…豆腐・納豆・豆乳など。

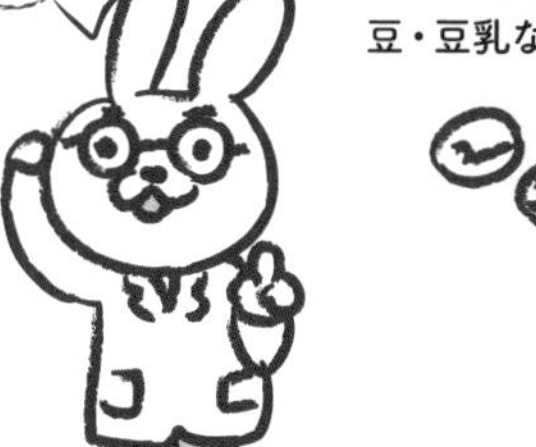
マグネシウムを多く含む
大豆や魚を摂っている人は、
心筋梗塞などのリスクも
低いといわれているよ

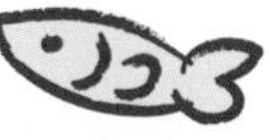

魚…白身魚・青魚
大トロやサバは脂質が多いので食べすぎに注意。

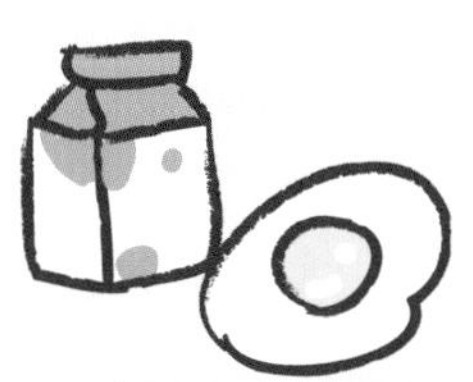

食べすぎることももちろん推奨できませんが、食べなさすぎも老けない体を目指すのなら毒。体にとってちょうどよい量、時間を心がけましょう。

卵・乳製品…卵は1日1個、脂質が多いチーズは控えましょう。

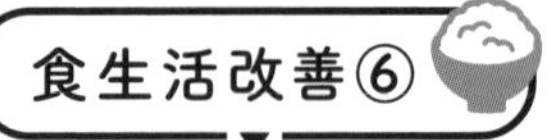
食生活改善⑥

腸内環境悪化で起こるSIBO

腸内環境が乱れていると体にどんな不調があらわれるの？

腸内環境が乱れていると……

最近食事をするとすぐに……
ゲップ
おなら
どうしてガスが溜まるのかしら
お腹がすぐ張る

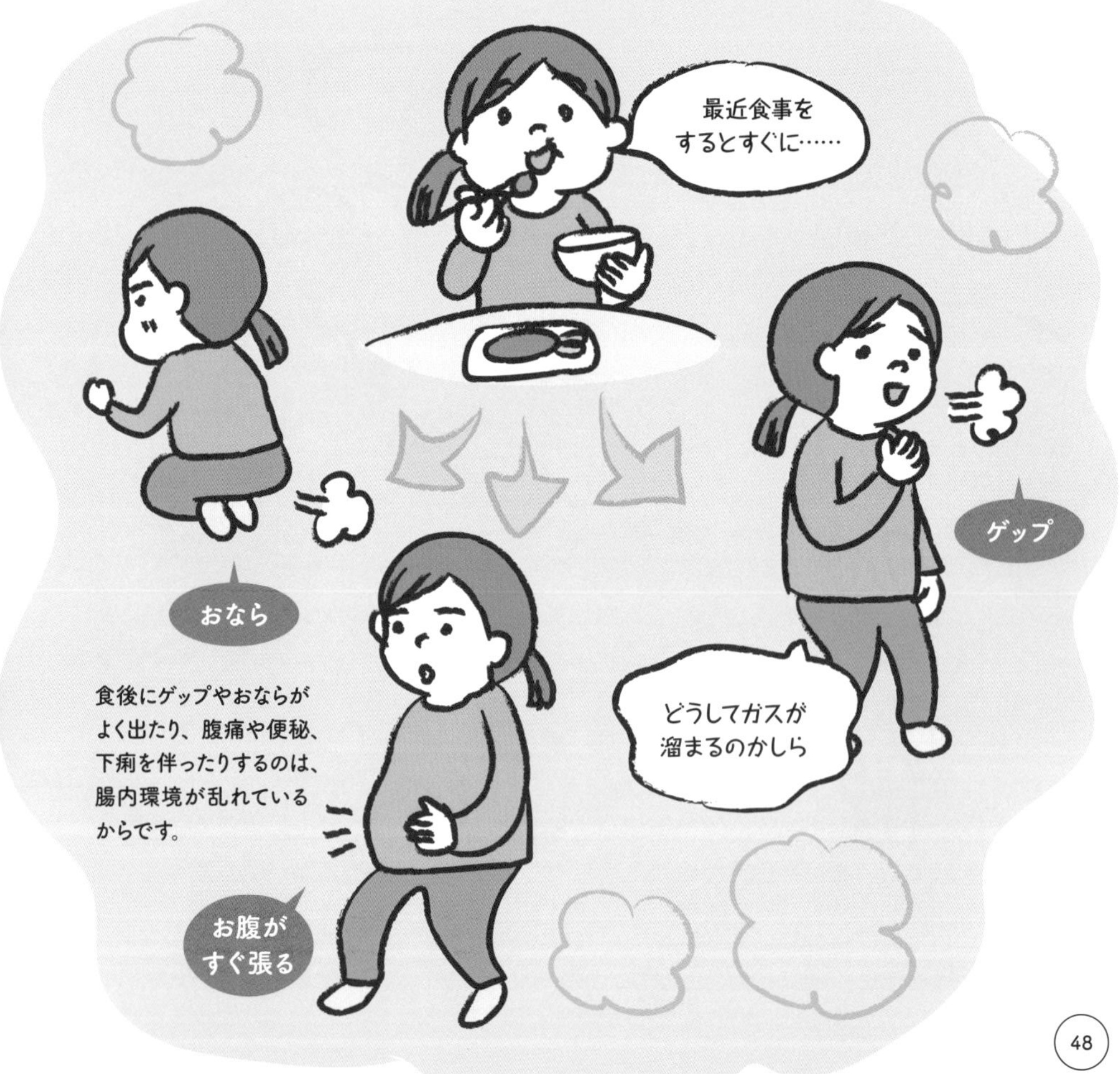

食後にゲップやおならがよく出たり、腹痛や便秘、下痢を伴ったりするのは、腸内環境が乱れているからです。

説明しよう！

たんぱく質の摂りすぎは腸内環境に悪い

食後にゲップやおならがたくさん出るのは、腸内環境が乱れているから。口から入ってきた雑菌は、胃液によって殺菌されますが、胃の働きがよくないと小腸まで届いて増殖し、栄養失調やお腹の張り、下痢や便秘につながります。これを小腸内細菌異常増殖症（SIBO）といいます。

次に大腸環境は、悪玉菌が増えることで便秘や下痢を引き起こします。悪玉菌が増える主な原因は、たんぱく質の摂りすぎです。

SIBO（小腸内細菌異常増殖症）の仕組み

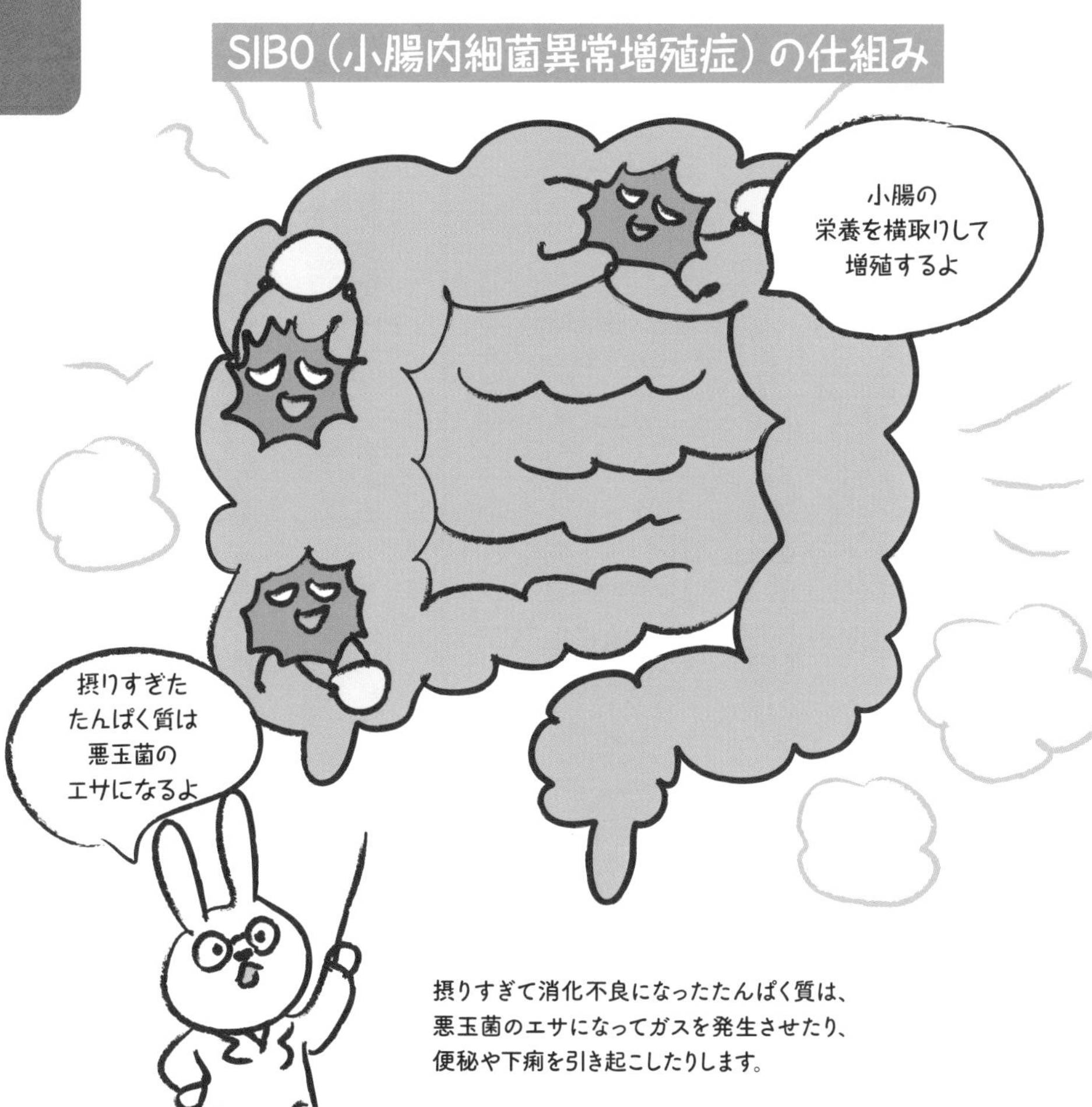

小腸の
栄養を横取りして
増殖するよ

摂りすぎた
たんぱく質は
悪玉菌の
エサになるよ

摂りすぎて消化不良になったたんぱく質は、悪玉菌のエサになってガスを発生させたり、便秘や下痢を引き起こしたりします。

食生活改善⑦

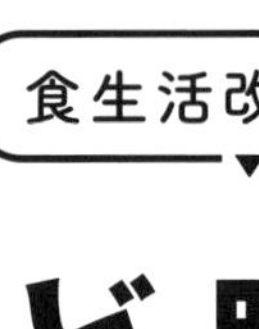

悪玉菌を減らし善玉菌を増やす

腸内環境を整えるための食事ってどんなことに気を使うべき？

説明しよう！

善玉菌を増やす発酵食品や乳酸菌を摂る

腸内環境を改善するには、悪玉菌を増やさず、善玉菌を増やす必要があります。悪玉菌は、体に悪い影響を及ぼす腸内細菌のこと。善玉菌は消化吸収を助けたり、免疫を刺激し、健康を維持、老化を防止する菌のこと

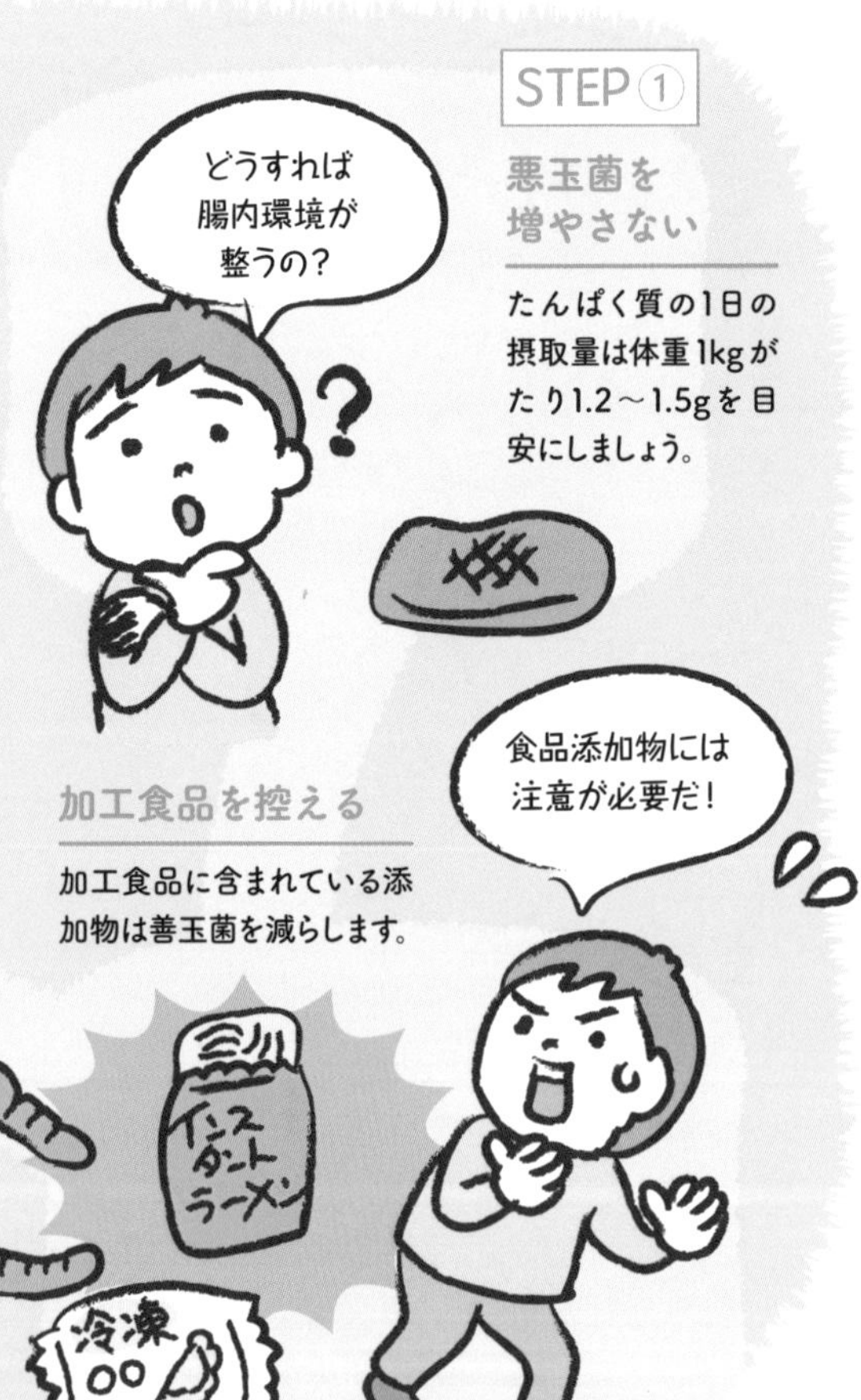
STEP①
悪玉菌を増やさない
たんぱく質の1日の摂取量は体重1kgがたり1.2～1.5gを目安にしましょう。
どうすれば腸内環境が整うの？
加工食品を控える
加工食品に含まれている添加物は善玉菌を減らします。
食品添加物には注意が必要だ！
インスタントラーメン
冷凍〇〇

です。

悪玉菌を増やさないためには、たんぱく質と加工食品を摂りすぎないことが重要。1日のたんぱく質の摂取量は、体重1kgあたり1.2〜1.5gが目安です。

善玉菌を増やすには、発酵食品や乳酸菌、腸内細菌のエサになる水溶性食物繊維、オリゴ糖を摂ります。

善玉菌が増えると、消化吸収がうまくいき、排せつもスムーズに。エネルギー代謝やたんぱく質代謝も改善され、筋肉や骨、肌の生まれ変わりのサイクルも整い、ハリのある見た目を維持できるようになります。老化防止には、まず腸内環境を整えることが重要なのです。

腸内環境を守る食事法

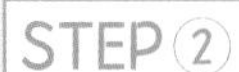
STEP②

善玉菌を増やす

善玉菌のエサになる水溶性食物繊維を摂るようにしましょう。

善玉菌を増やす食物を摂ろう

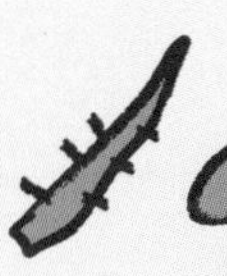

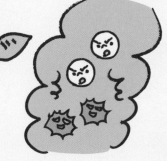

ゴボウ　きのこ　海藻
イモ類　蜂蜜（オリゴ糖）など

体によい菌を含む食品を摂る

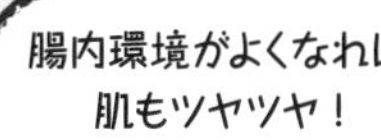
腸内環境がよくなれば
肌もツヤツヤ！

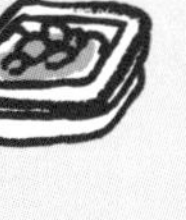

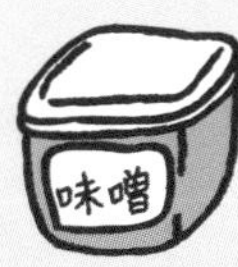
味噌

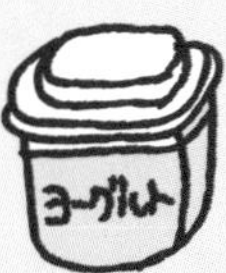
ヨーグルト

例）納豆　味噌　キムチ　ヨーグルトなど

善玉菌を含む発酵食品や乳酸菌飲料を摂るようにしましょう。

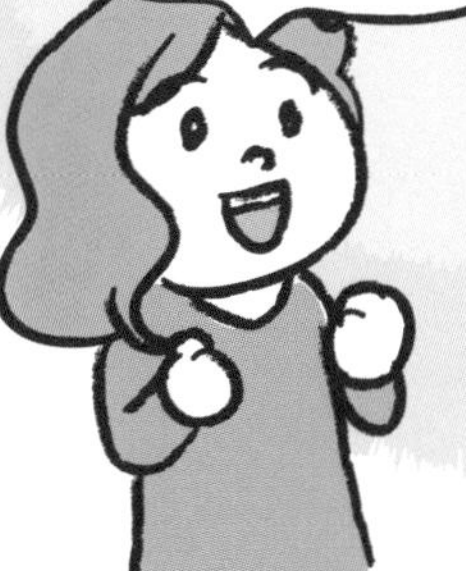

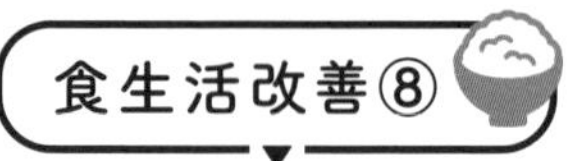
食生活改善⑧

疲れた老け顔の原因は？

疲れを取るためには血糖値のコントロールが欠かせない？

老け顔の原因になる「負のスパイラル」

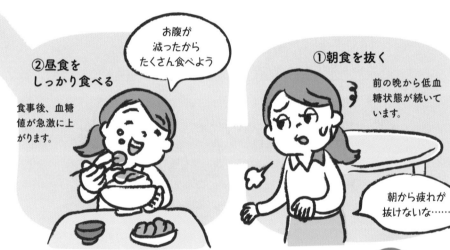

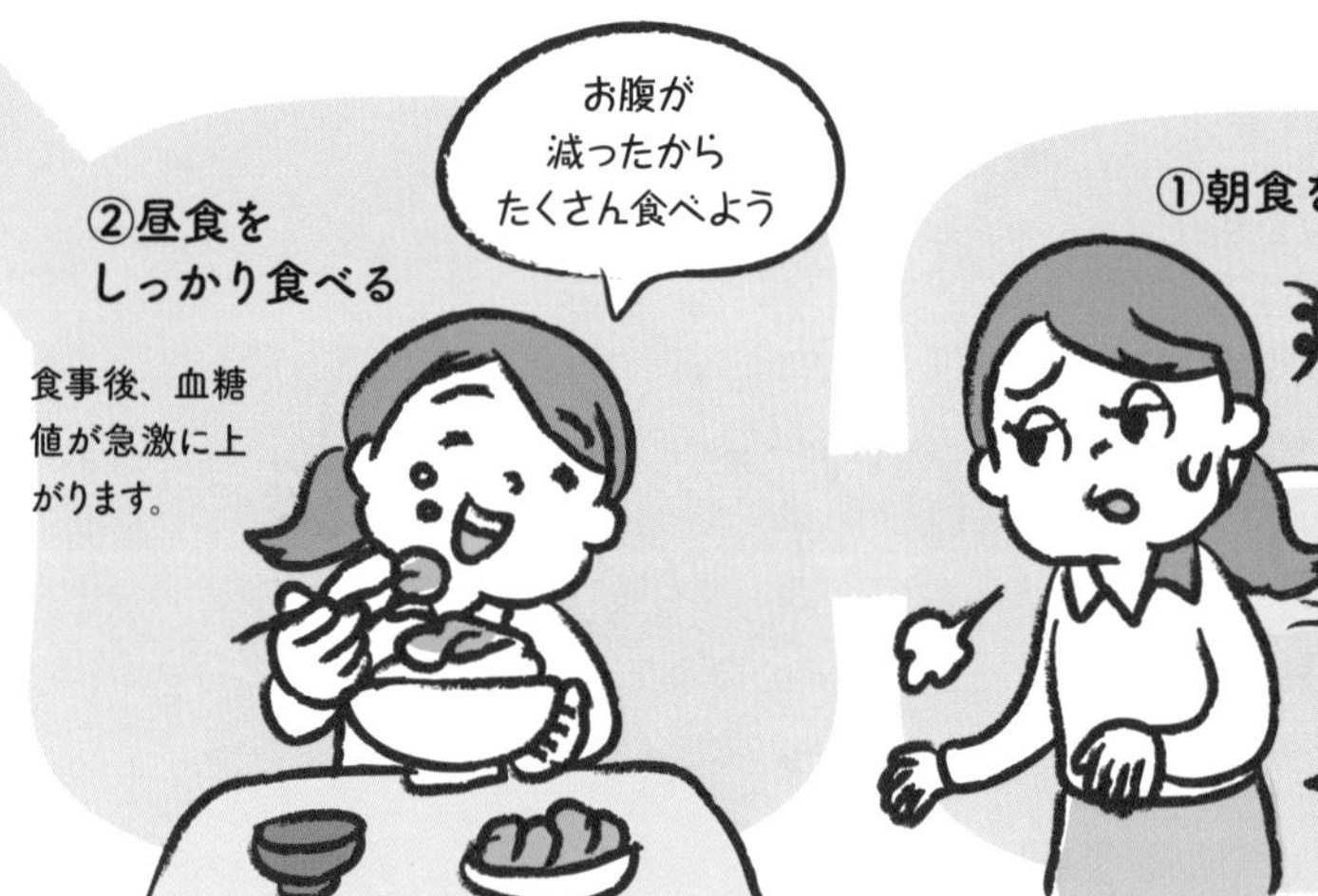
①朝食を抜く
前の晩から低血糖状態が続いています。
朝から疲れが抜けないな……
②昼食をしっかり食べる
お腹が減ったからたくさん食べよう
食事後、血糖値が急激に上がります。

説明しよう！

血糖値の乱高下が疲れ老けを招く

筋肉がたるみ、しわが目立つ「疲れ老け顔」は、実際以上に見た目年齢を引き上げます。

朝がだるい、ランチのあと急に眠くなる、夕方になると疲れて甘いものを食べたくなるなど、こうしたことが起こるのは、血糖値のコントロールが乱れているからです。

朝食を摂らないと、前日の夜から次の日のお昼まで何も食べない低血糖状態になります。その分、

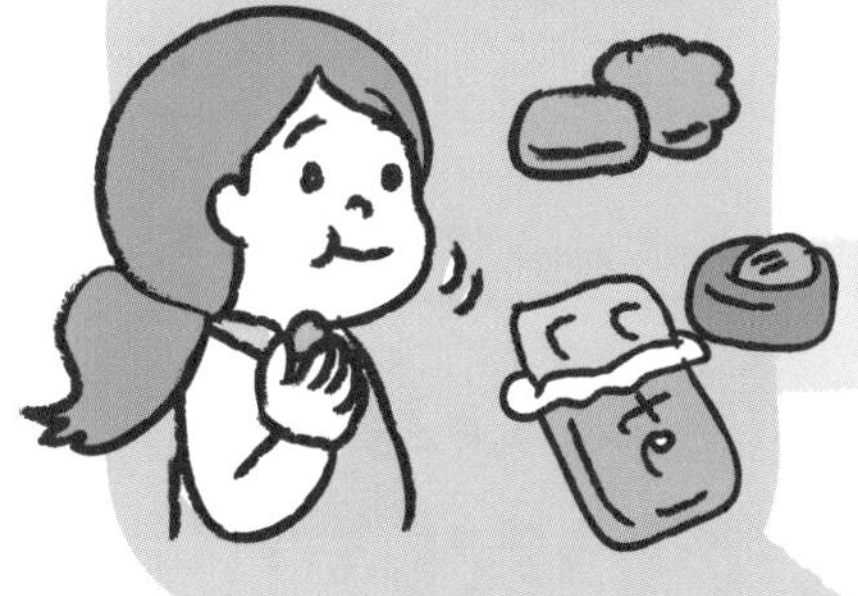
④夕方お菓子を食べる

血糖値が下がったので甘いものが欲しくなり、食べてしまいます。

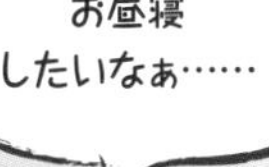
お昼寝
したいなぁ……

③昼食のあと
眠くなる

インスリンが分泌されて血糖値が急激に下がり、眠くなります。

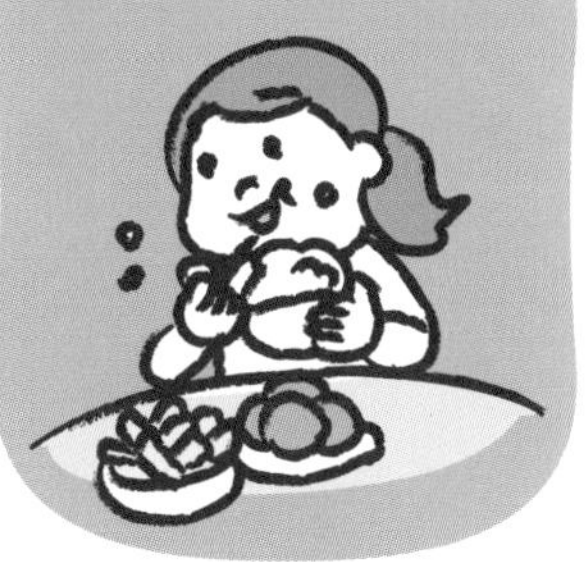
⑤夕食をしっかり食べる

食事後、血糖値が急激に上がり、眠る前にはガクンと下がります。

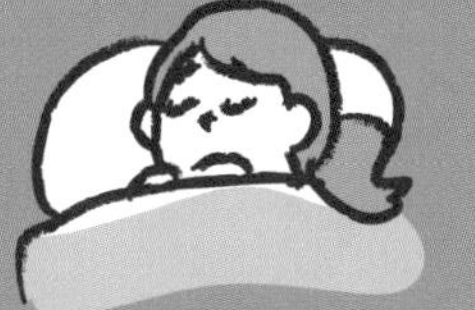
⑥眠りが浅くなる
熟睡できない

低血糖状態で眠りが浅くなります。

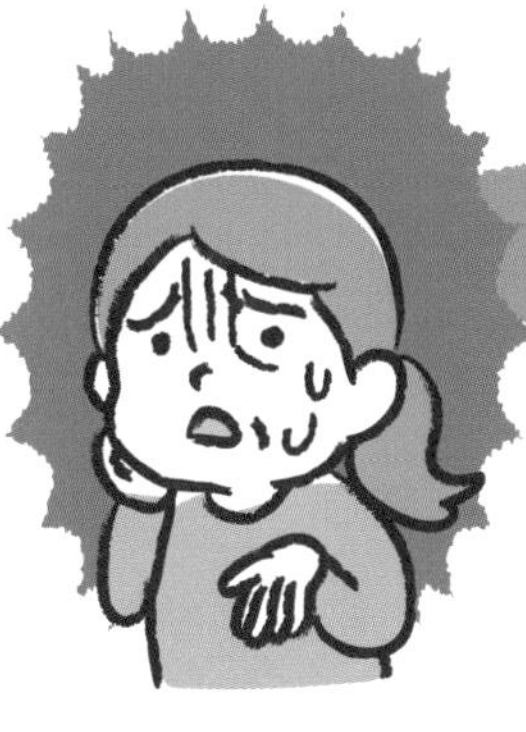

朝から疲れている老け顔になってしまいます。

昼食を思う存分食べると血糖値は急上昇。するとそれを下げるインスリンが分泌されて血糖値が急激に下がり、エネルギー不足になって眠くなります。そして甘いものが欲しくなって夕方にお菓子を食べて、血糖値が急激にアップ。夕食は低血糖の状態で摂るので、血糖値が爆上がりし、寝るときには低血糖状態で眠りが浅くなり、朝起きるのがだるくなるのです。これが「疲れ老け顔」をつくる負のスパイラルです。

疲れ老けを防ぐには、この流れをどこかで断ち切らなければなりません。

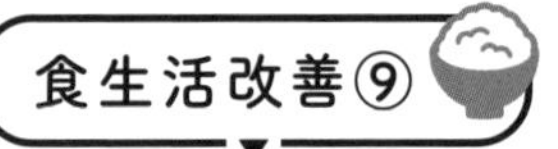
食生活改善⑨

糖質だけの朝食は体を老化させる

パンとコーヒーだけの朝食は糖質しか摂取できていない？

パンとコーヒーの朝食は老化を加速させる

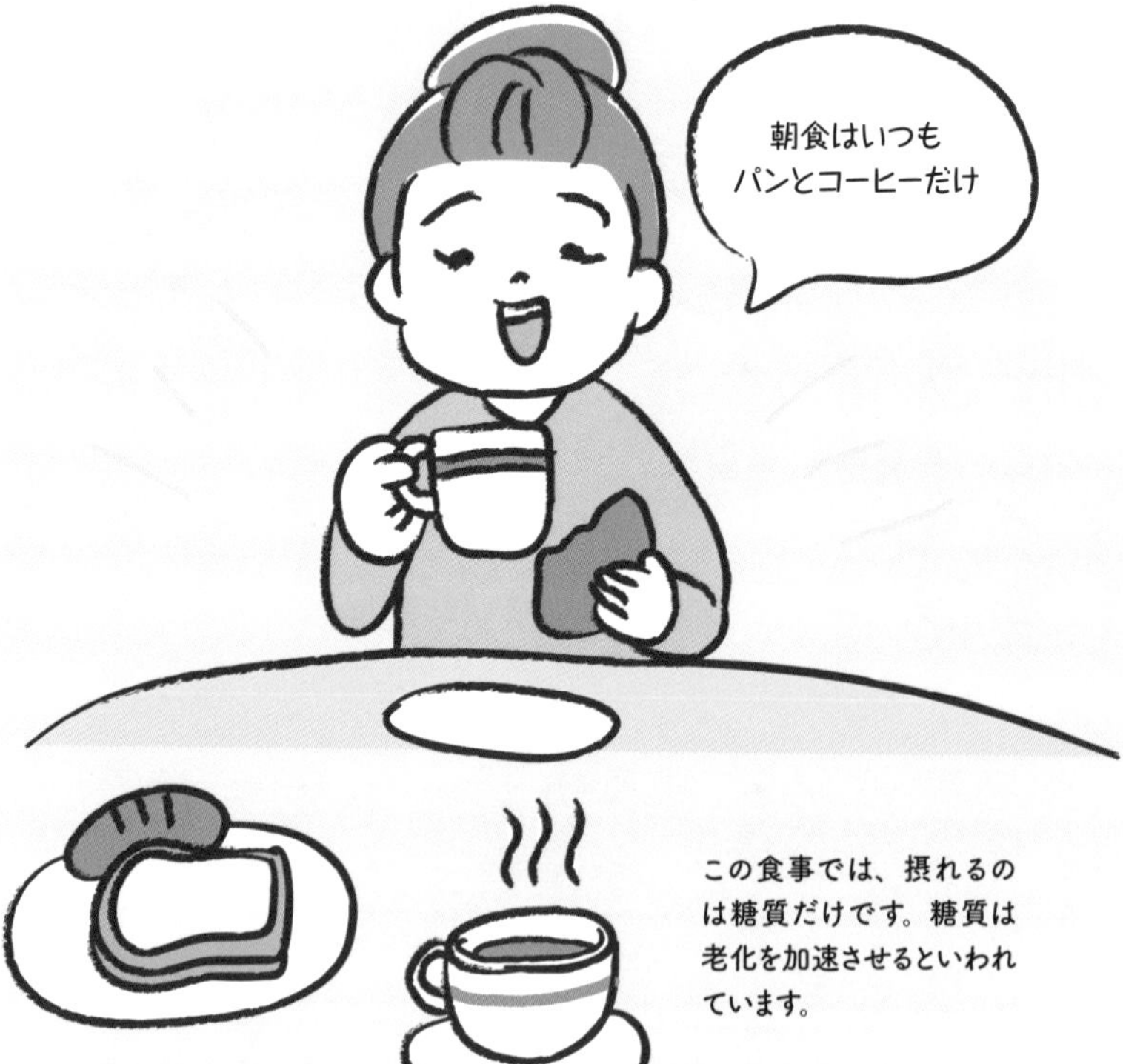

朝食はいつも
パンとコーヒーだけ

この食事では、摂れるのは糖質だけです。糖質は老化を加速させるといわれています。

説明しよう！

コーヒーとパンの朝食は老化を加速する

朝食をパンとコーヒーだけですませる人もいるでしょう。しかしこれでは、糖質しか摂れません。

糖質は体を動かすエネルギー源ですが、老化を加速させる原因でもあります。空腹状態でパンだけ食べると、血糖値が急上昇し、血糖値を下げようとしてインスリンというホルモンが分泌されます。インスリンは、若さを保つのに必要な成長ホルモンの分泌も抑制してしまうのです。

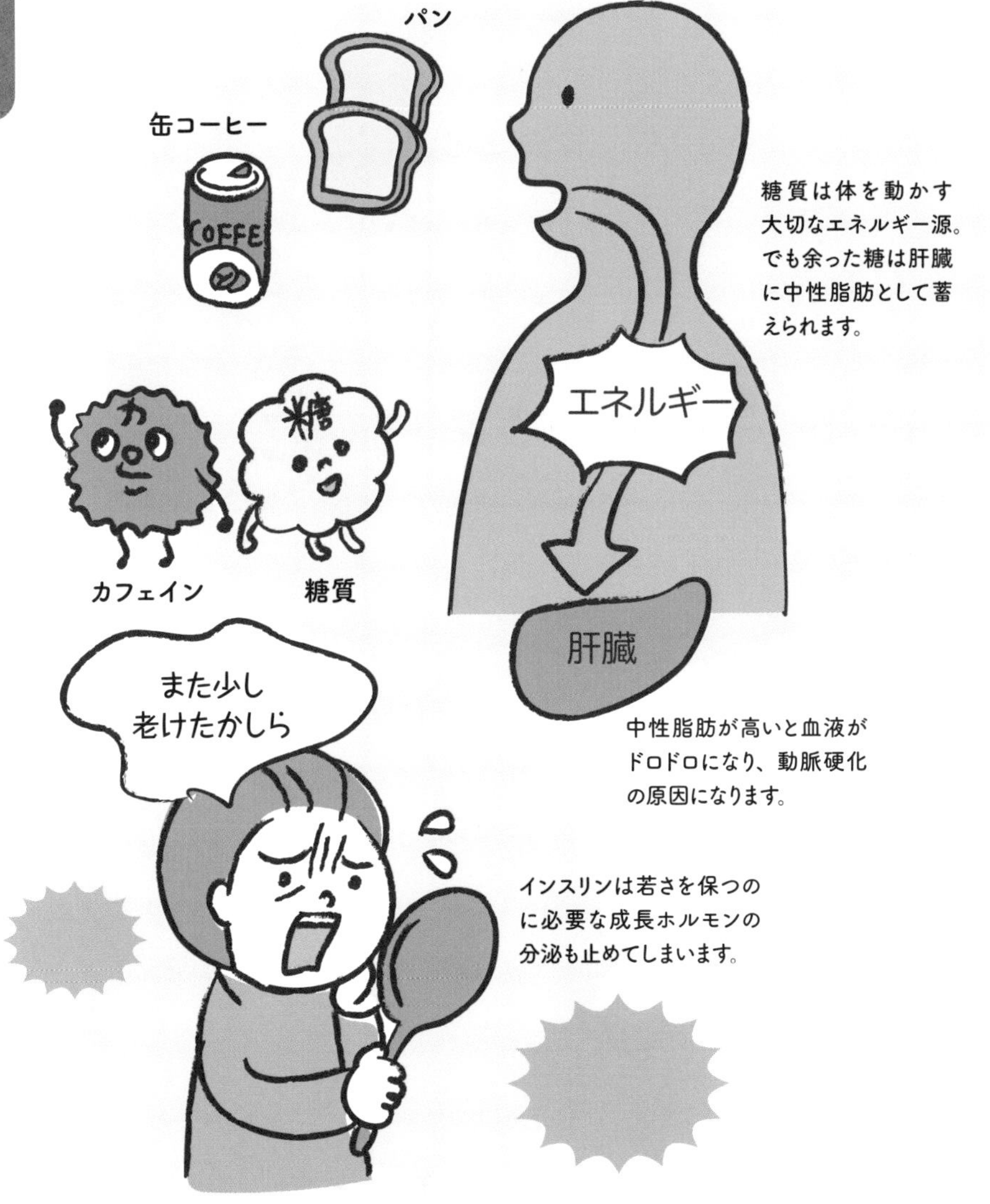

パン

缶コーヒー

COFFE

糖質は体を動かす大切なエネルギー源。でも余った糖は肝臓に中性脂肪として蓄えられます。

エネルギー

カフェイン

糖質

肝臓

また少し老けたかしら

中性脂肪が高いと血液がドロドロになり、動脈硬化の原因になります。

インスリンは若さを保つのに必要な成長ホルモンの分泌も止めてしまいます。

食生活改善⑩

インスリンの過剰分泌が原因でメタボに

糖質のちょこちょこ摂りが一番老化を促進させるってホント？

説明しよう！

過剰なインスリンは体を老化させる

仕事中、お土産でいただいたお菓子をつまんだり、常備しているおやつをちょこちょこ食べたりしている人も多いのではないでしょうか。実は、ちょこちょこ糖質を摂ることは、もっとも老化を進めてしまう行為です。

インスリンの過剰分泌は老化のもと

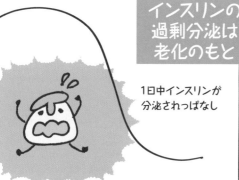

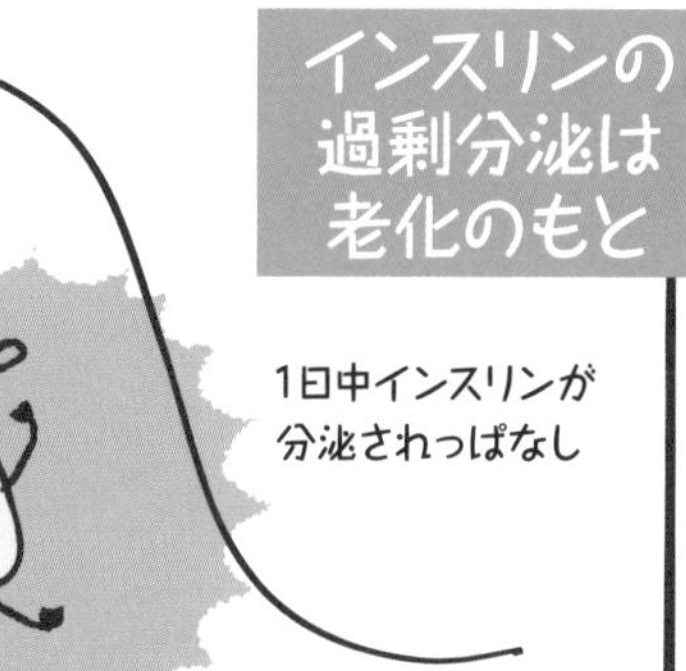
1日中インスリンが
分泌されっぱなし

インスリンが過剰に分泌されると太りやすくなり、ホルモンバランスも崩れてしまうので老化が進んでしまいます。

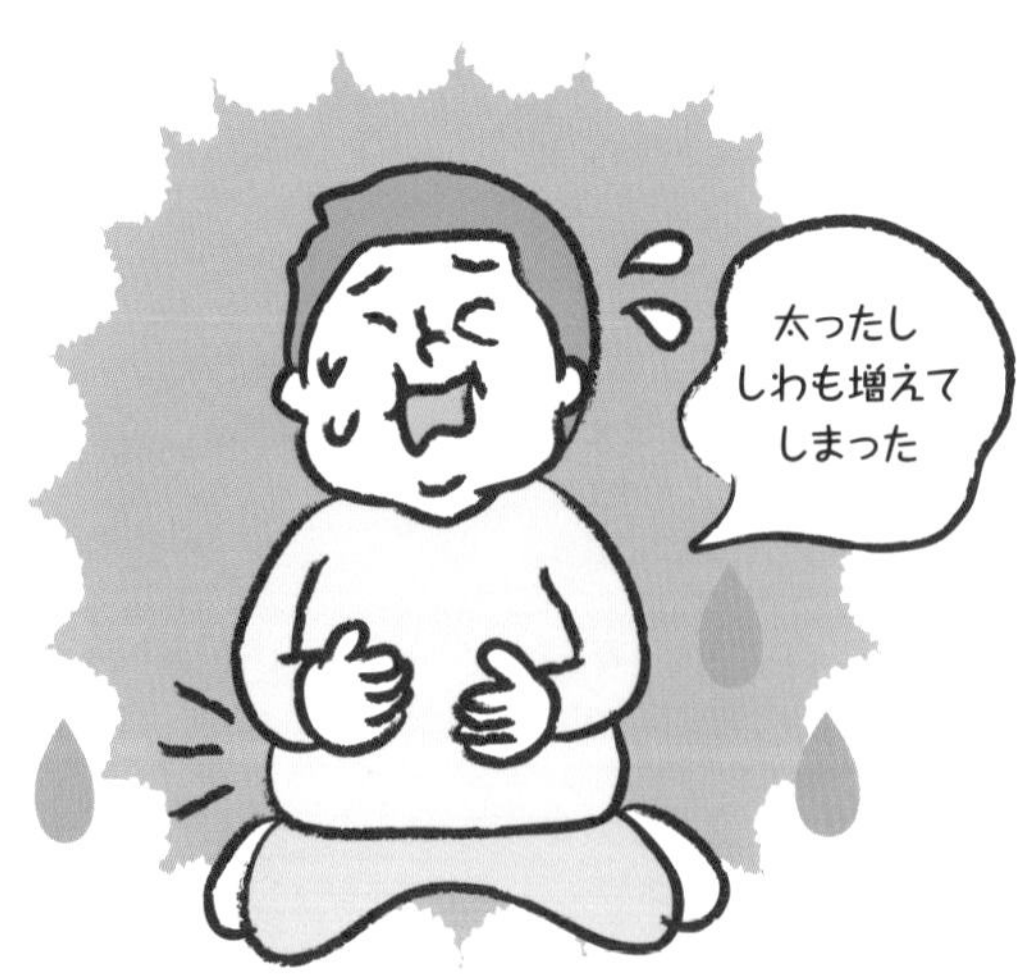
太ったし
しわも増えて
しまった

食事で糖質を摂取しても、数時間後にはインスリンが働いて血糖値は正常レベルまで低下します。ところが3時頃におやつを食べてしまうと、また血糖値が急上昇し、インスリンが分泌されます。1日中インスリンが分泌され、過剰な状態になると太りやすくなり、ホルモンバランスが崩れて老化が進む原因になるのです。こんなことを毎日、何年も続けていたら体へのダメージは相当なものになります。

毎日おやつを食べるよりも、平日はぐっと我慢して、週末にスイーツを思う存分食べるほうが、体への負担は少ないといえるでしょう。

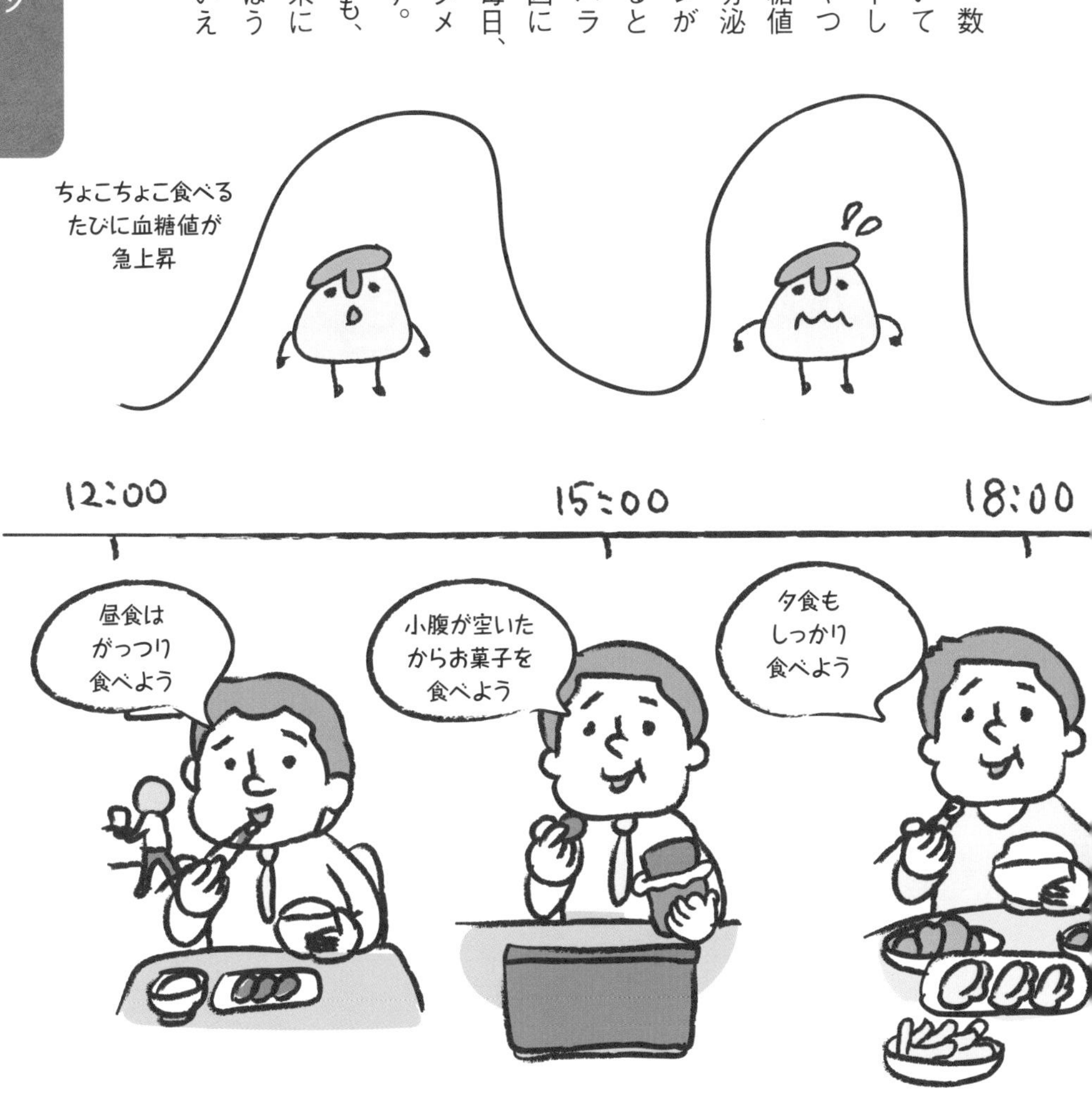
ちょこちょこ食べるたびに血糖値が急上昇
12:00
15:00
18:00
昼食はがっつり食べよう
小腹が空いたからお菓子を食べよう
夕食もしっかり食べよう

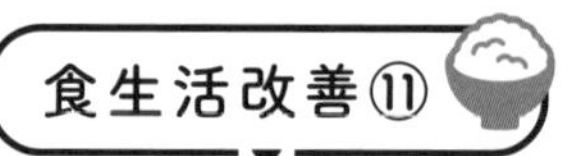
食生活改善⑪

ヘルシーな果物も摂りすぎはNG

栄養抜群のフルーツならたくさん食べていいの？

果糖の摂りすぎは中性脂肪を増やす

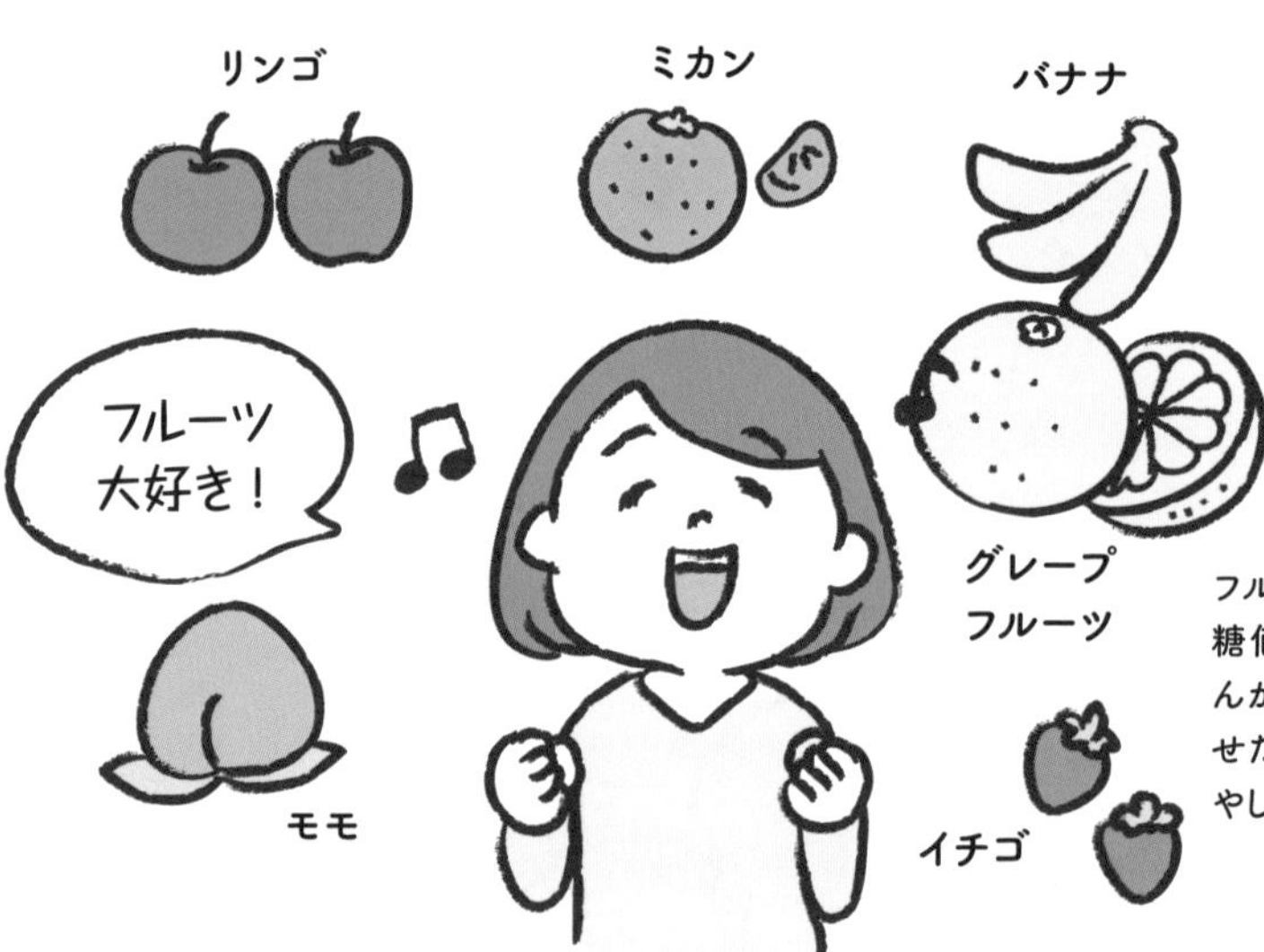
リンゴ
ミカン
バナナ
フルーツ大好き！
グレープフルーツ
モモ
イチゴ

フルーツの果糖は血糖値には影響しませんが、血圧を上昇させたり中性脂肪を増やしたりします。

説明しよう！

果物の果糖はすい臓に悪影響を与える

果物は、ビタミンやミネラル、食物繊維など体によい栄養素が摂れるのでヘルシーだというイメージがあります。朝食は果物をメインにしたり、ランチやディナーのデザートとして果物をチョイスする人も多いでしょう。

しかし果物には果糖という糖が多く含まれています。この果糖の摂りすぎがすい臓がんの発症リスクを上げるといわれており、ハワイ大学がんセ

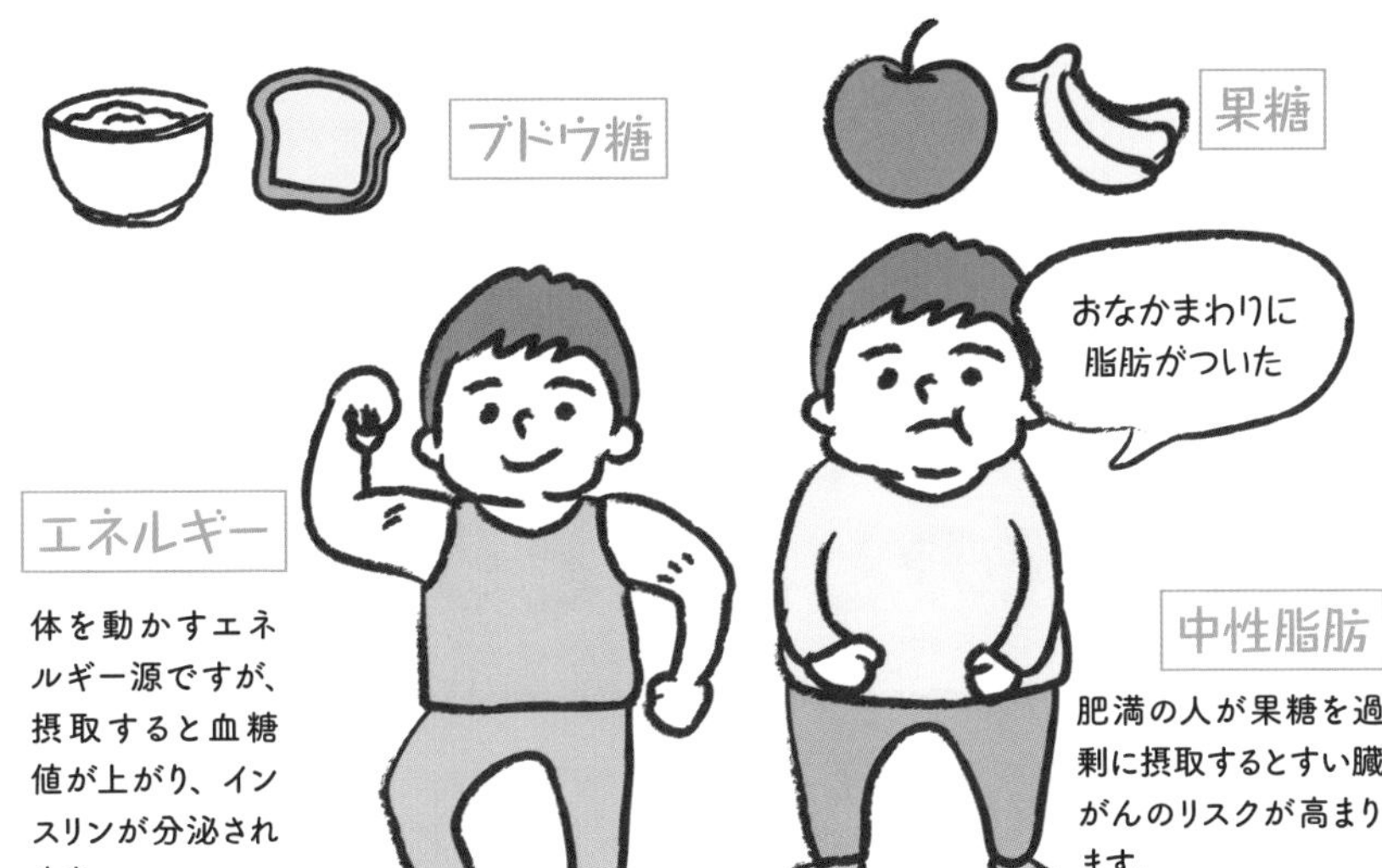
ブドウ糖
果糖
おなかまわりに
脂肪がついた
エネルギー
体を動かすエネルギー源ですが、摂取すると血糖値が上がり、インスリンが分泌されます。
中性脂肪
肥満の人が果糖を過剰に摂取するとすい臓がんのリスクが高まります。

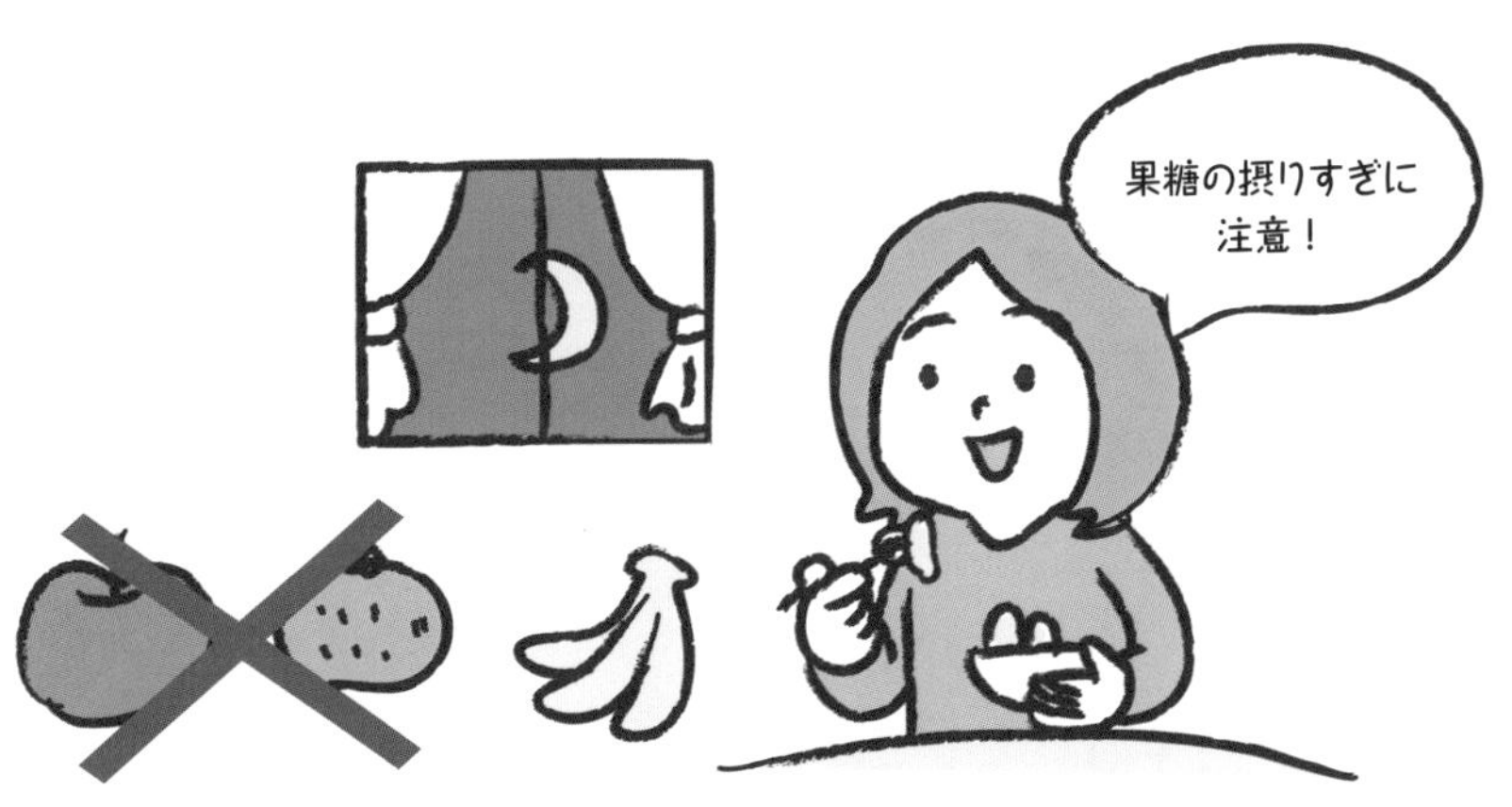
果糖の摂りすぎに
注意！

ンターによると、「特に太りすぎや肥満の人に影響が大きい」としています。

　果糖はほとんどが肝臓で代謝され、インスリンを必要としないので血糖値に影響がないといわれています。しかし果糖は中性脂肪などに変わるので、摂りすぎると血圧が上昇する、お腹まわりの脂肪が増える、AGEが増えるといった報告があります。

　果物が体に悪いというわけではありませんが、果糖も糖質なので、摂りすぎないように注意しましょう。

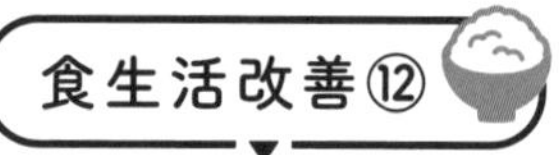
食生活改善⑫

乳製品の摂りすぎには要注意！

「乳製品が骨を強くする」って実際のところどうなの？

乳製品の適度な摂取量は？

牛乳、チーズ、ヨーグルトなどの乳製品を摂ると骨を丈夫にすると思っている人が多くいますが、必ずしもそうではありません。

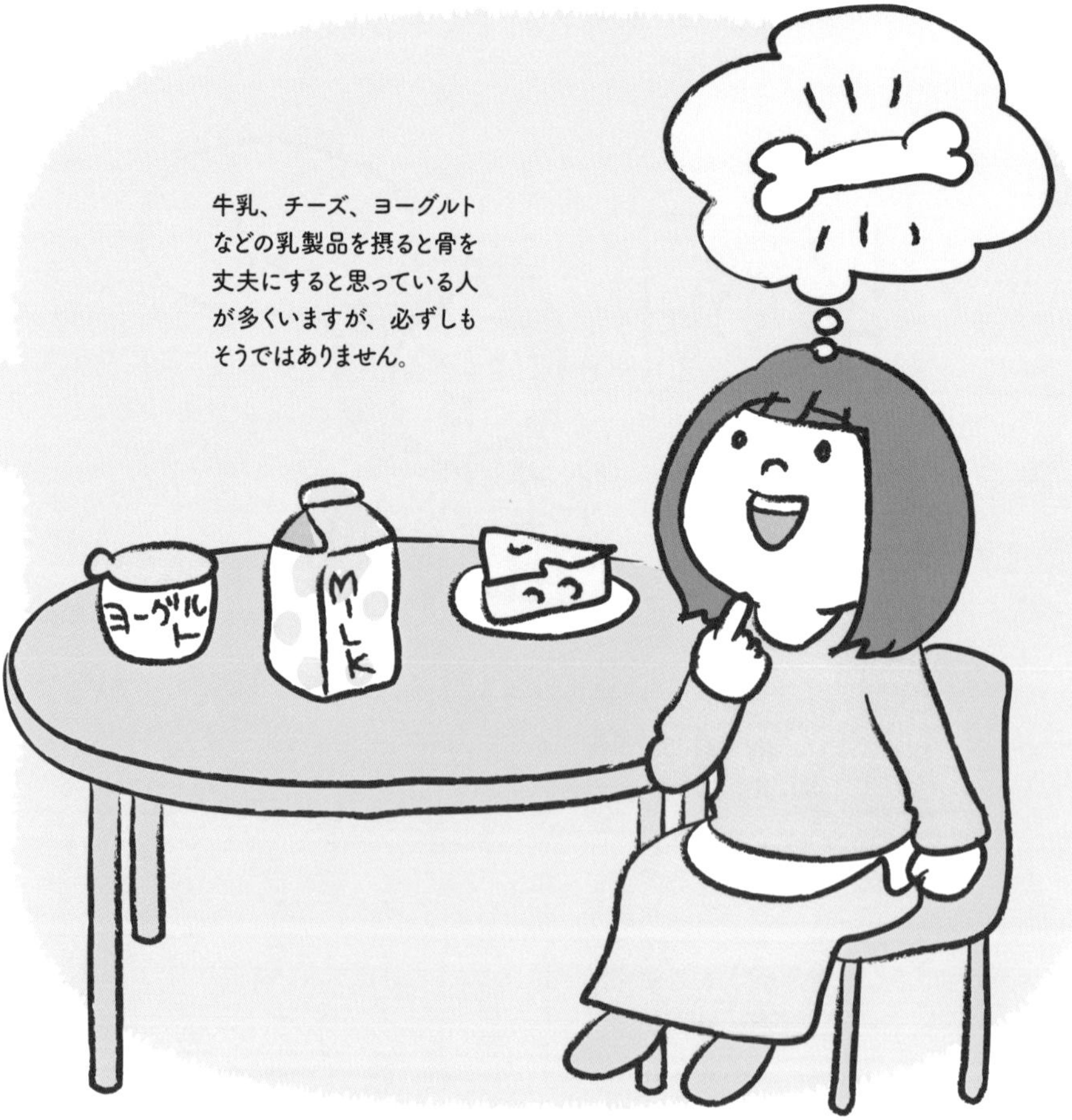

説明しよう！

乳製品の摂りすぎは骨に逆効果？

カルシウム不足は、高齢になったときの骨粗しょう症につながります。そのため「乳製品をたくさん摂れば、骨が強くなる」と考える人は多くいます。

ところが、乳製品を多く摂っているはずの欧米でも、骨粗しょう症の人は少なくありません。

牛乳やヨーグルトなど、乳製品の摂りすぎが、体内のミネラルのバランスを崩し、逆効果になる可能性もあるのです。

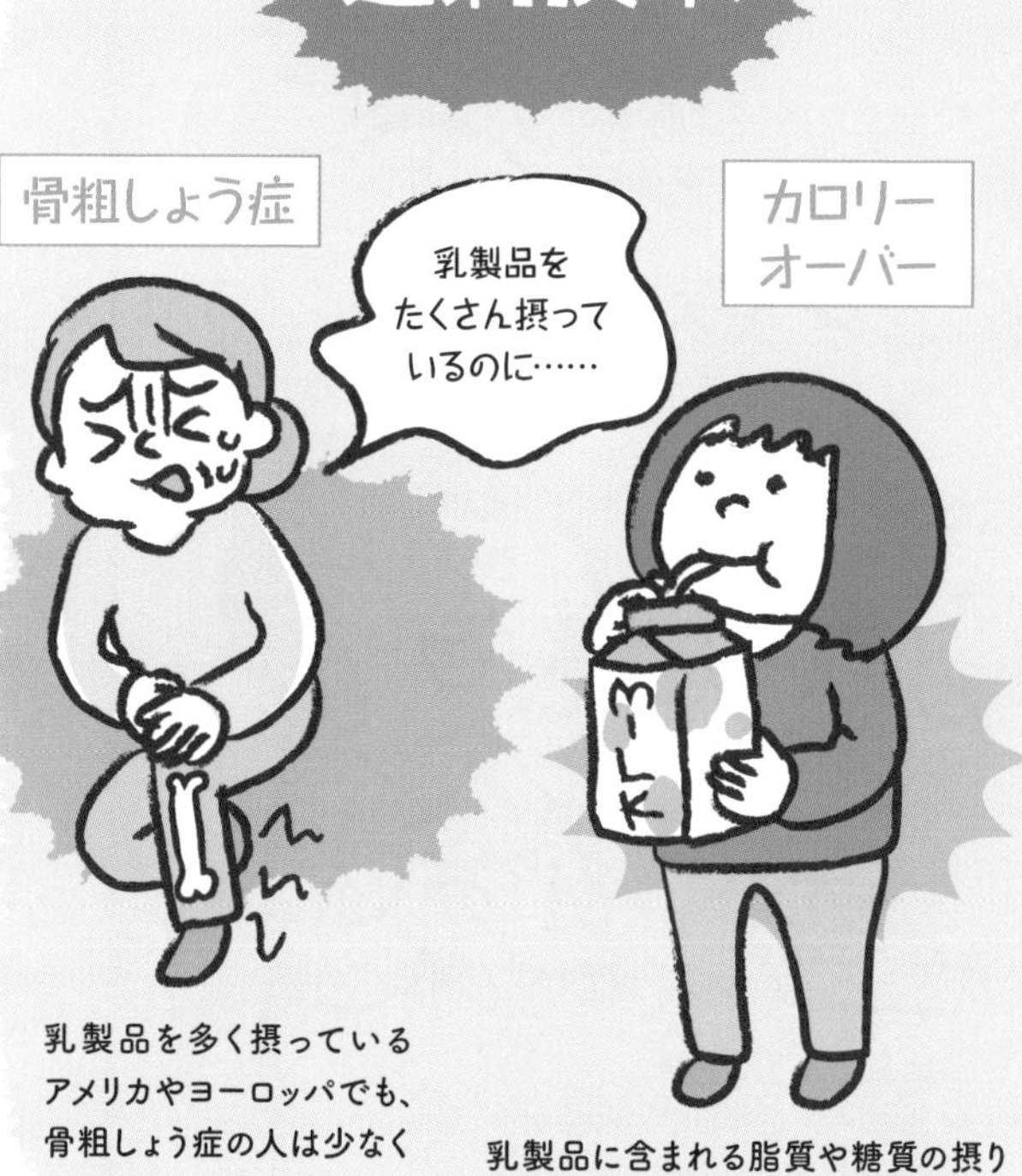
過剰摂取
骨粗しょう症
乳製品をたくさん摂っているのに……
カロリーオーバー
MILK

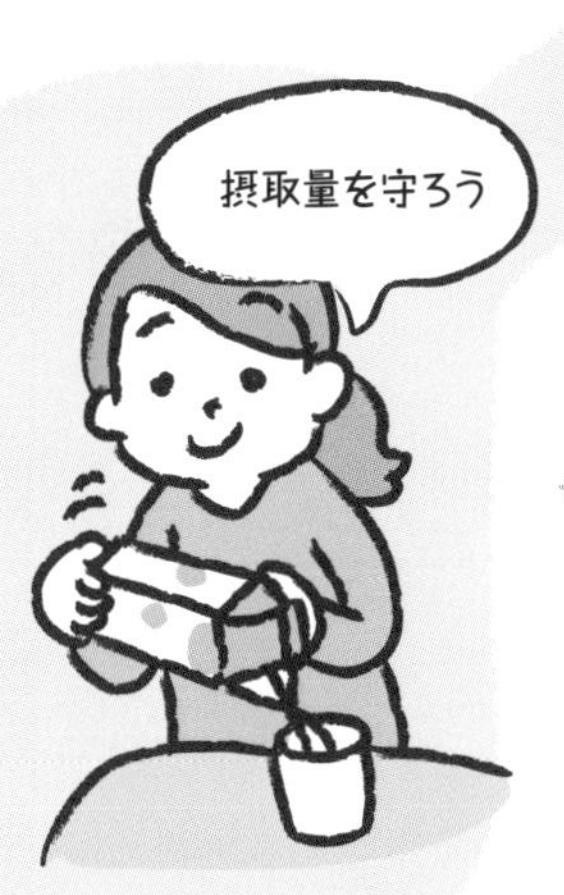
摂取量を守ろう

乳製品の1日の摂取量の目安は、チーズ約20g、ヨーグルト100～200g。牛乳は200mlとなっています。

乳製品を多く摂っているアメリカやヨーロッパでも、骨粗しょう症の人は少なくありません。

乳製品に含まれる脂質や糖質の摂りすぎはカロリーオーバーの要因となります。脂質や糖分が気になる場合は、無脂肪や無糖のものを選びましょう。

食生活改善⑬

大豆食品を食べればなんでもいいってわけではない？

食べすぎてホルモンバランスを崩すことも

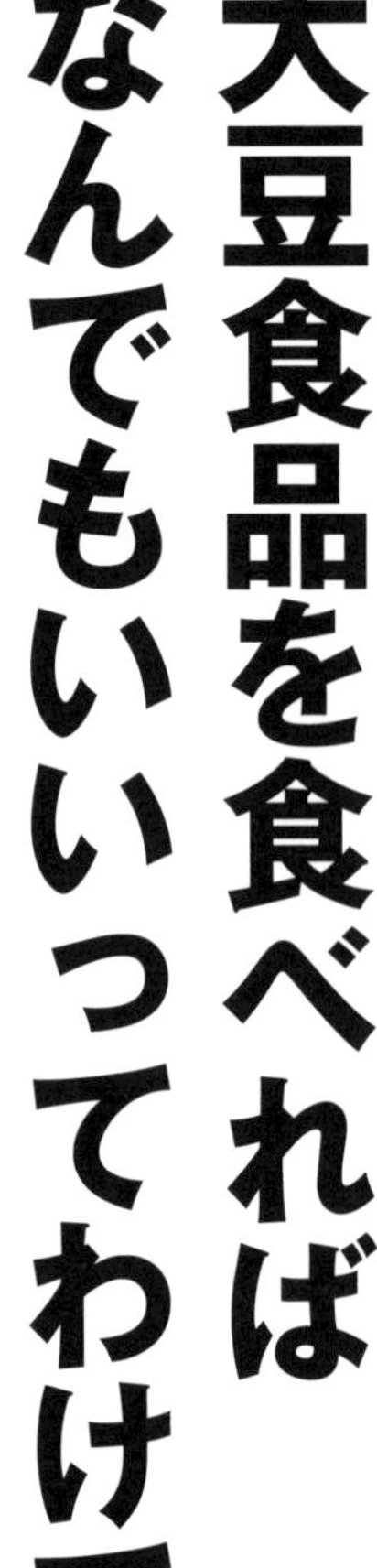

説明しよう！

毎食豆腐1丁は食べすぎ？

大豆はヒスチジン、イソロイシン、ロイシン、リジン、メチオニン、フェニールアラニン、スレオニン、トリプトファン、バリンの9つの必須アミノ酸をすべて含み、ヘルシーで完璧なバランス食材だと考えられてい

大豆の摂りすぎには注意が必要

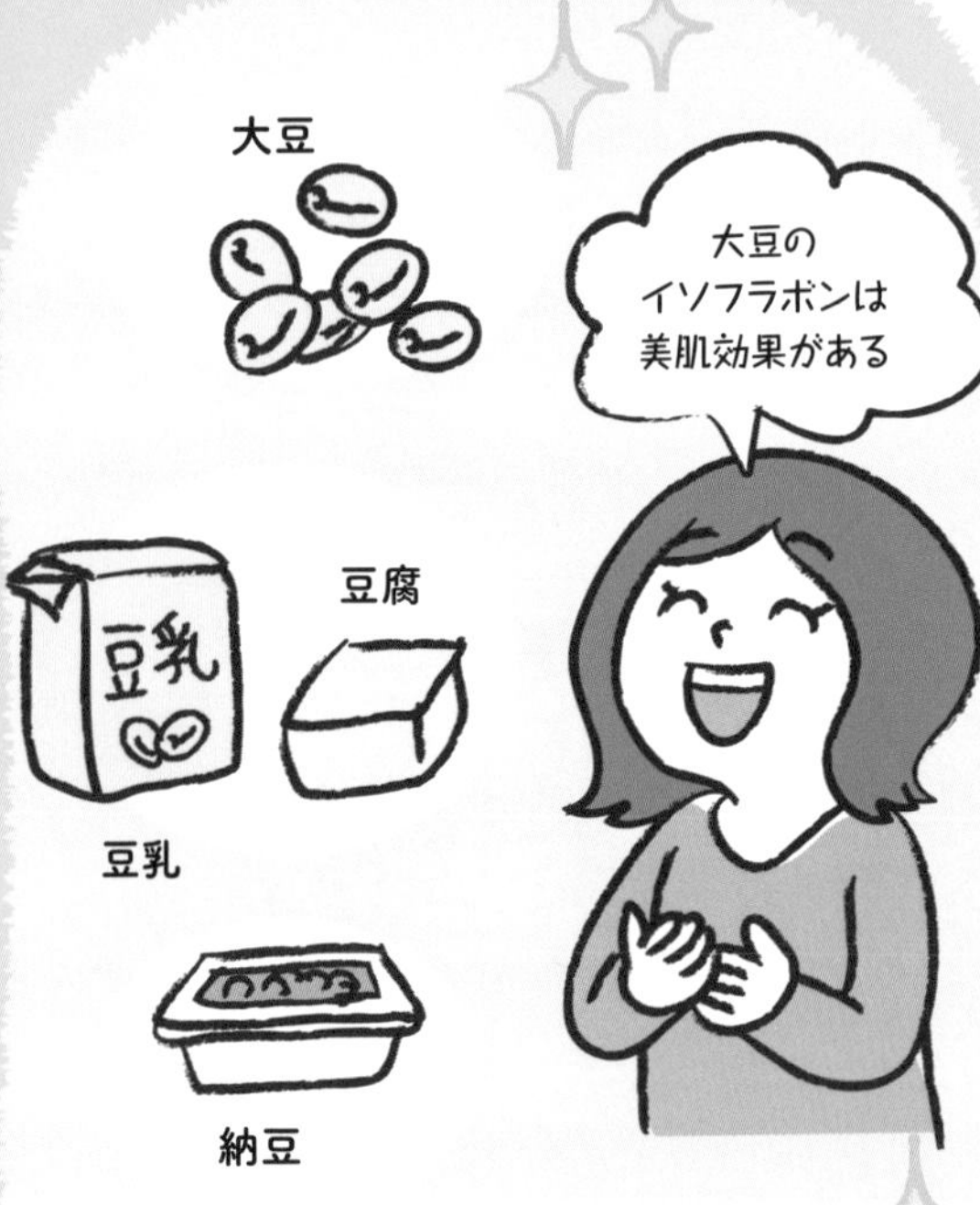
大豆
大豆のイソフラボンは美肌効果がある
豆腐
豆乳
豆乳
納豆

注意！
大豆アレルギーの人は、大豆由来のイソフラボンを摂取するとアレルギーを起こす可能性があります。

ます。

しかし実際には、9つのアミノ酸のうち2つは、非常に少なく肉と同じくらいたんぱく質が摂れると考えるのは間違いだといってよいでしょう。また大豆は、小麦粉や牛乳、卵などと並んでアレルギーを引き起こしやすい食品とされています。

さらに最近では、大豆には女性ホルモンのエストロゲンと似た働きをするイソフラボンというポリフェノールの一種が多く含まれているため、摂りすぎるとホルモンバランスの乱れにつながるという説もあります。

毎食豆腐1丁を食べるような食習慣は、避けたほうが無難でしょう。

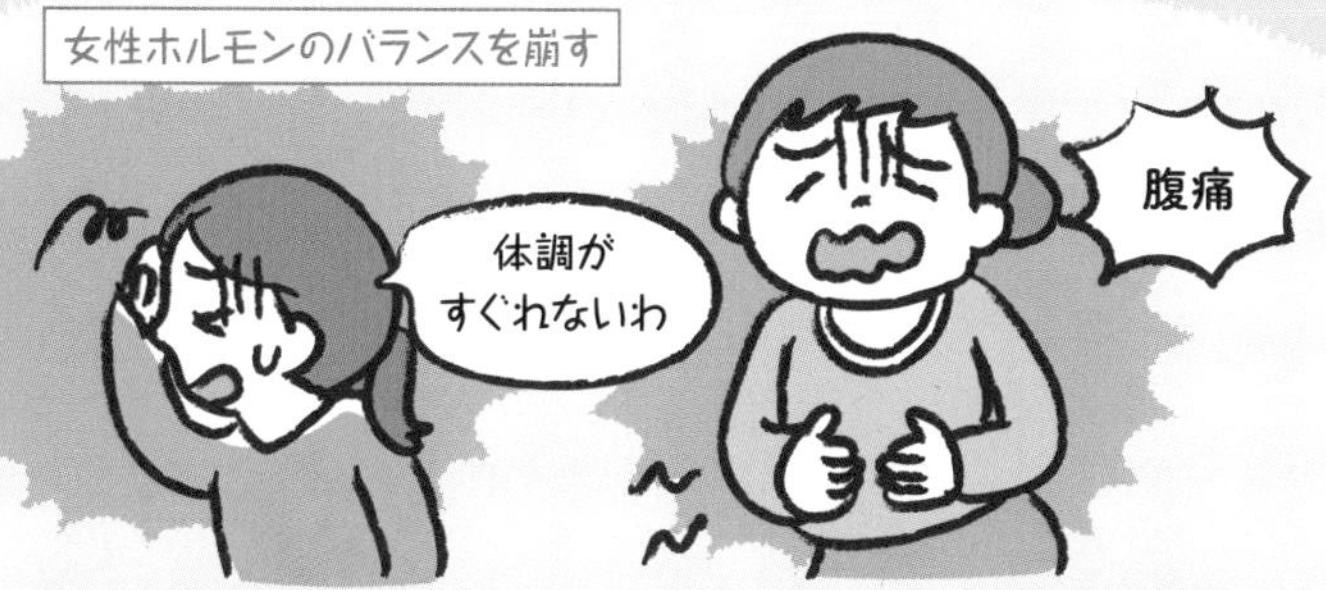
女性ホルモンのバランスを崩す
体調がすぐれないわ
腹痛

美肌効果があるといわれるイソフラボンですが、摂取しすぎると、女性ホルモンのバランスを崩してしまうことがあります。

大豆を食べると便秘の改善につながりますが、一度に食べすぎると下痢や腹痛の原因になることがあります。

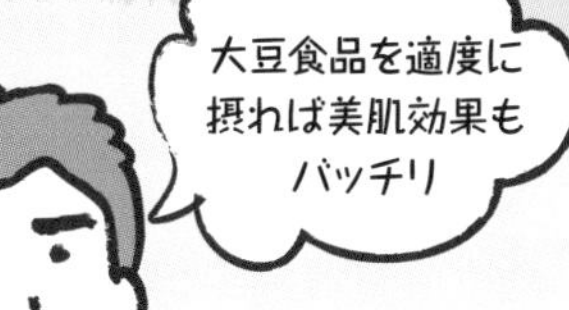
大豆食品を適度に摂れば美肌効果もバッチリ

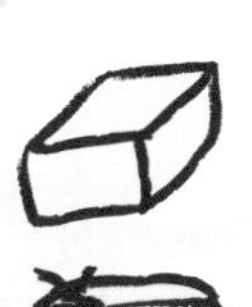

木綿豆腐（150g）1/2丁

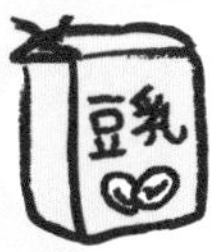
豆乳

豆乳（200ml）

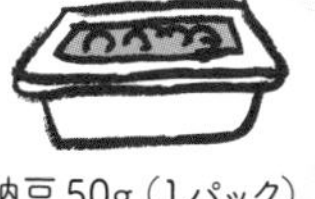

納豆50g（1パック）

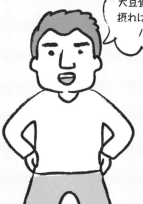

大豆の1日の摂取量の目安は体重1kgあたり約2mg、体重60kgだったら1日120mgとなります。

食生活改善⑭

水は老化防止に役立つ

水の飲みすぎは逆効果？

説明しよう！

毎日適度な水分を摂ってアンチエイジング

「水」は、アンチエイジングに役立つ手軽なサプリの1つといえます。残念ながら年を取るごとに体内の水分量は減っていきますが、年を取ったとしても十分な水分を摂っているかどうかで、肌の潤いやしわの増え方に違いが出てきます。

また十分な水分を摂れば、血液がサラサラになって血流がよくなります。血流がよくなれば、栄養分がスムーズに運ばれて細胞が活性化し、代謝がアップします。腸に十分な水分が届けば、便秘も解消されやすくなります。

水を飲むときには、一度に大量に飲まず、1日1・5Lほどを目安に、コップ1杯ほどの水を寝起き、運動後、お風呂の前後、就寝前などに飲むとよいでしょう。

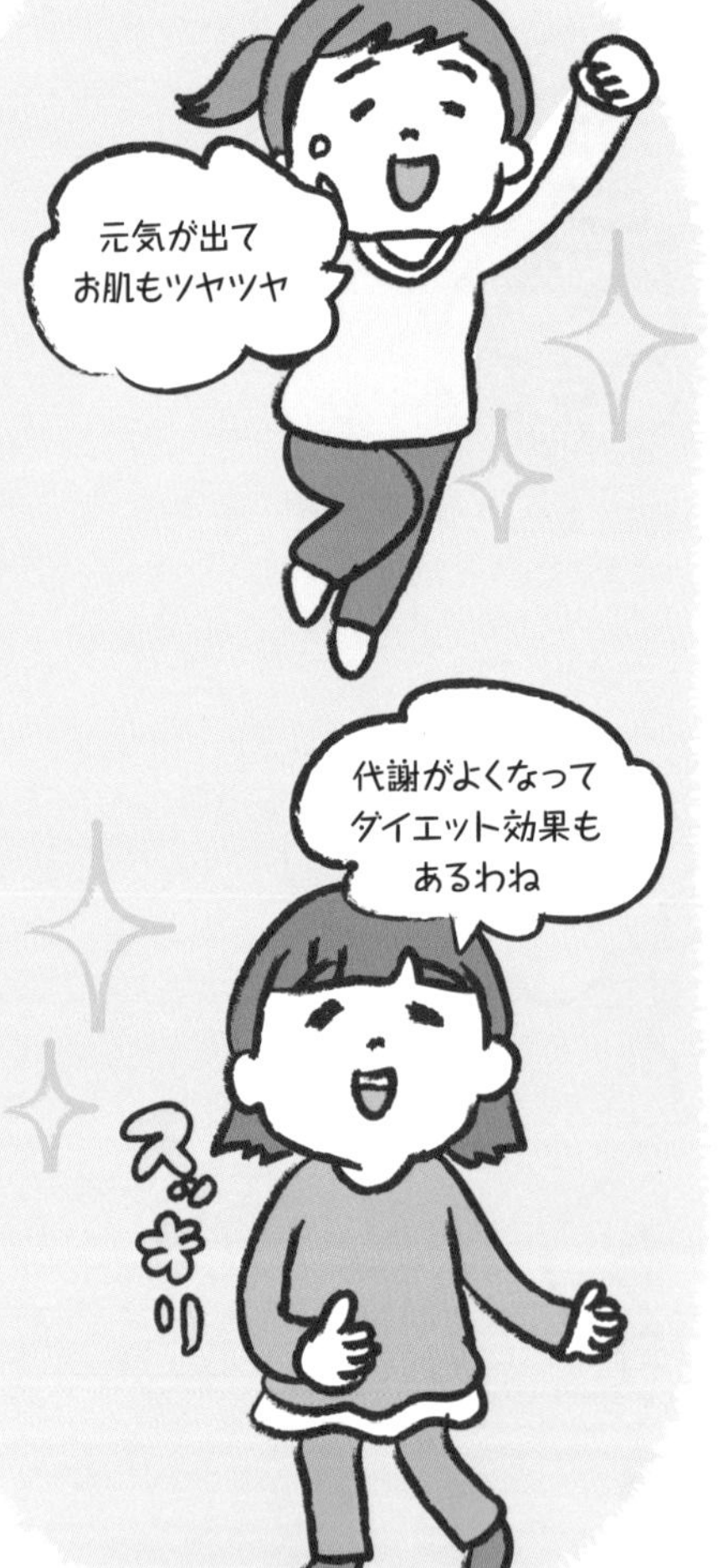
元気が出て
お肌もツヤツヤ
代謝がよくなって
ダイエット効果も
あるわね
スッキリ

人間の体の大部分は水

人間の体は大部分が水でできています。新生児では約80%、幼児では約65%、成人では約55～60%、老人では50～55%を水が占めています。

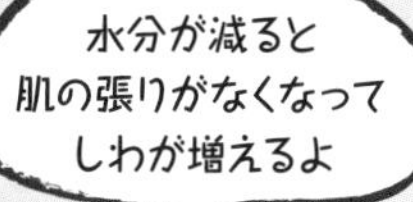
水分が減ると
肌の張りがなくなって
しわが増えるよ

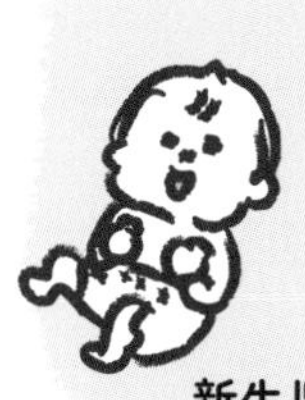

新生児
約80%

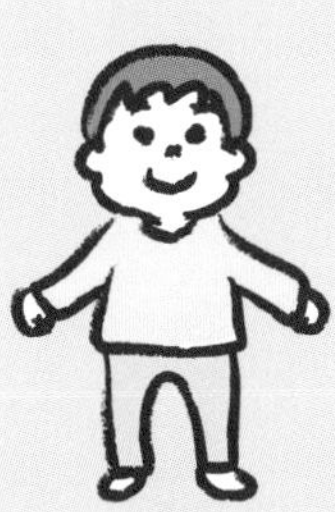

幼児
約65%

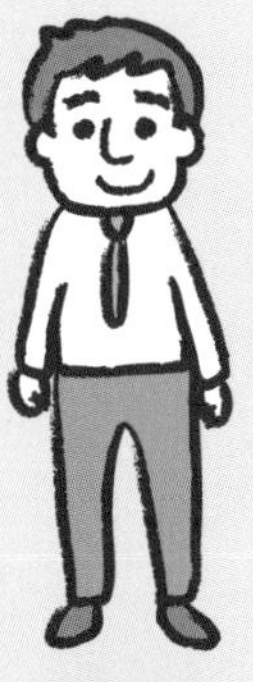

成人男性
約60%

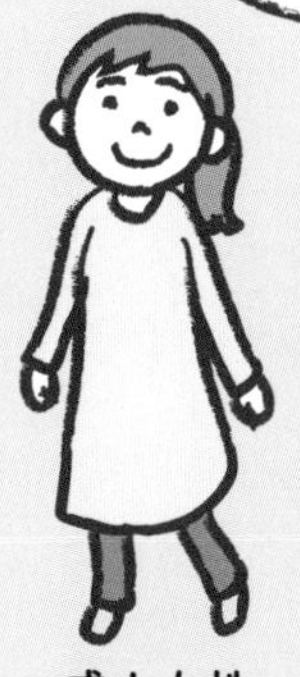

成人女性
約55%

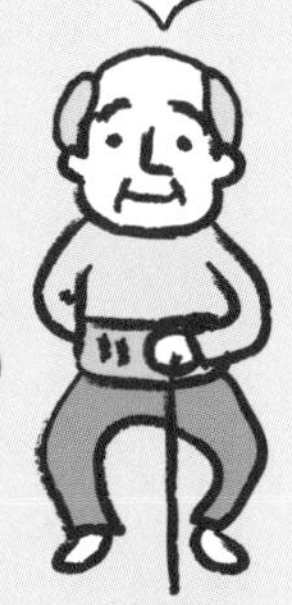

高齢者
約50～55%

適度に水を摂ると

①血液サラサラ

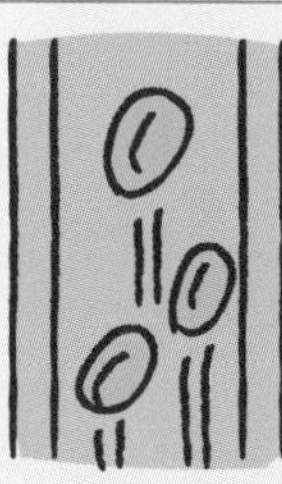

血液がサラサラになって血流がよくなります。

②代謝アップ

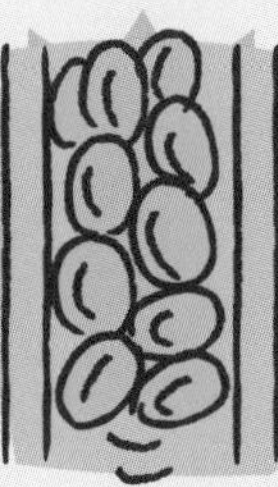

血流がよくなると栄養分がスムーズに運ばれて代謝が活発になります。

③便秘解消

健康な成人は1日に目安として約1.5Lの水を飲むとよいでしょう。

水も飲みすぎはダメ
適量を守って

腸に十分な水が届いて
便が軟らかくなるよ

COLUMN 2

老けて見える「やつれ髪」の改善方法

髪のケアは一時的なものになりがち

髪に元気がないとき、トリートメントをする人が多いのではないでしょうか？　しかし、このようなヘアケアは一時的な改善にすぎず、根本的なやつれの原因を放置してしまっている場合が多いのです。

そのやつれの改善に大切なのが土台づくり。土台を整えてあげれば、そこから育つ髪も艶やかになっていきます。

そのためにはまず栄養を補給すること。髪の成分の8割を占めるたんぱく質だけでなく、鉄・亜鉛の2つもバランスよく補給しましょう。たんぱく質は摂取後に一度分解され、新たな成分に再合成されます。そのときにこの3つの栄養素が必要なのです。

そして髪は血液からもつくられているため、血行をよくすることも必須。マッサージで頭のこりをほぐし、血の巡りのよい頭皮にしていきましょう。そうすれば毛根を育成・保護する毛包に血液が行き渡り、元気な髪が生成されます。

髪も人の印象を左右します。土台のケアで、やつれ髪を艶やかな髪へ改善することができるのです。

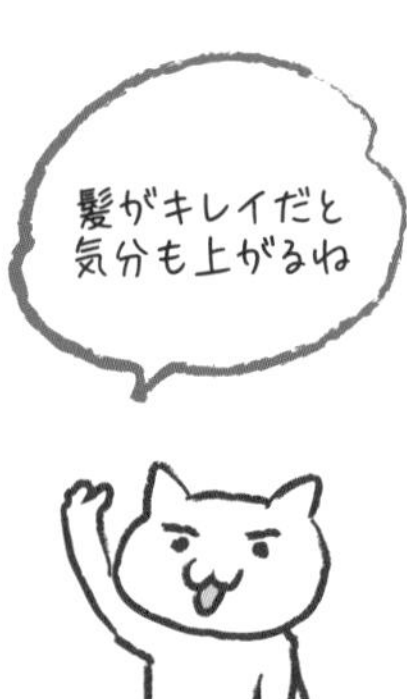
髪がキレイだと
気分も上がるね

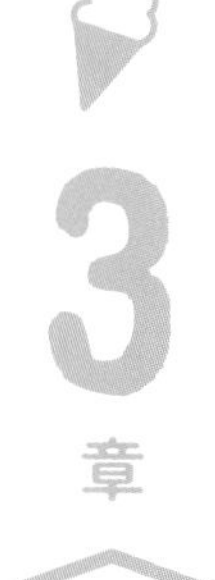

3章

老化の原因「AGEs」を抑えるキ・ホ・ン

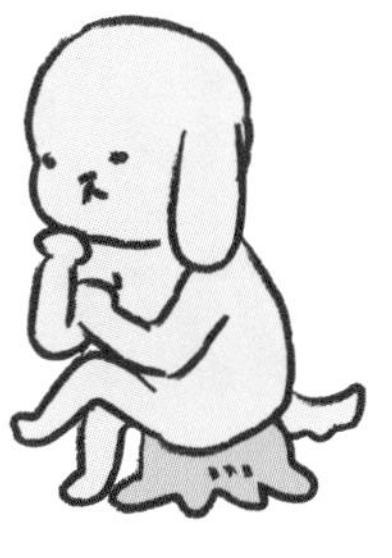

老化の原因物質である「AGEs」は、老化だけにとどまらず、さまざまな病気を引き起こす可能性があります。これらを防ぐうえで、このAGEsを抑制することは必要不可欠なのです。本章ではAGEsのキ・ホ・ンと、若々しさを保つためにできることを紹介していきます。

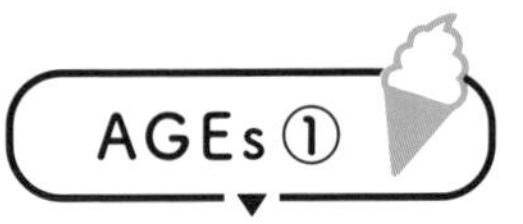
AGEs①

細胞の老化を防ぐ物質が存在する

老化をコントロールしていく方法ってあるの？

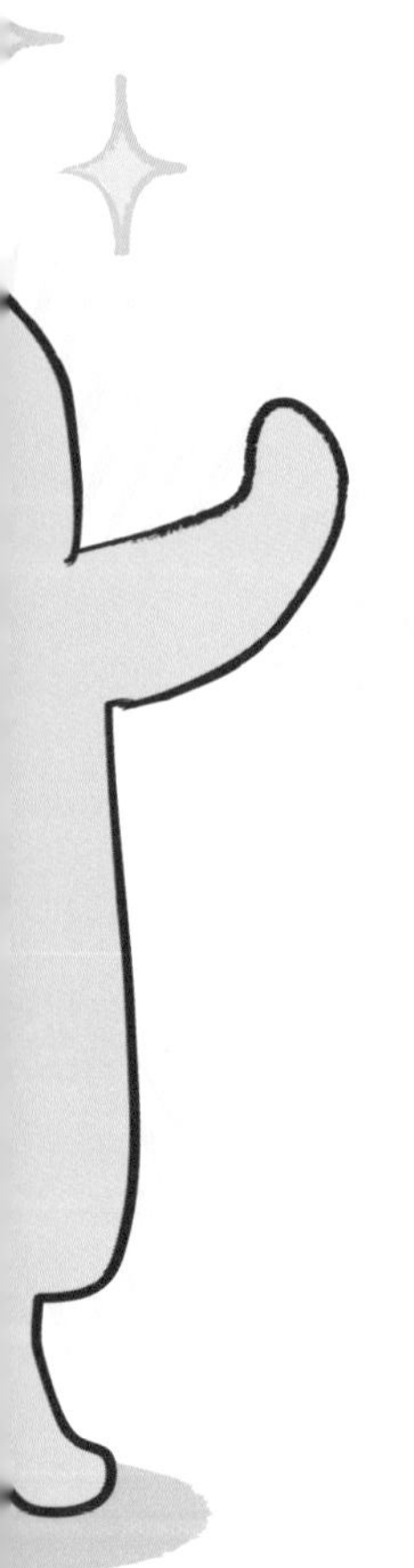

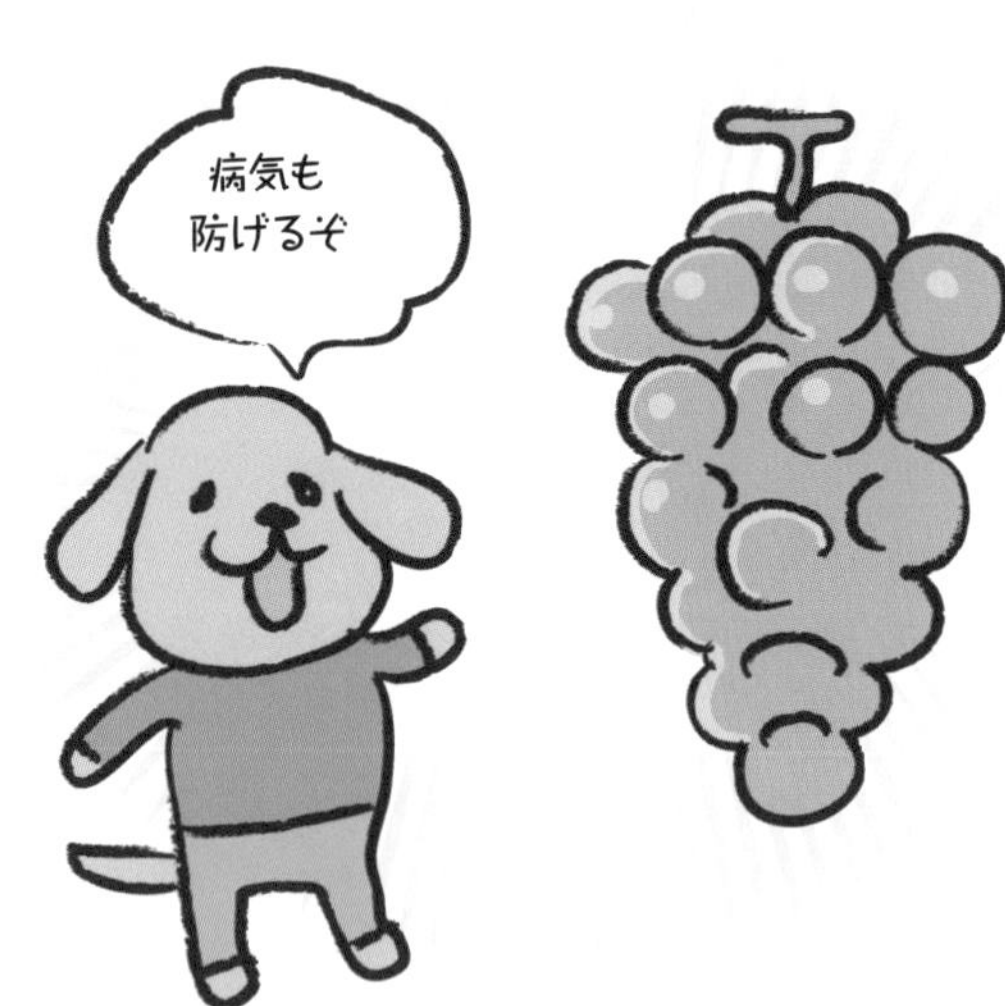
病気も
防げるぞ

レスベラトロール

抗酸化作用を持つポリフェノールの一種です。赤ワイン、黒ブドウの種や皮、ピーナッツの薄皮などに含まれます。サプリとして商品化されています。

説明しよう！

細胞の老化を遅らせると病気も防げる

老化はコントロールできるという考え方が、広まっています。老化を遅らせることで、加齢が原因となる病気の多くを防ぎ、見た目の若々しさを保つことも可能だと考えられているのです。

細胞の老化を防ぐ効果が期待される物質としては、抗酸化作用を持つ「レスベラトロール」、免疫反応を抑える「ラパマイシン」、抗ウイルス作用がある「エピガロカテキンガレート」などがあります。

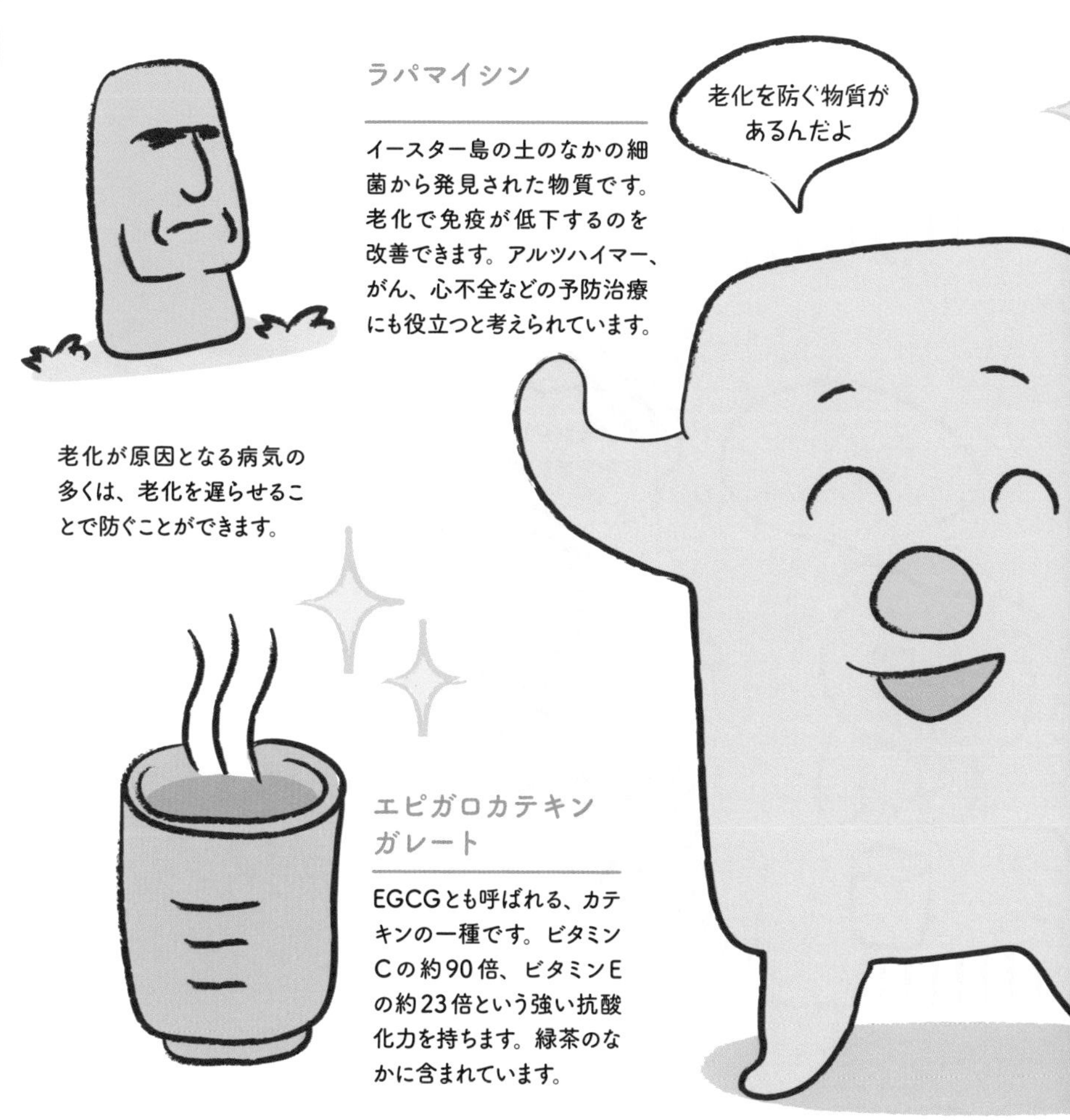
老化を防ぐ物質があるんだよ

ラパマイシン

イースター島の土のなかの細菌から発見された物質です。老化で免疫が低下するのを改善できます。アルツハイマー、がん、心不全などの予防治療にも役立つと考えられています。

老化が原因となる病気の多くは、老化を遅らせることで防ぐことができます。

エピガロカテキンガレート

EGCGとも呼ばれる、カテキンの一種です。ビタミンCの約90倍、ビタミンEの約23倍という強い抗酸化力を持ちます。緑茶のなかに含まれています。

AGEs ②

代謝が活発だと若々しさが保たれる

3つのポイントを押さえるだけで体が若返る？

説明しよう！

エネルギーを使い切ることで肥満も防止する

老化を防ぐために意識したいのが、代謝です。代謝とは食事をすることで生まれたエネルギーを使い切ることを指します。代謝がよければ、余分なエネルギーを溜め込むことがなくなります。

1 空腹でないときは食べない

空腹でないのに何かを食べることはおすすめできません。

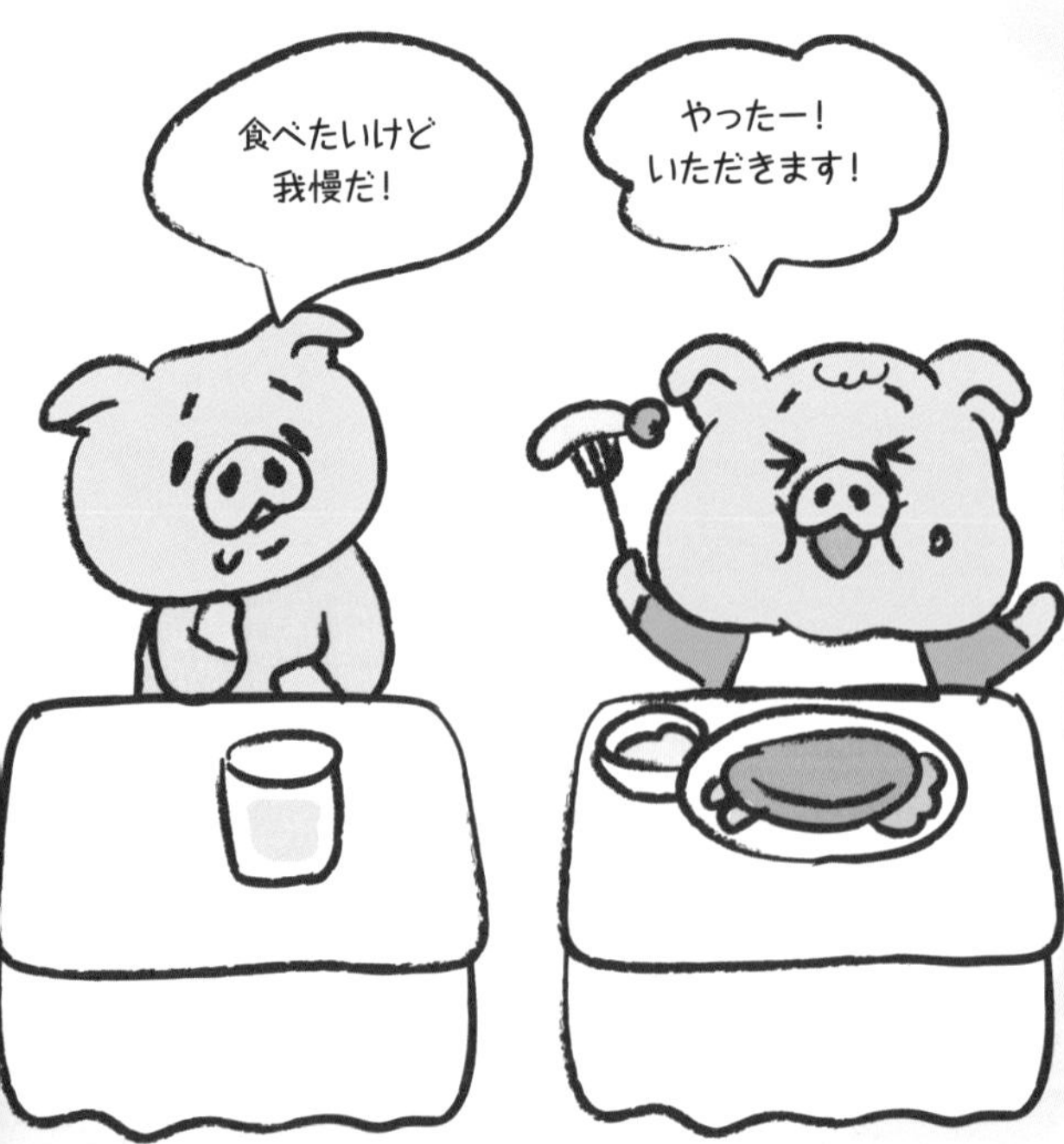

やったー！
いただきます！
食べたいけど
我慢だ！

代謝が活発だと、体は若々しさを保ちますし、肥満を防ぐこともできるのです。

代謝をよくするために、食生活において守りたい3つのポイントを紹介します。

1：空腹でない限りは食べない、2：満腹ではなく腹八分目を心がける、3：食べる順番を大事にする、というものです。

この3つのポイントを守ると、褐色脂肪細胞が活性化し、食事で得た栄養の消化・吸収を行う胃腸の働きがよくなります。

褐色脂肪細胞は体温を上げる細胞で、首のうしろや脇の下などに集中しているのが特徴。これらを活性化させると、エネルギーの消費が促されるのです。

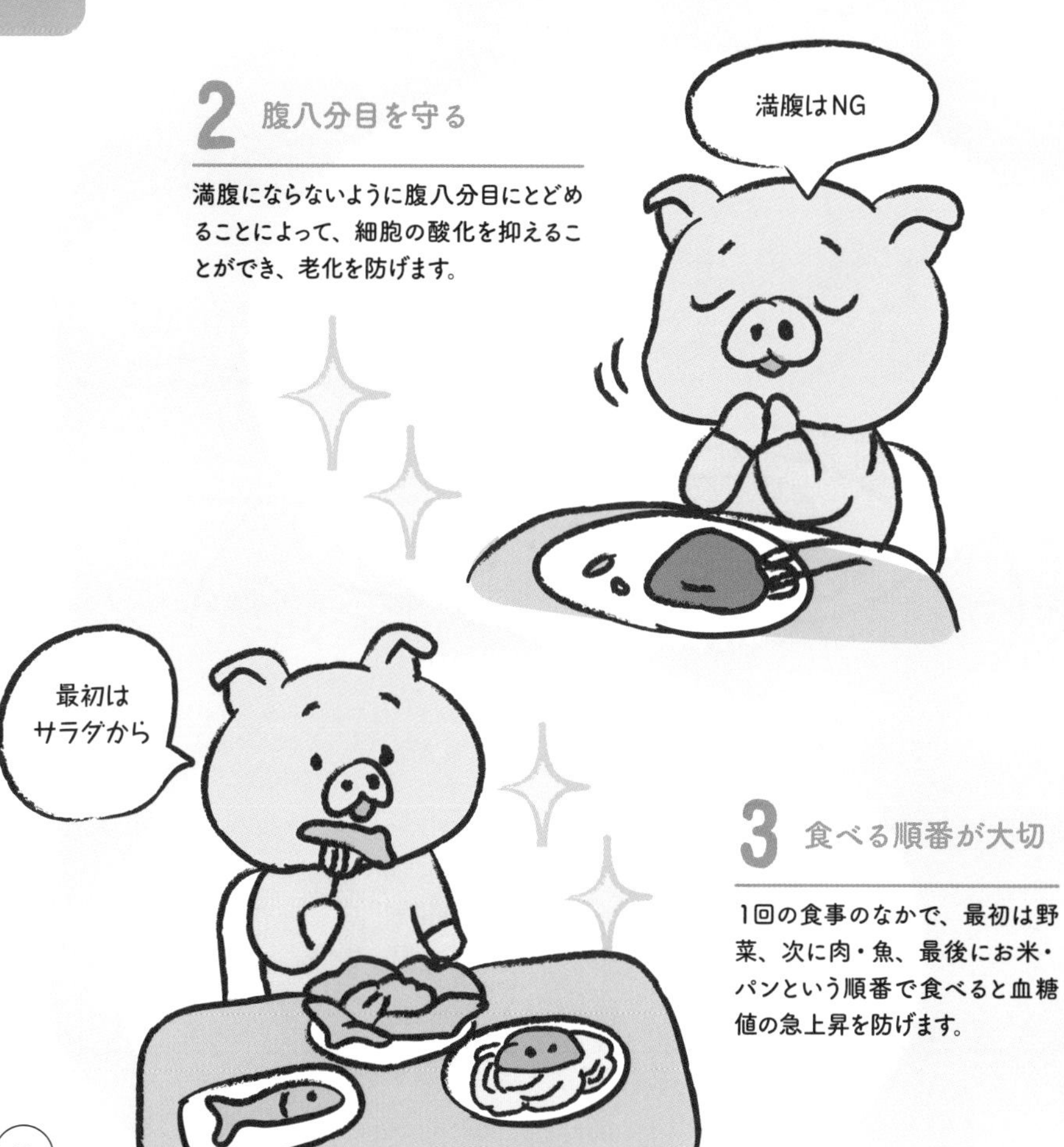
満腹はNG
最初はサラダから

2 腹八分目を守る

満腹にならないように腹八分目にとどめることによって、細胞の酸化を抑えることができ、老化を防げます。

3 食べる順番が大切

1回の食事のなかで、最初は野菜、次に肉・魚、最後にお米・パンという順番で食べると血糖値の急上昇を防げます。

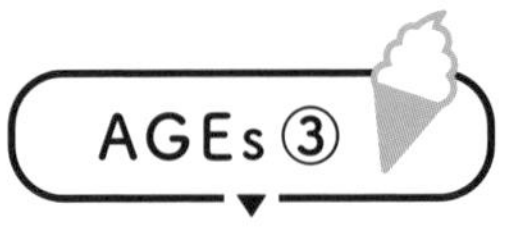
AGEs③

脂の多い肉・魚は要注意！

たんぱく質の摂り方で脂質の摂取量が変わる？

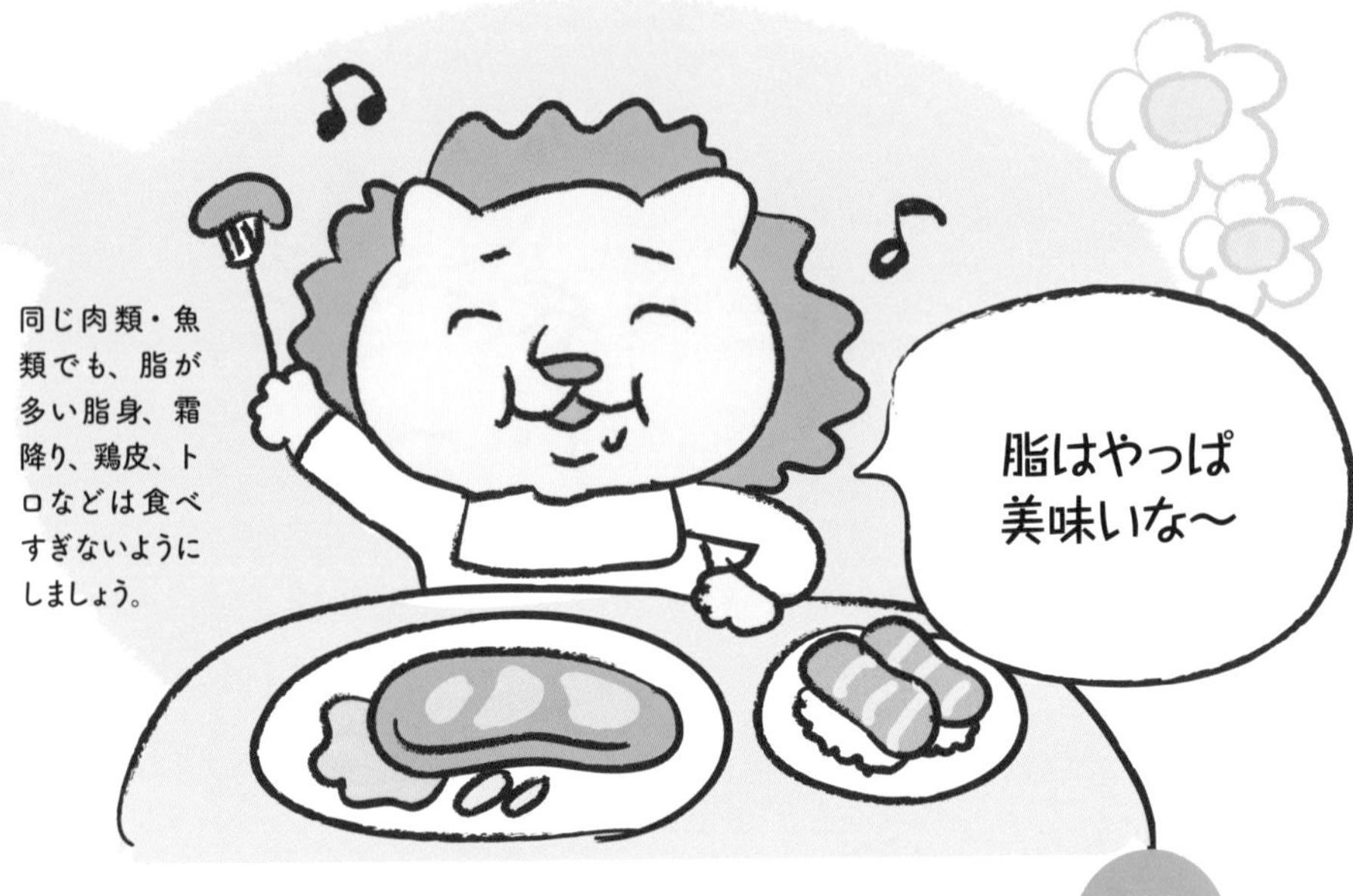
脂はやっぱ
美味いな〜

同じ肉類・魚類でも、脂が多い脂身、霜降り、鶏皮、トロなどは食べすぎないようにしましょう。

説明しよう！

健康な血管のためには脂質を摂りすぎない

脂質は体に必要不可欠な栄養素ですが、摂りすぎると肥満や、心筋梗塞などさまざまな病気の原因になります。また、アンチエイジングにおいて重要な血管が老化する原因にもなります。

脂質を多く含んでいる食品には、脂身の多い肉類、脂が乗っている魚類、バター、チーズ、生クリーム、ラード、マヨネーズ、マーガリン、スナック菓子などがあります。

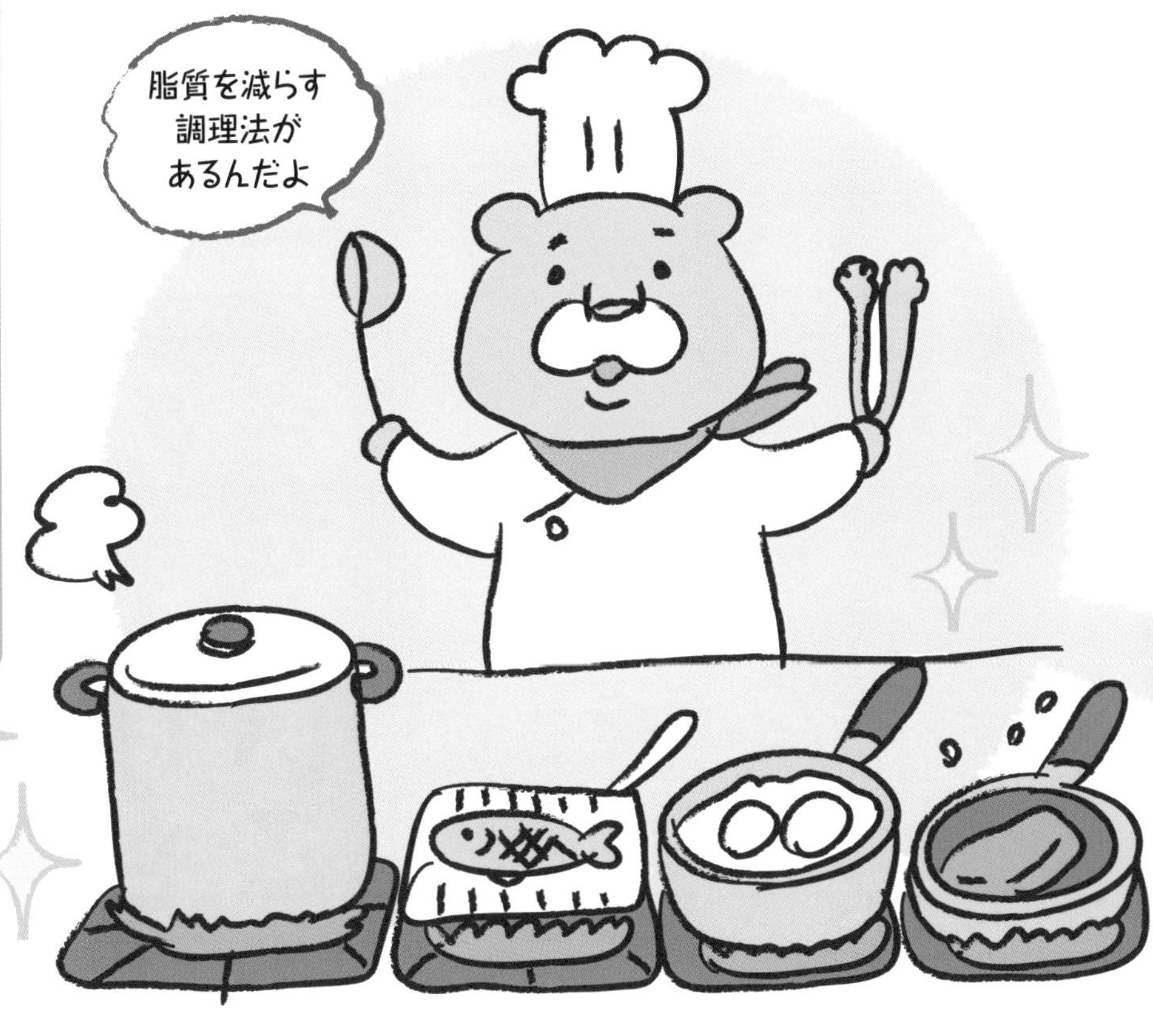
脂質を減らす
調理法が
あるんだよ

調理方法も重要です。油を使わなければ脂質を減らせます。1蒸す、2グリル、3ゆでる、4焼くの順番で脂質を減らせるので、この順番も覚えましょう。

肉類や魚類はたんぱく質を摂るうえで大事な食品ですが、霜降り肉、鶏皮、ロース、ひき肉、マグロのトロなどは脂質を多く含みます。

こうした食品を摂りすぎないようにするだけでなく、調理方法にも気を付けましょう。蒸す、焼き網でのグリル、ゆでるなどの油を使わない調理方法を活用すれば、脂質を抑えられます。

脂質を減らす調理方法は、「蒸す」、「グリル」、「ゆでる」、「焼く」の順で効果的です。脂質を抑えたいなら、特に蒸し料理がおすすめです。

AGEs④

体がコゲると老化がどんどん進んでいく!?

脂質の量よりも体をコゲさせないことが大切?

説明しよう!

たんぱく質と糖質が結合して体がコゲる

老化物質のAGEs（終末糖化産物）は、体内の余分な糖質とたんぱく質が結びついてつくられてしまうものです。

たんぱく質と糖質が結びついて、細胞を劣化させる現象を糖化と呼びます。糖化は「体のコ

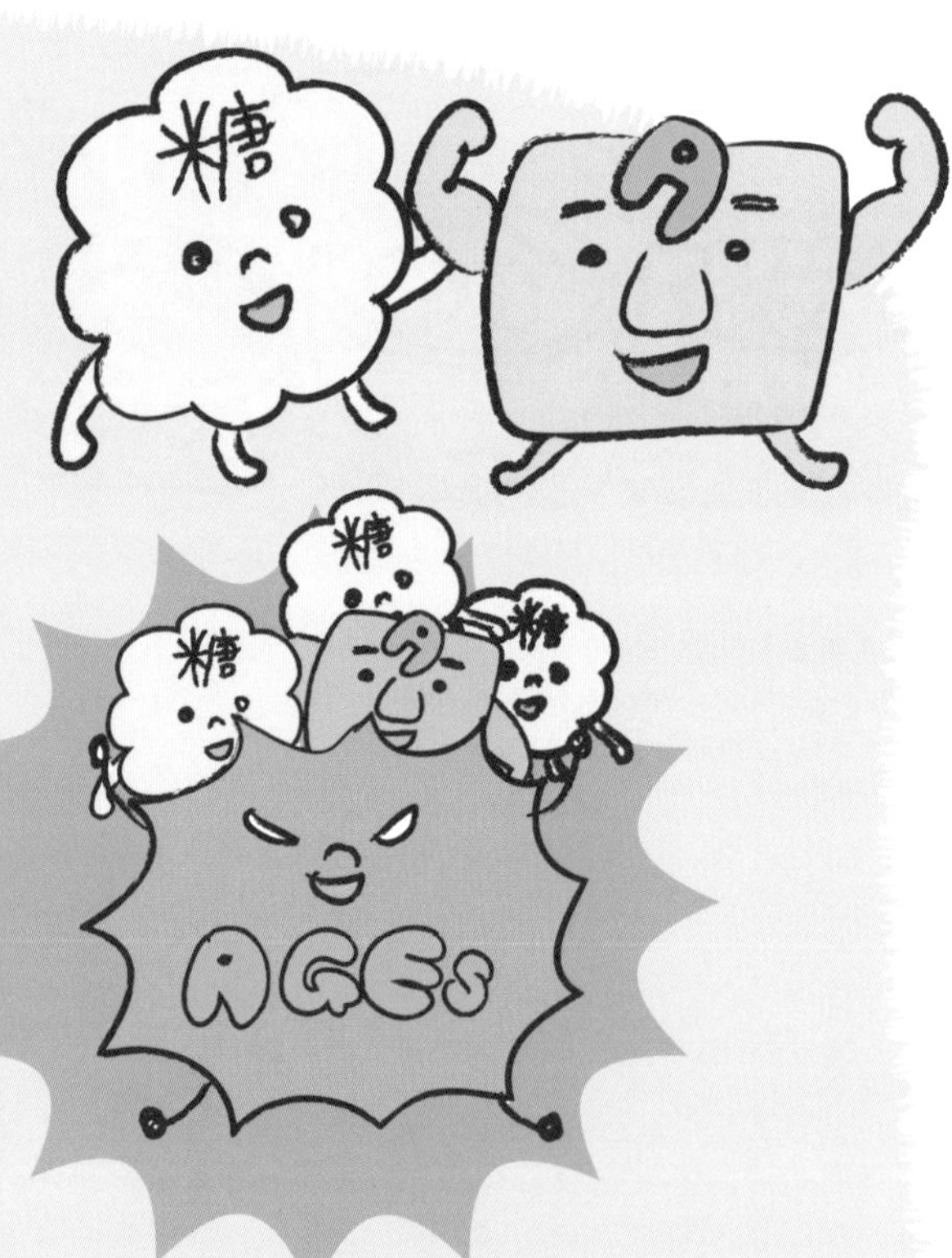
糖
糖
糖
糖
AGEs

体内で余った糖質とたんぱく質がくっつくと、老化の原因となるAGEs（終末糖化産物）がつくられます。

ゲ」ともいわれていて、老化の深刻な原因です。

AGEsはまさに体のコゲを生み出す存在で、肌がくすんで見える原因にもなります。特に、加工食品やホットケーキなどの焼き菓子がAGEsを多く含むので、食べすぎには十分に注意してください。

糖質を分解するのを助けてくれるビタミンB_1などのビタミンB群を積極的に食事に取り入れるのがおすすめ。ビタミンB_1が多いのは、豚肉など。たんぱく質の分解などを助けるビタミンB_6が多いのは、赤身肉など。脂質の分解などを助けるビタミンB_2が多いのは、レバーなどです。

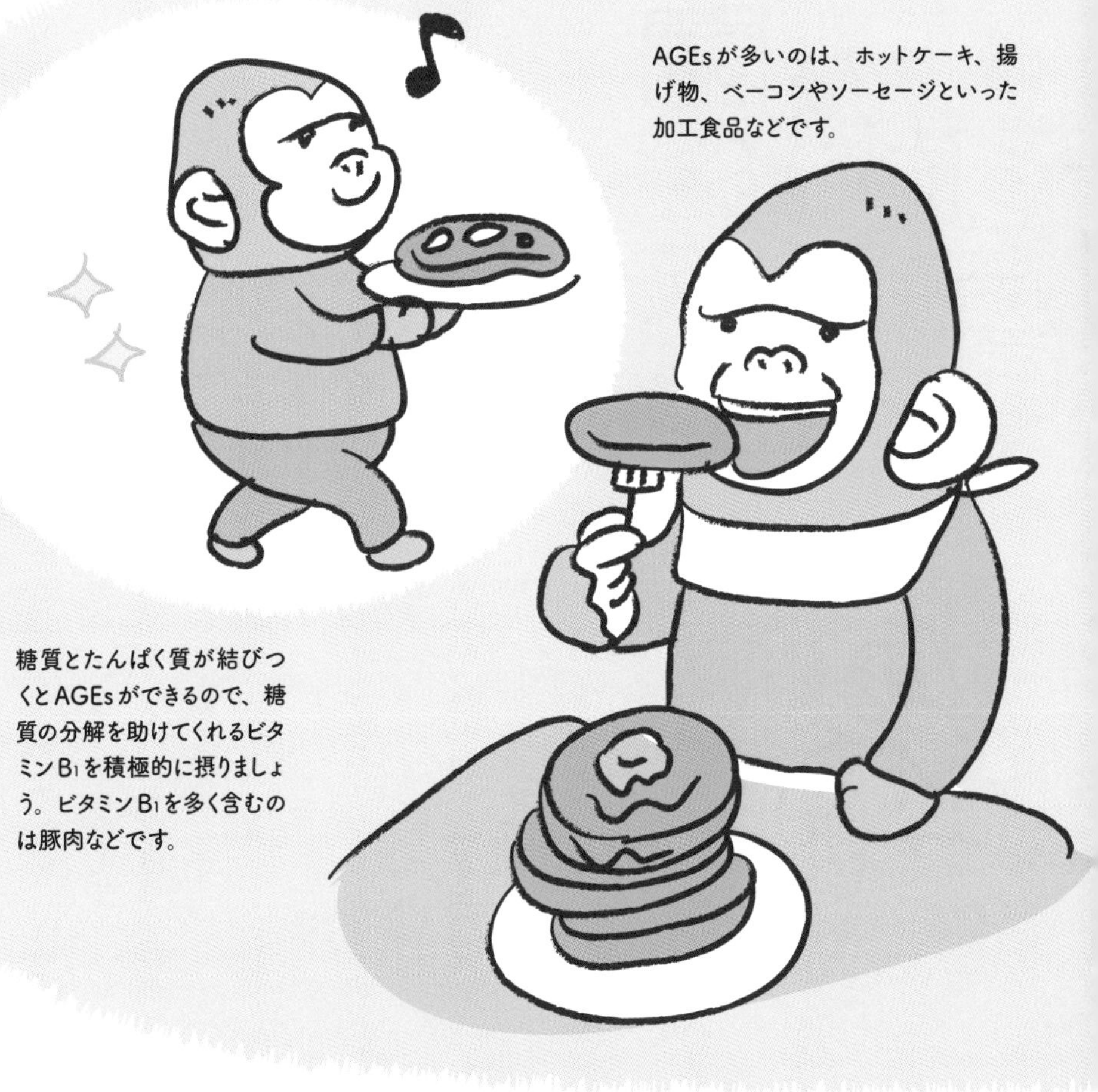

AGEsが多いのは、ホットケーキ、揚げ物、ベーコンやソーセージといった加工食品などです。

糖質とたんぱく質が結びつくとAGEsができるので、糖質の分解を助けてくれるビタミンB_1を積極的に摂りましょう。ビタミンB_1を多く含むのは豚肉などです。

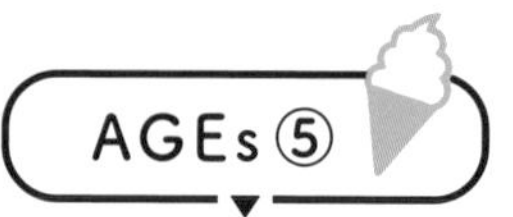
AGEs⑤

体の酸化＝体のサビは老化の大きな原因

体の酸化はどうやったら最小限に抑えられる？

説明しよう！

酸化を最小限に抑えるにはこれを食べよう

P74～75で取り上げた糖反応＝体のコゲに対して、酸化は「体のサビ」と呼ばれています。こちらも老化の大きな原因の1つです。体が酸化すると、肌の新陳代謝が悪くなり、血管も硬くなります。酸化は加齢、紫外線、ストレス、お酒、タバコなどが原因です。

体のサビを防ぐための食事としては、ビタミンCとビタミンEが多いものをセットで食べることをおすすめします。ビタミンCはたんぱく質の合成を助けるだけでなく、活性酸素を無毒化します。ビタミンEは傷ついた細胞を修復します。

「ファイトケミカル」という成分も抗酸化力が強いので、おすすめ。ファイトケミカルは、色の濃い緑黄色野菜などに含まれます。

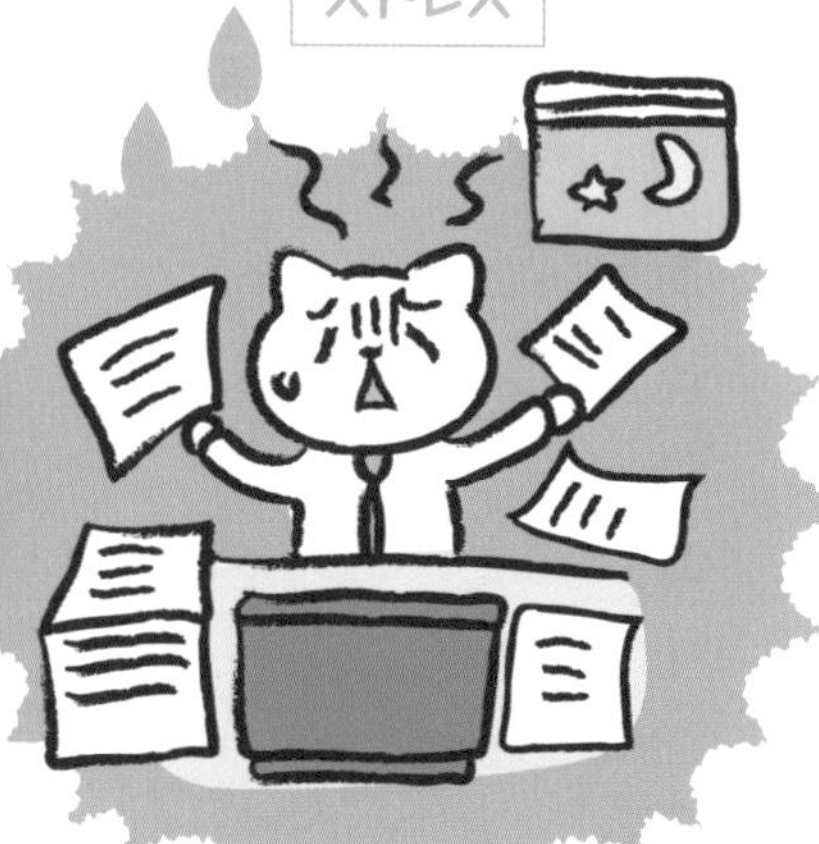
ストレス

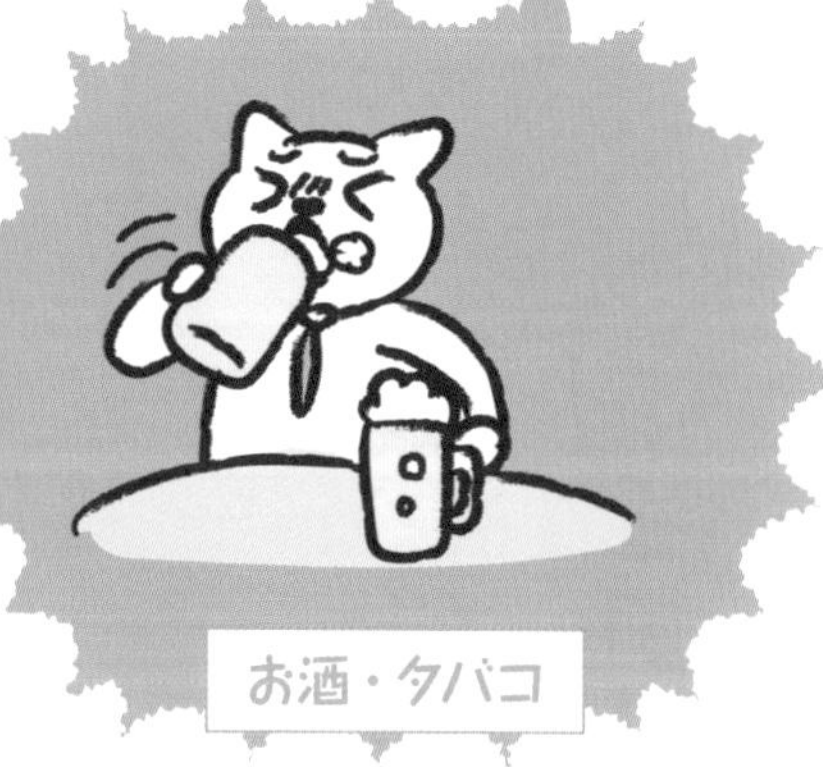
お酒・タバコ

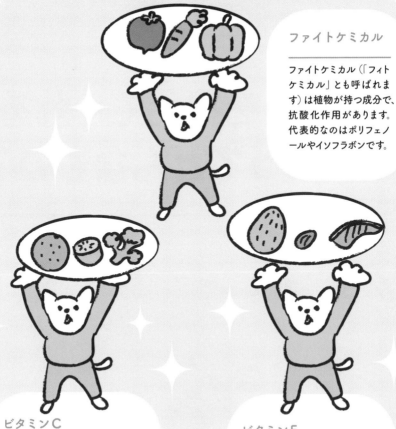

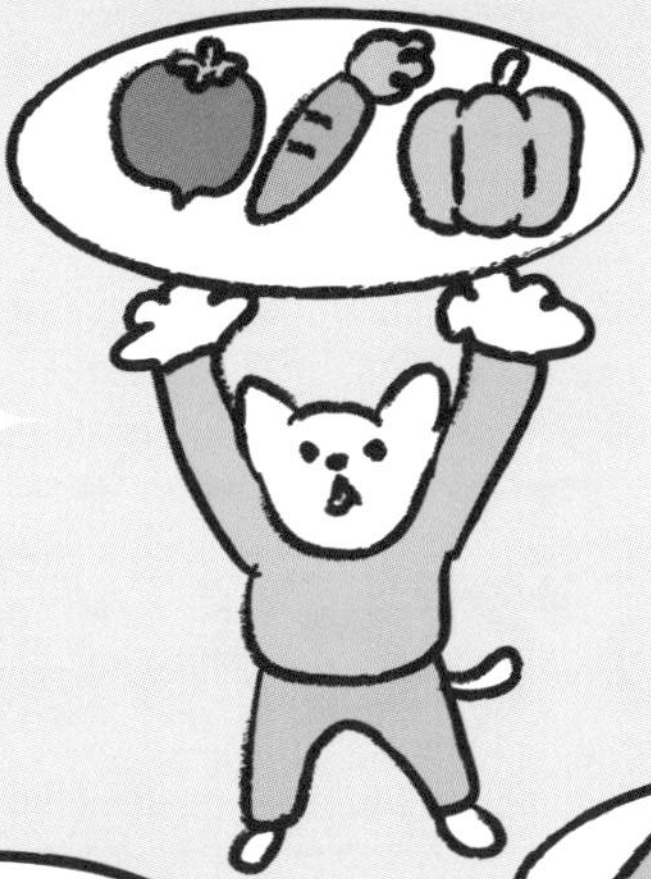

ファイトケミカル

ファイトケミカル（「フィトケミカル」とも呼ばれます）は植物が持つ成分で、抗酸化作用があります。代表的なのはポリフェノールやイソフラボンです。

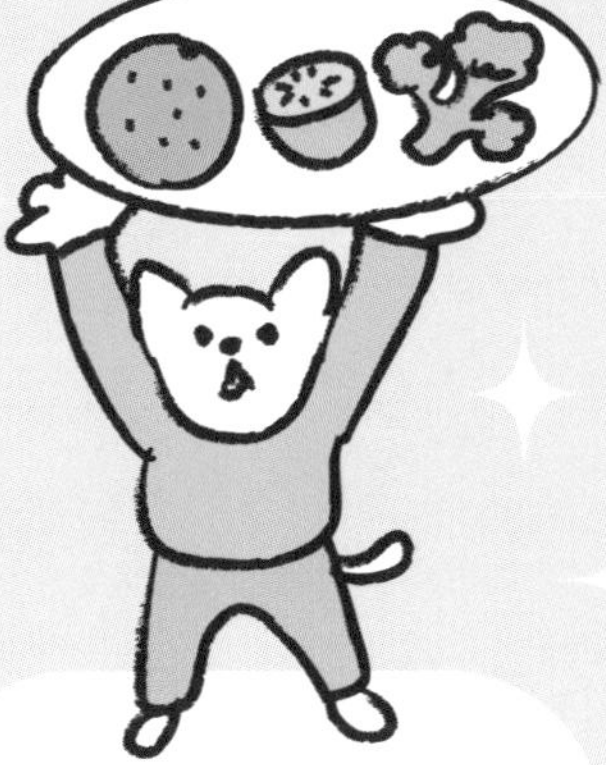

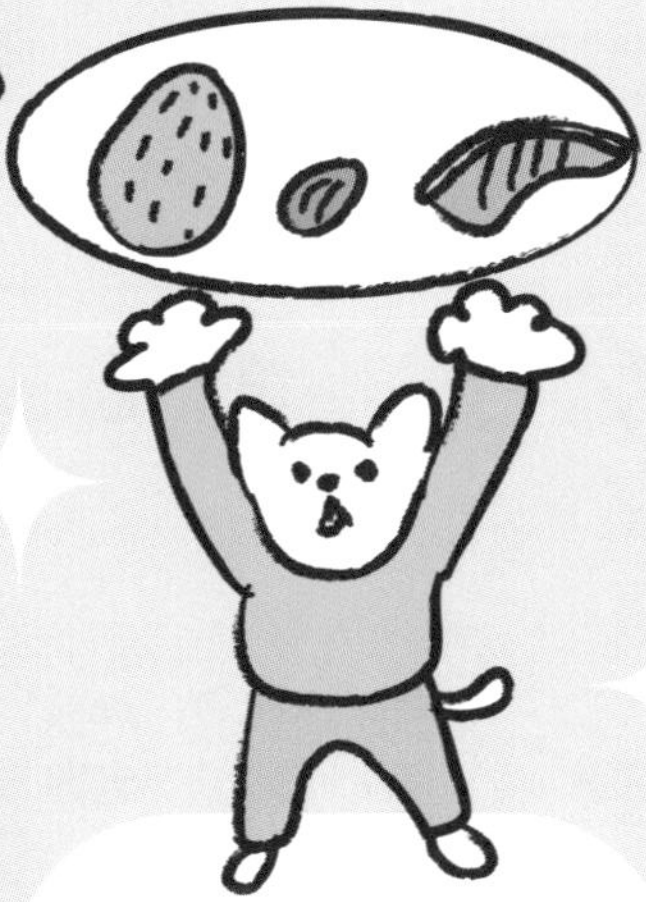

ビタミンC

たんぱく質の合成を助けるほか、活性酸素を不活性化・無毒化します。キウイ、オレンジ、パプリカ、ブロッコリーなどに多く含まれています。

ビタミンE

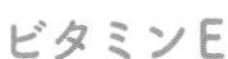

傷ついた細胞を修復します。アボカド、アーモンド、緑黄色野菜、鮭（さけ）、たらこ、うなぎなどに多く含まれます。

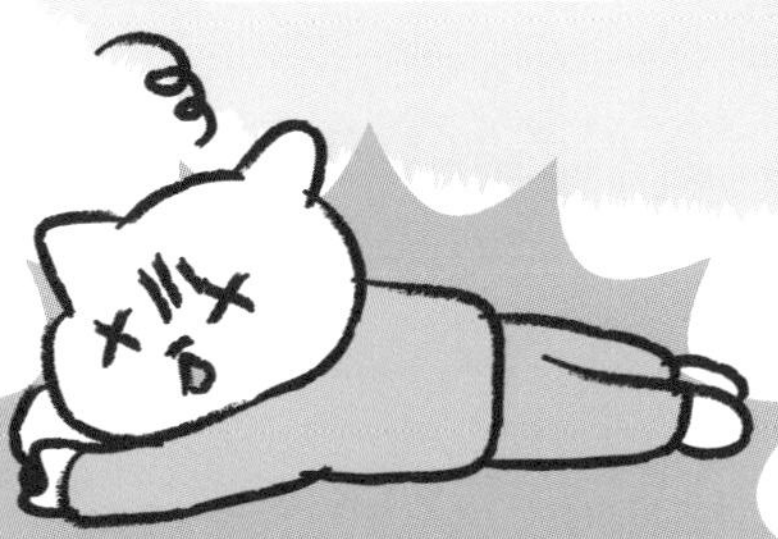

加齢、ストレス、お酒、タバコ、紫外線、激しい運動などで体は酸化します。

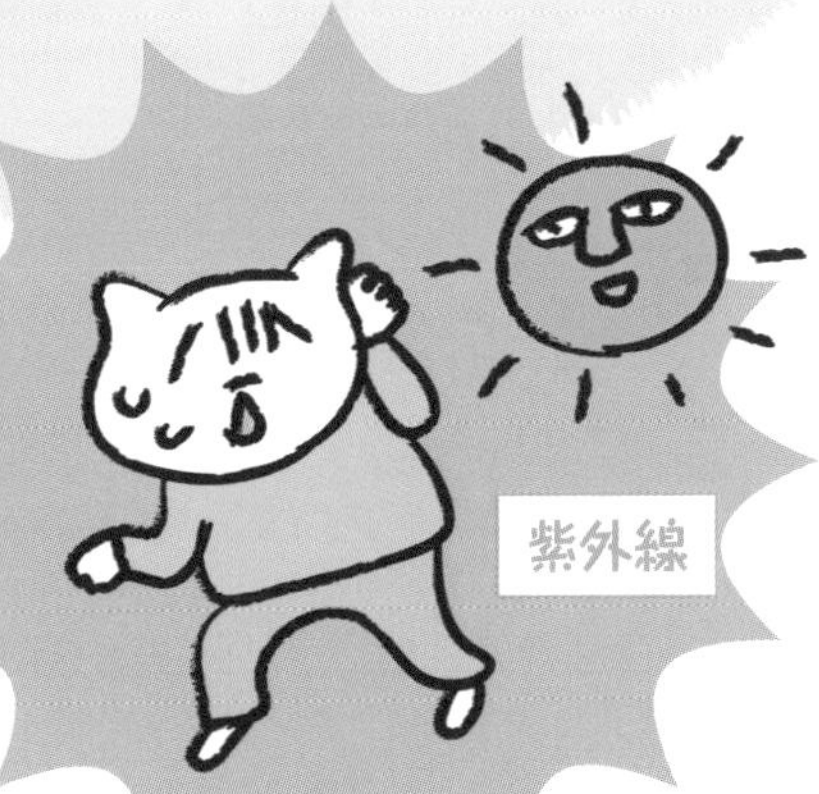
紫外線

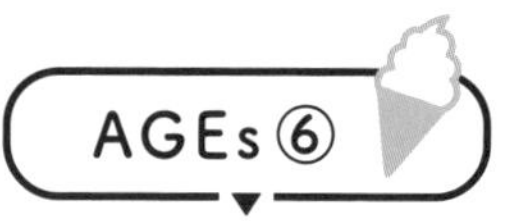
AGEs⑥

「焼く」「揚げる」より「ゆでる」「蒸す」

AGEsを抑えてくれる調理法ってどんなもの？

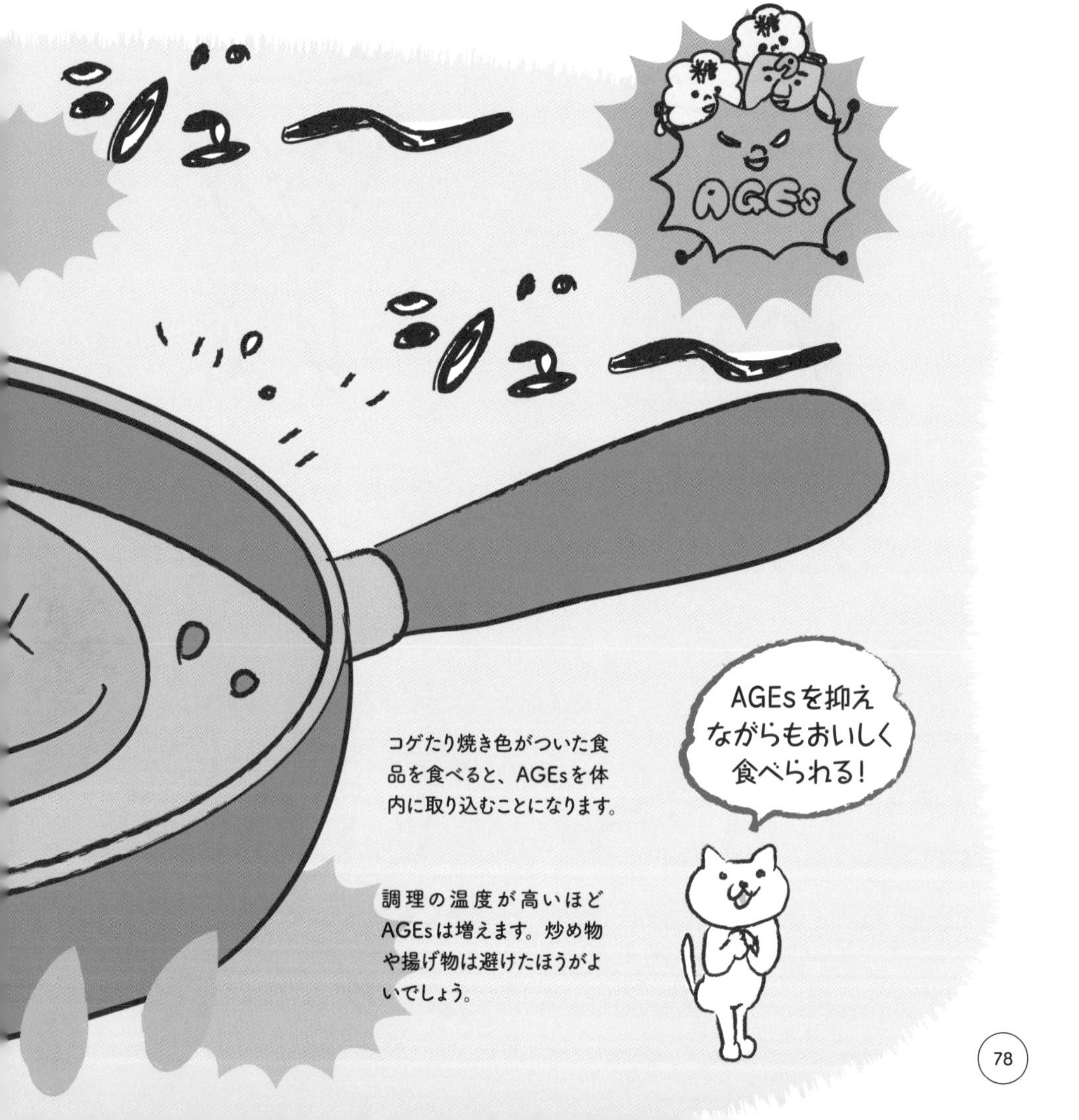

ジュ〜
ジュ〜
AGEs
AGEsを抑え
ながらもおいしく
食べられる！

コゲたり焼き色がついた食品を食べると、AGEsを体内に取り込むことになります。

調理の温度が高いほどAGEsは増えます。炒め物や揚げ物は避けたほうがよいでしょう。

説明しよう！

加熱する温度が高くなるとAGEsは増加

老化の原因となるAGEsの量は、調理方法で変化します。たとえば同じ鶏肉でも、焼く、揚げる、ゆでる、蒸すといった調理方法によって含まれるAGEsの量が変わるのです。

加熱する温度が高いほどAGEsは増え、油を使用してもAGEsは増えるので、揚げ物や炒め物は避けたほうがよいでしょう。反対に、ゆでたり、蒸したものはAGEsが抑えられおすすめです。

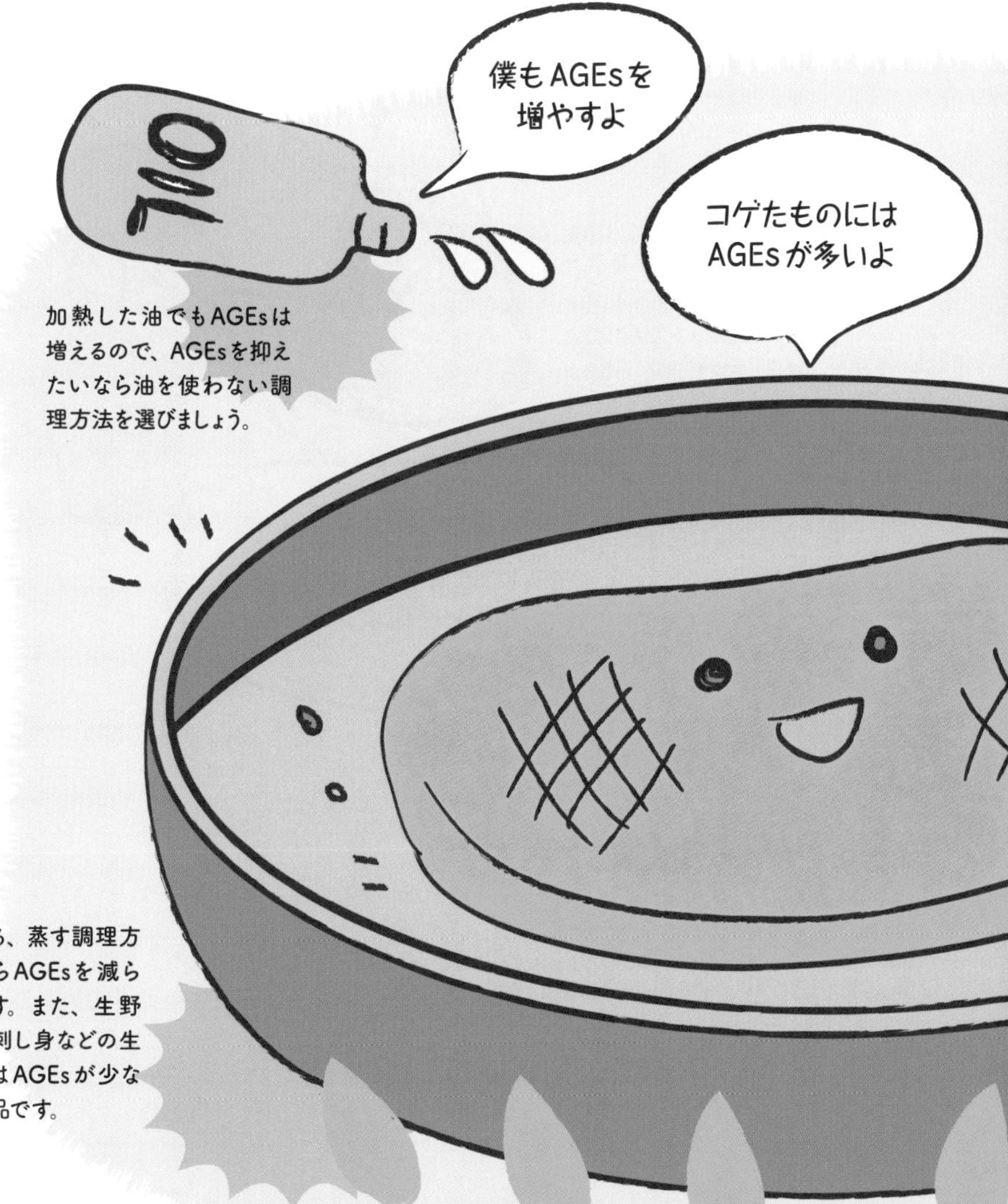
僕もAGEsを増やすよ
OIL
コゲたものにはAGEsが多いよ

加熱した油でもAGEsは増えるので、AGEsを抑えたいなら油を使わない調理方法を選びましょう。

ゆでる、蒸す調理方法ならAGEsを減らせます。また、生野菜や刺し身などの生ものはAGEsが少ない食品です。

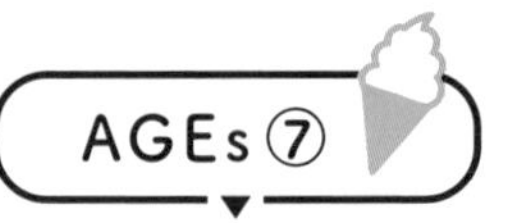
AGEs ⑦

青魚の脂などがおすすめ

体にいい油と悪い油って何が違うの？

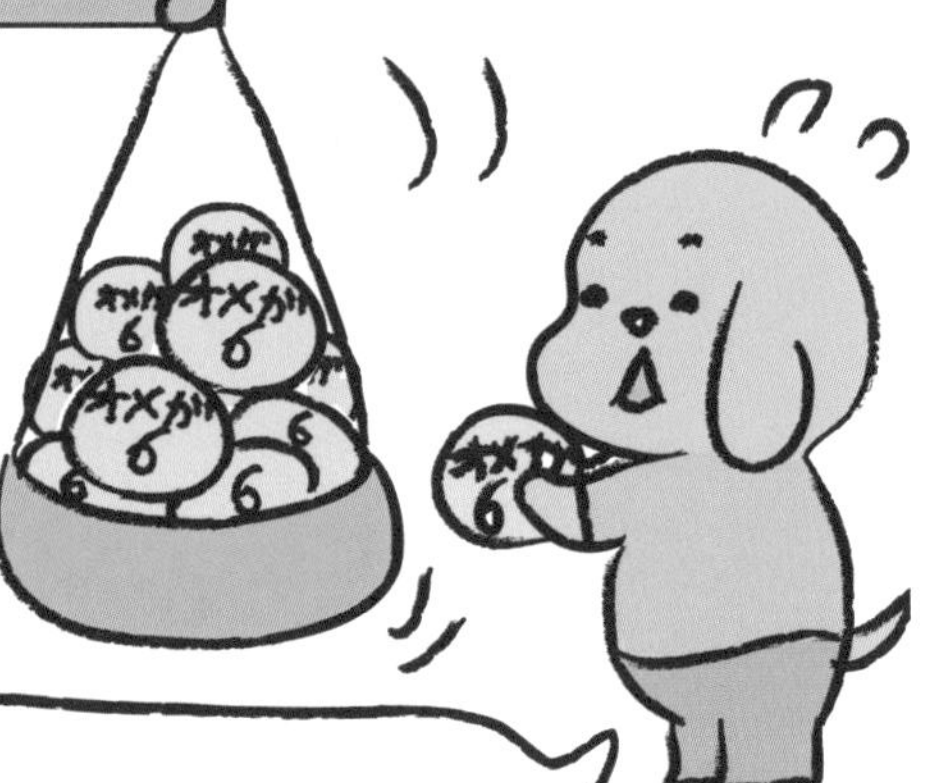
オメガ6
オメガ6系の油自体が
悪いわけではないけど、
摂りすぎると体によくないよ！

血液中のオメガ3脂肪酸とオメガ6脂肪酸のバランスが重要です。オメガ3：オメガ6＝1：2という割合を超えてオメガ6が増えると、健康リスクが一気に高まってしまいます。

説明しよう！

生活習慣病につながる油には注意が必要

脂質の主な構成要素が「脂肪酸」です。脂肪酸は構造の違いで、「不飽和脂肪酸」と「飽和脂肪酸」に分けられます。

常温で固まりにくいのが不飽和脂肪酸で、植物性油脂に多く含まれています。不飽和脂肪酸はさらに、「一価不飽和脂肪酸」と「多価不飽和脂肪酸」に分けられます。

もう一方の飽和脂肪酸は常温でも固まりやすく、動物性油脂に多く含まれ

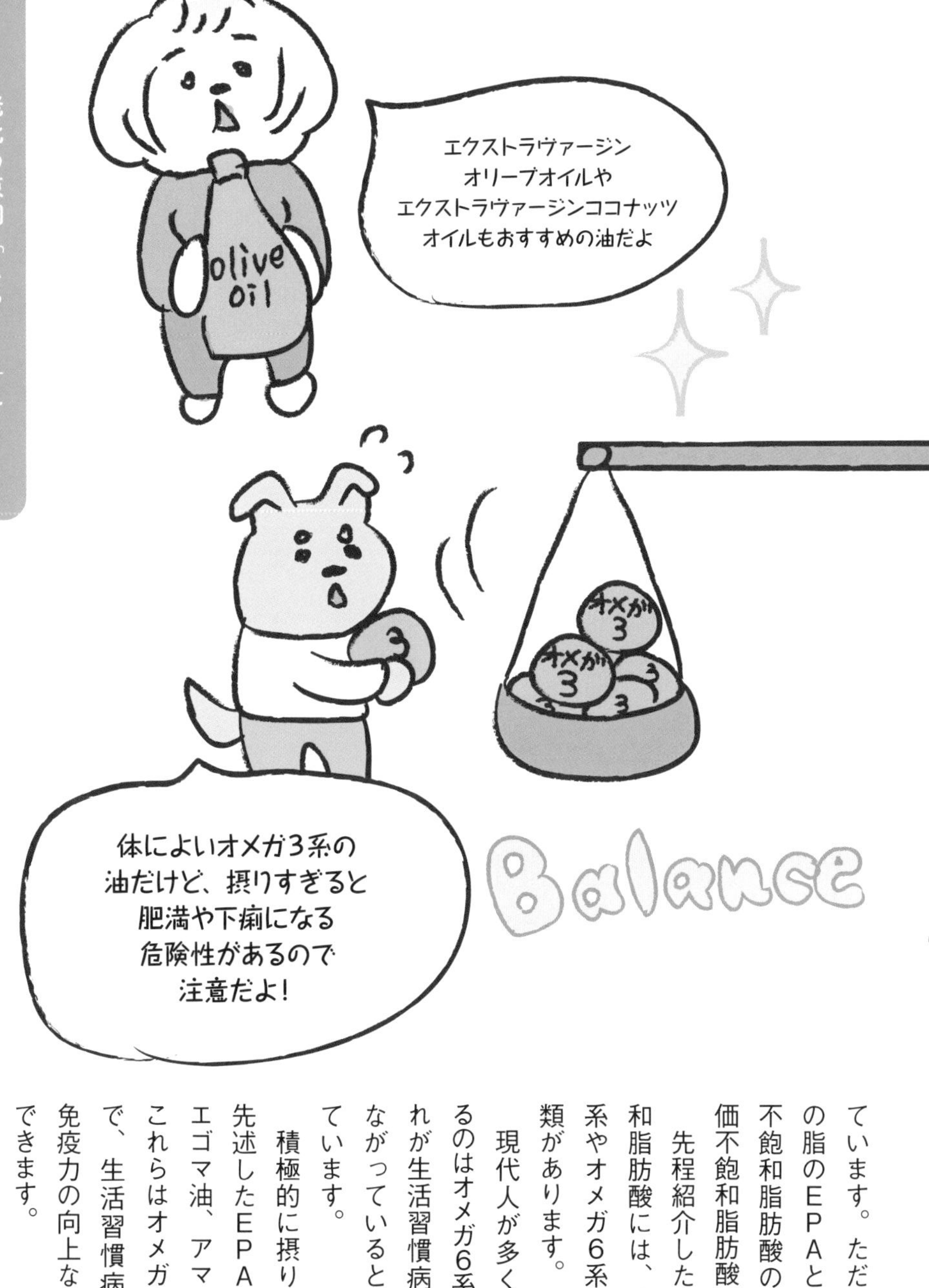
エクストラヴァージン
オリーブオイルや
エクストラヴァージンココナッツ
オイルもおすすめの油だよ
olive oil
オメガ3
体によいオメガ3系の
油だけど、摂りすぎると
肥満や下痢になる
危険性があるので
注意だよ!
Balance

ています。ただし、青魚の脂のEPAとDHAは不飽和脂肪酸の一種（多価不飽和脂肪酸）です。

先程紹介した多価不飽和脂肪酸には、オメガ3系やオメガ6系などの種類があります。

現代人が多く摂っているのはオメガ6系の油。これが生活習慣病などにつながっていると考えられています。

積極的に摂りたいのは先述したEPAやDHA、エゴマ油、アマニ油など。これらはオメガ3系の油で、生活習慣病の予防、免疫力の向上などが期待できます。

COLUMN 3

洋服のチョイスで見た目年齢が5歳も変動!?

洋服を変えれば印象も変わる

洋服は人の見た目を形づくる重要なものです。一歩間違えると5歳も老けて見えたり、はたまた無理な若作りに見えたりなんてことも。

そんな洋服を選ぶ際の気を付けるべきポイントは、色とデザインと柄の3つです。

まず色で大事なのはパーソナルカラー。人にはそれぞれ似合う色があり、似合わない色だと疲れた印象に見えてしまいます。また、大人世代の人は黒とベージュに要注意。この2色は落ち着きすぎて顔色が悪く見えることも。

デザインでは体型カバーに気を取られすぎないことが大事です。気になる部分が隠れるデザインを選んだはずが、実は余計に目立たせてしまっているかも。それを防ぐためには、毎回試着をして確認することです。

柄だと小花柄とアニマル柄は危険。小花柄は年齢が上がるにつれてレトロ感が出やすくなります。アニマル柄は顔周りに持ってくると迫力が強すぎるため、顔から遠いところでさりげなく取り入れるとうまくいきます。

色・デザイン・柄に気を配り、見た目を自分がなりたい印象に近づけていきましょう。

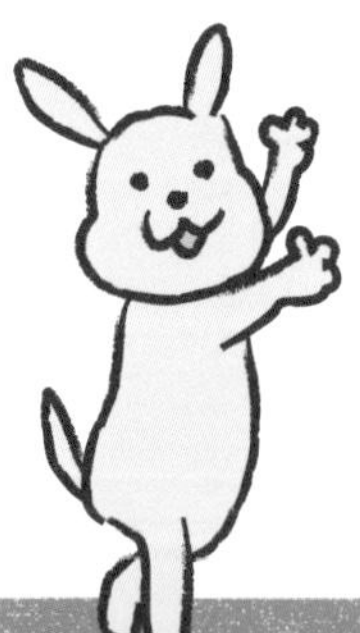
洋服は毎日着るものだから印象を変えやすいね

4章

老ける原因を改善する食べ方のキ・ホ・ン

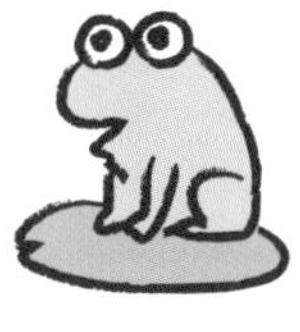

栄養バランスが取れた食事であっても、それを食べるだけでは十分ではありません。どのタイミングで食べるか、どうやって食べるか、食べ方にも目を向けることがとても大事なのです。正しい栄養素の摂取の仕方を理解していきましょう。

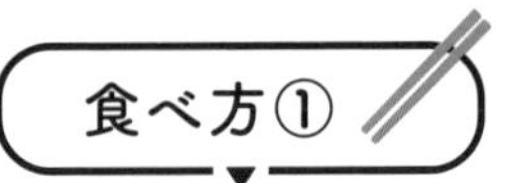
食べ方①

順番1つで糖の吸収率が変わる！

料理を食べる順番も決まっているの？

1 汁物や副菜を最初に

特に副菜は食物繊維がたっぷり入っているものを選ぶのが◎　あとに控えるごはんにたっぷり含まれている糖の吸収を抑えてくれる効果が見込めます。

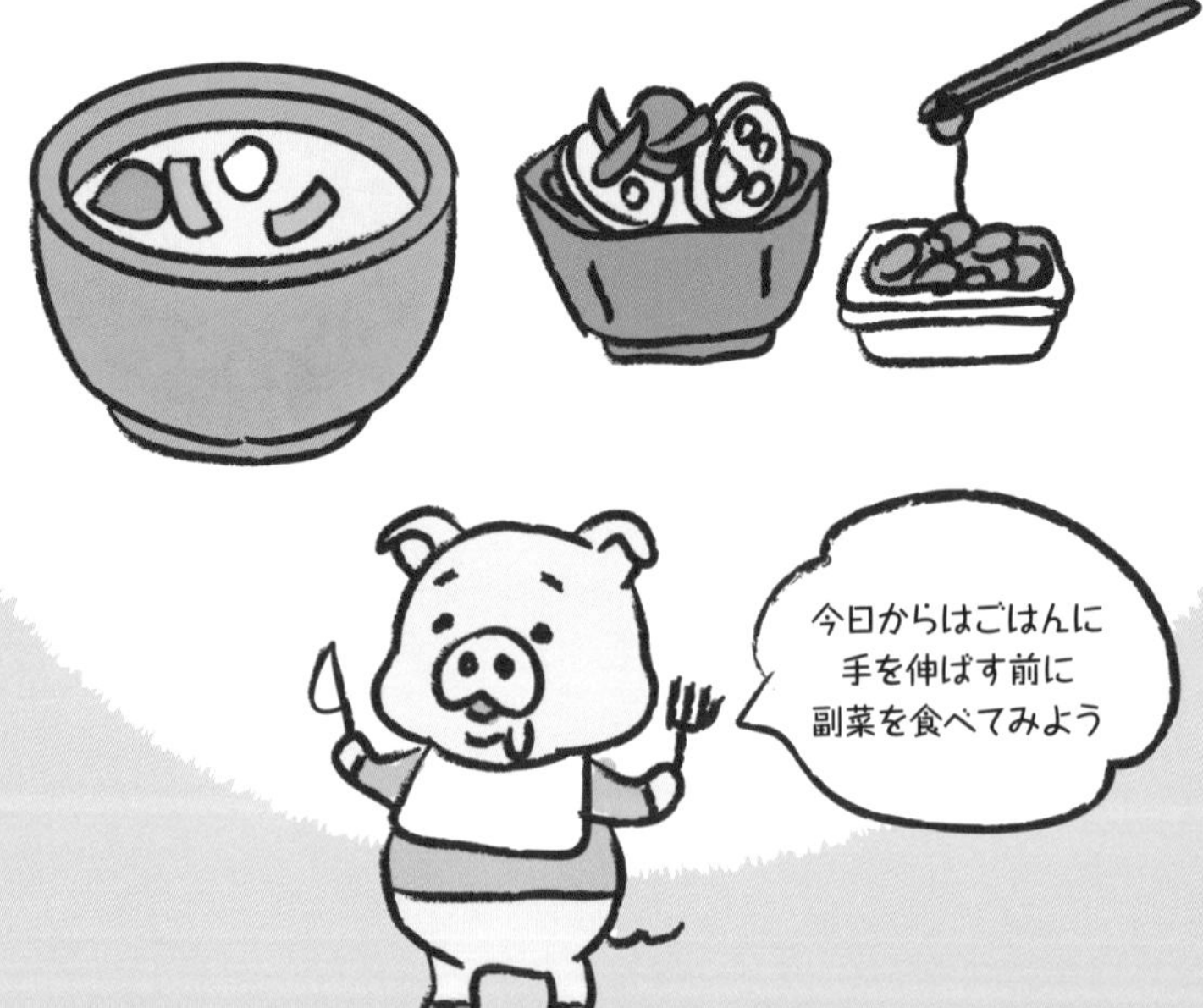
今日からはごはんに
手を伸ばす前に
副菜を食べてみよう

説明しよう！

ひとまず我慢 ごはんより先に副菜を食べて

食べるものだけでなく、食べる順番も、老化を防ぐためには重要なポイントになります。

たとえば、主食であるごはん、汁物、主菜、副菜が食卓に並んでいるとき、真っ先にごはんに手が伸びる人は、まずは汁物や副菜から食べるように心がけてみてください。糖質たっぷりのごはんの前に食物繊維が豊富な野菜を食べることで、糖の吸収を抑える食べ方ができるのです。

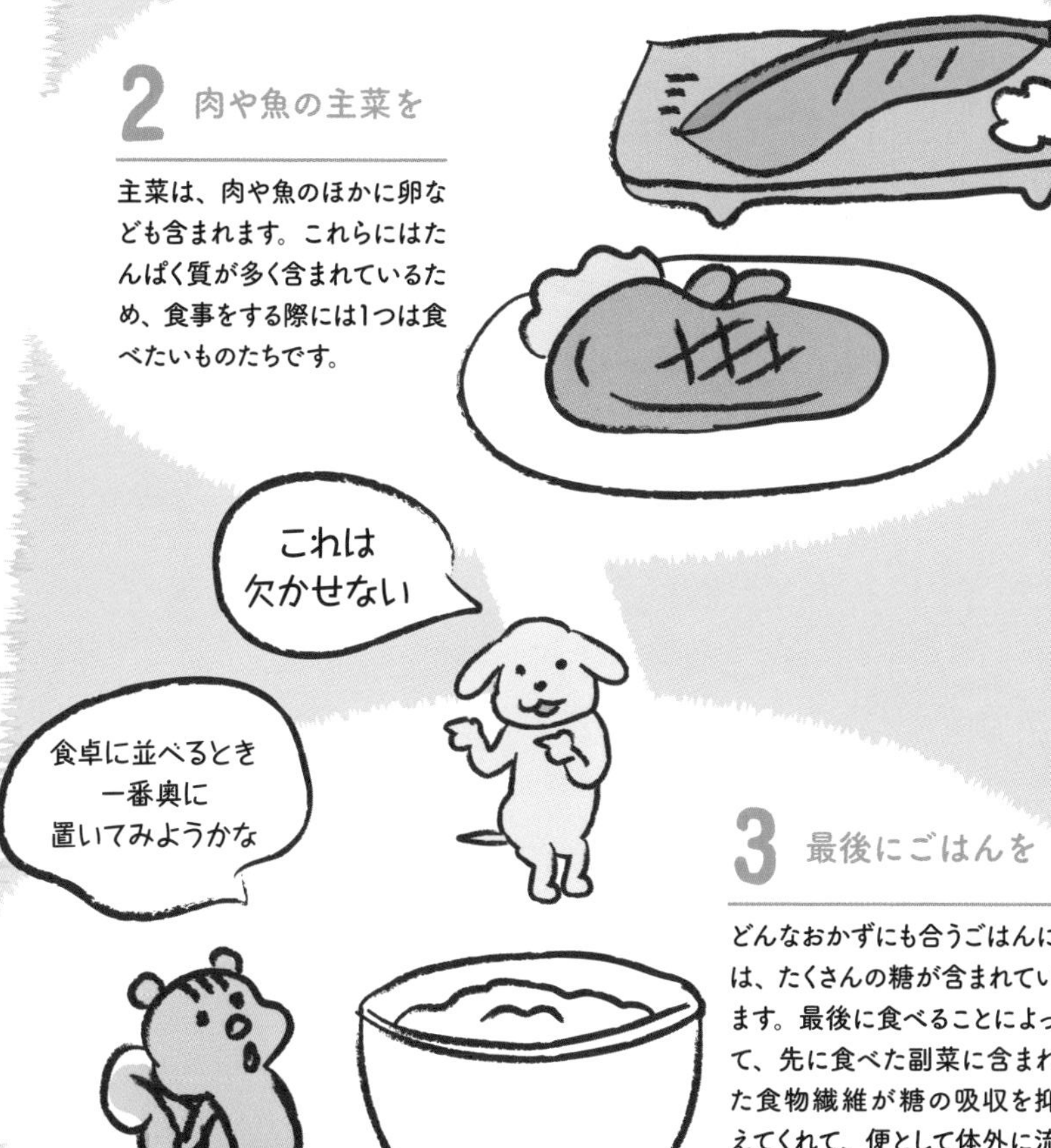
これは
欠かせない
食卓に並べるとき
一番奥に
置いてみようかな

2 肉や魚の主菜を

主菜は、肉や魚のほかに卵なども含まれます。これらにはたんぱく質が多く含まれているため、食事をする際には1つは食べたいものたちです。

3 最後にごはんを

どんなおかずにも合うごはんには、たくさんの糖が含まれています。最後に食べることによって、先に食べた副菜に含まれた食物繊維が糖の吸収を抑えてくれて、便として体外に流してくれるのです。

食べ方②

若返り機能のスイッチをオン

朝・昼・晩でどんな食事を摂ればいいの？

説明しよう！

摂る栄養素に気を配ることで若返りに一歩前進できる

P84〜85で、食べる順番についてお話ししましたが、朝・昼・晩で食べる量やバランスを変えることも、老けない食べ方として効果的です。理想的な食事バランスとして有名なのが、汁物にプラスして、肉や魚など

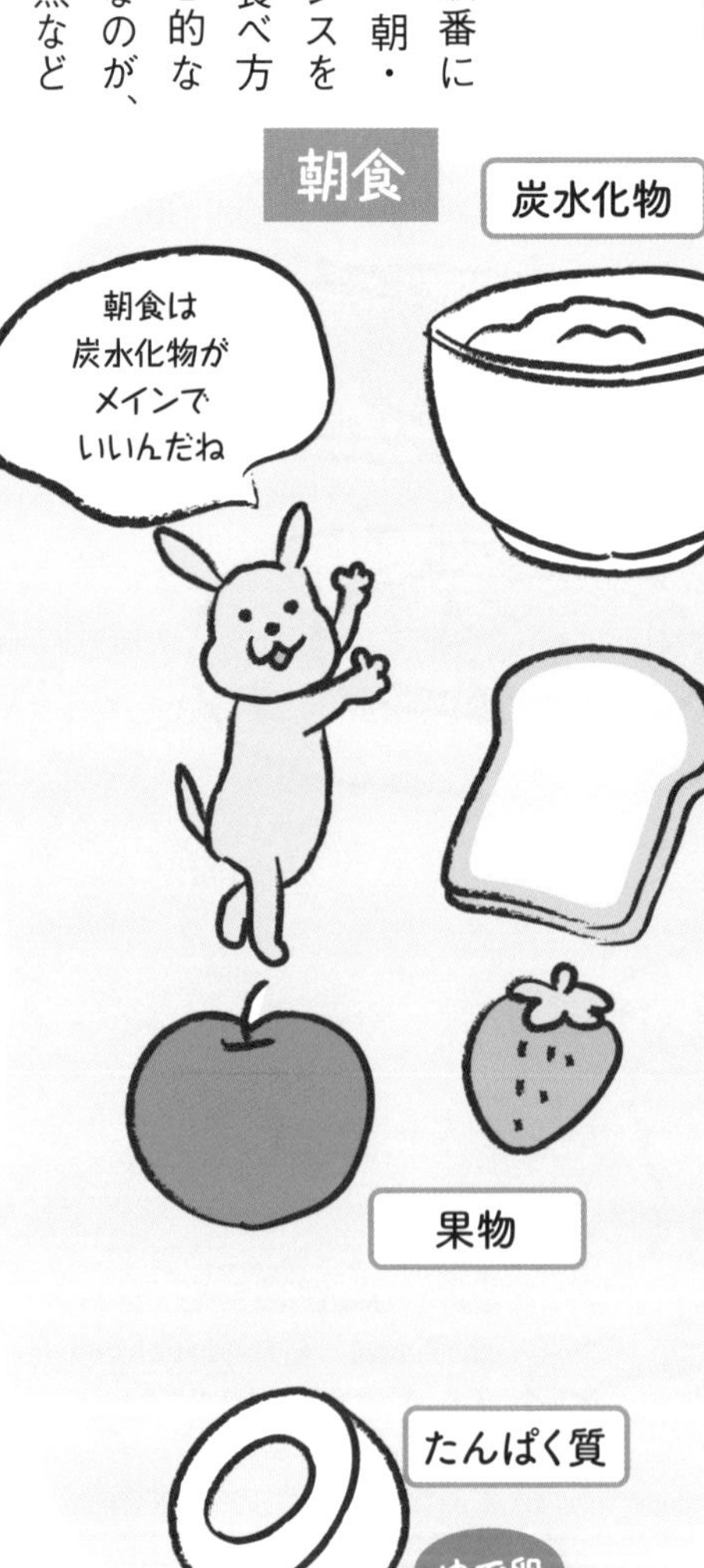

朝食
炭水化物
朝食は
炭水化物が
メインで
いいんだね
果物
たんぱく質
ゆで卵

の主菜と、野菜やきのこ、納豆などの小鉢を2皿、ごはんを主食に置いた「一汁三菜」。

しかし、いくらこれが理想的だからといって、毎食これを食べていればよいというわけではありません。たとえば、朝食は炭水化物をメインにたんぱく質が摂れるようなバランスで食事をするのがベストです。そして、昼食はたんぱく質をメインに脂質・炭水化物・食物繊維が豊富に摂れるメニューを選びましょう。このとき、揚げ物や炒め物は腹八分目にとどめておくことが重要です。夕食は、食物繊維とたんぱく質をメインに、脂質と炭水化物の摂取はほどほどにしておきましょう。

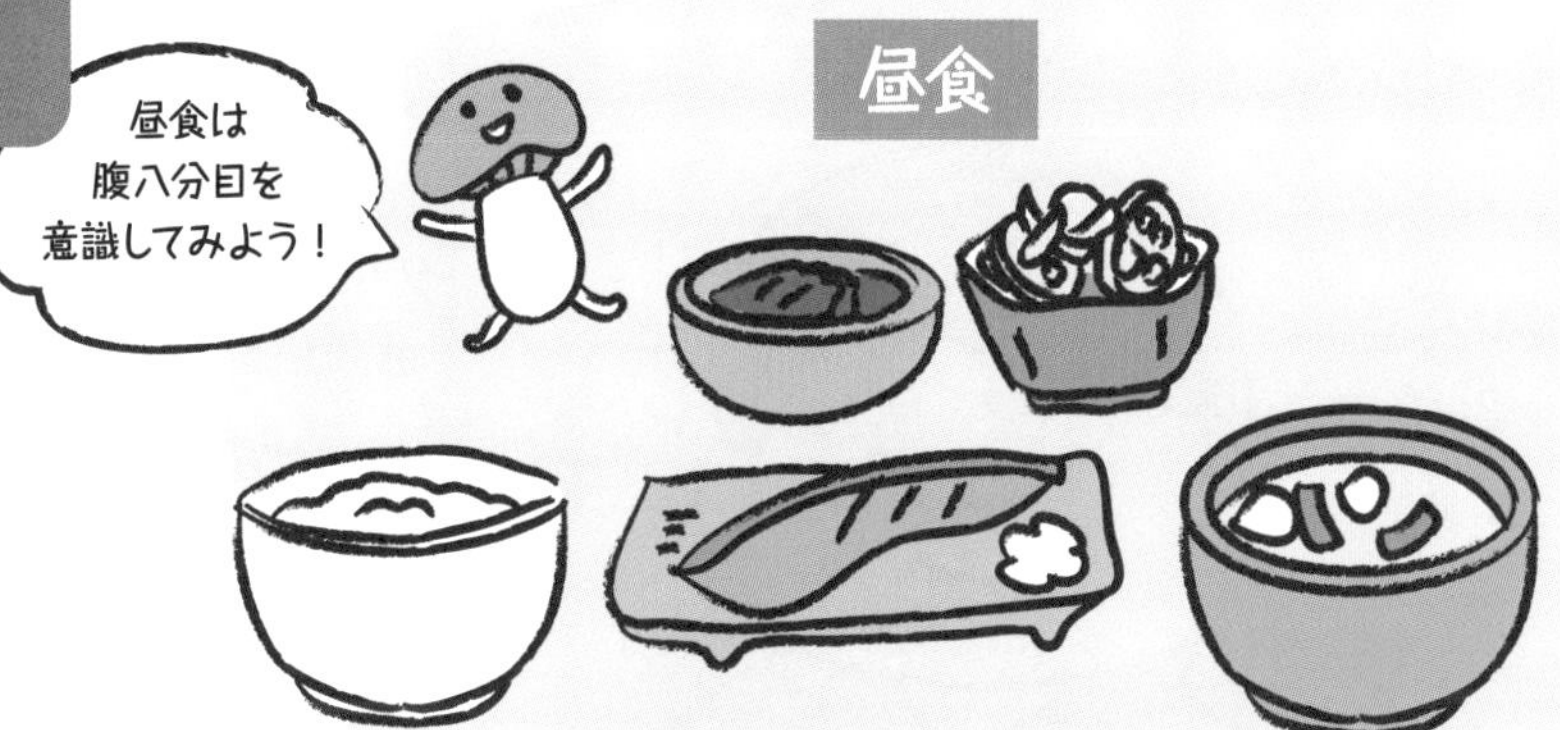
昼食
昼食は
腹八分目を
意識してみよう！

たんぱく質をメインに、脂質や炭水化物、食物繊維など体に必要となる栄養素を満遍なく摂取。主菜が揚げ物や炒め物などの場合は、腹八分目で抑えるのがポイント。

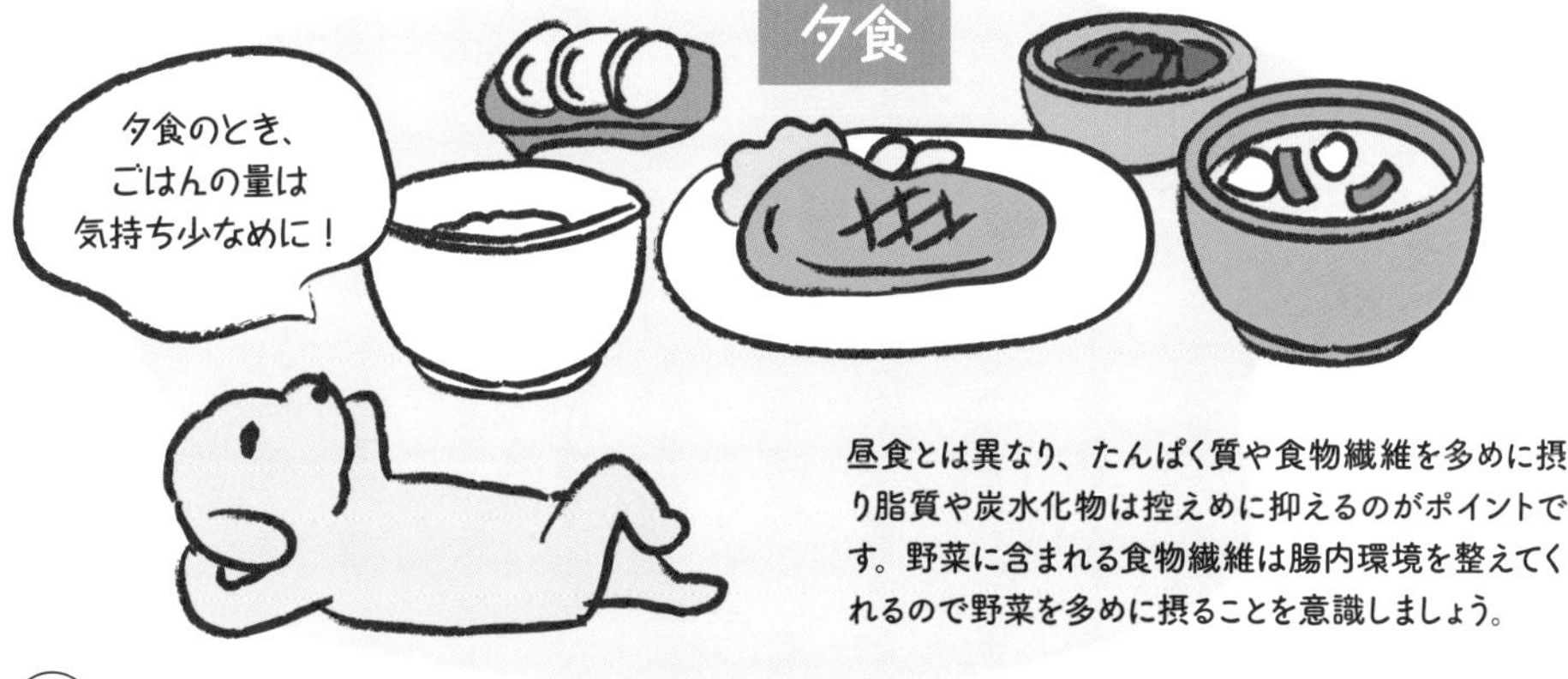
夕食
夕食のとき、
ごはんの量は
気持ち少なめに！

昼食とは異なり、たんぱく質や食物繊維を多めに摂り脂質や炭水化物は控えめに抑えるのがポイントです。野菜に含まれる食物繊維は腸内環境を整えてくれるので野菜を多めに摂ることを意識しましょう。

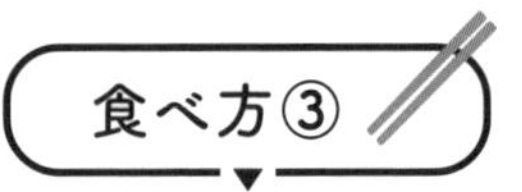
食べ方③

最低でも一口20回は咀嚼(そしゃく)して

ゆっくりとよく噛(か)むことで どんな効果が得られるの？

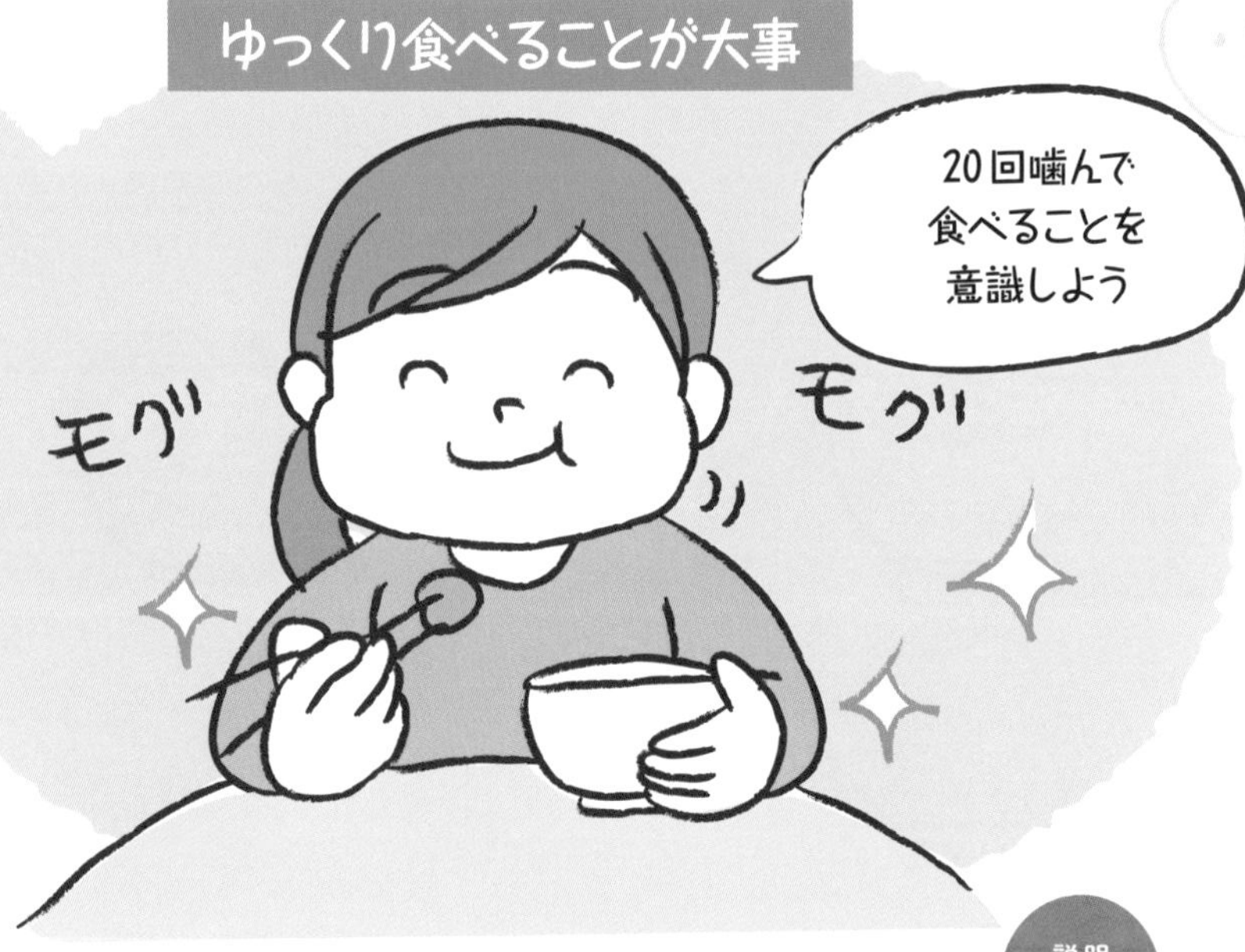
ゆっくり食べることが大事
20回噛んで
食べることを
意識しよう
モグ
モグ

説明しよう！

時間をかけて咀嚼することで、満腹中枢を刺激

「老けない体をつくっていく」という観点から見ると、早食いは推奨できません。「老けない食べ方」という面では、よく噛んでゆっくり食べることがおすすめなのです。

よく噛むことで期待できる効果は2つあります。1つは、消化酵素の分泌が促進されること。よく噛むことによって、顎(あご)がポンプのような役割を果たし、唾液からたくさんの消化酵素が分泌される

よく噛むことで得られる効果

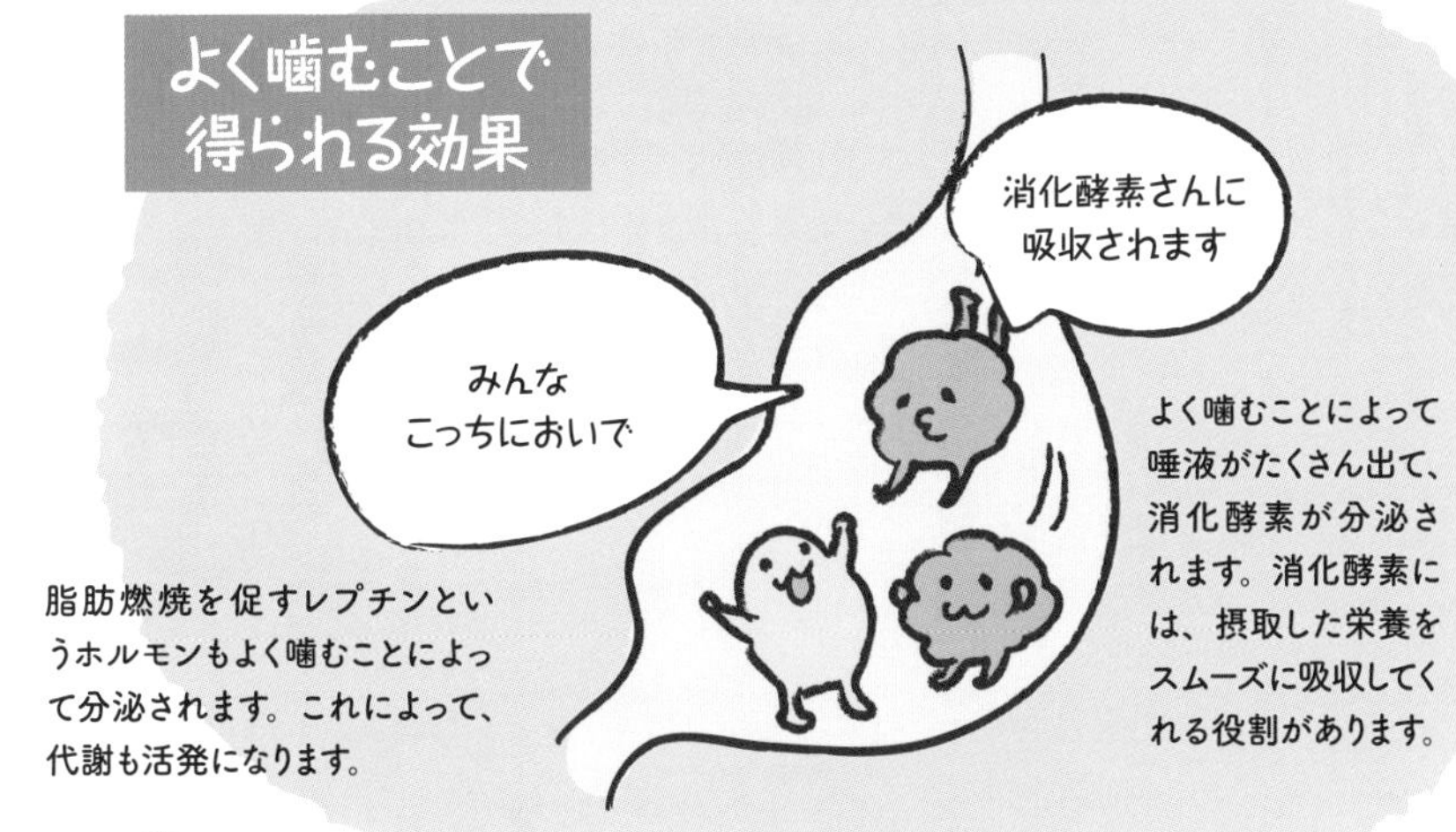
消化酵素さんに吸収されます
みんな こっちにおいで
よく噛むことによって唾液がたくさん出て、消化酵素が分泌されます。消化酵素には、摂取した栄養をスムーズに吸収してくれる役割があります。
脂肪燃焼を促すレプチンというホルモンもよく噛むことによって分泌されます。これによって、代謝も活発になります。

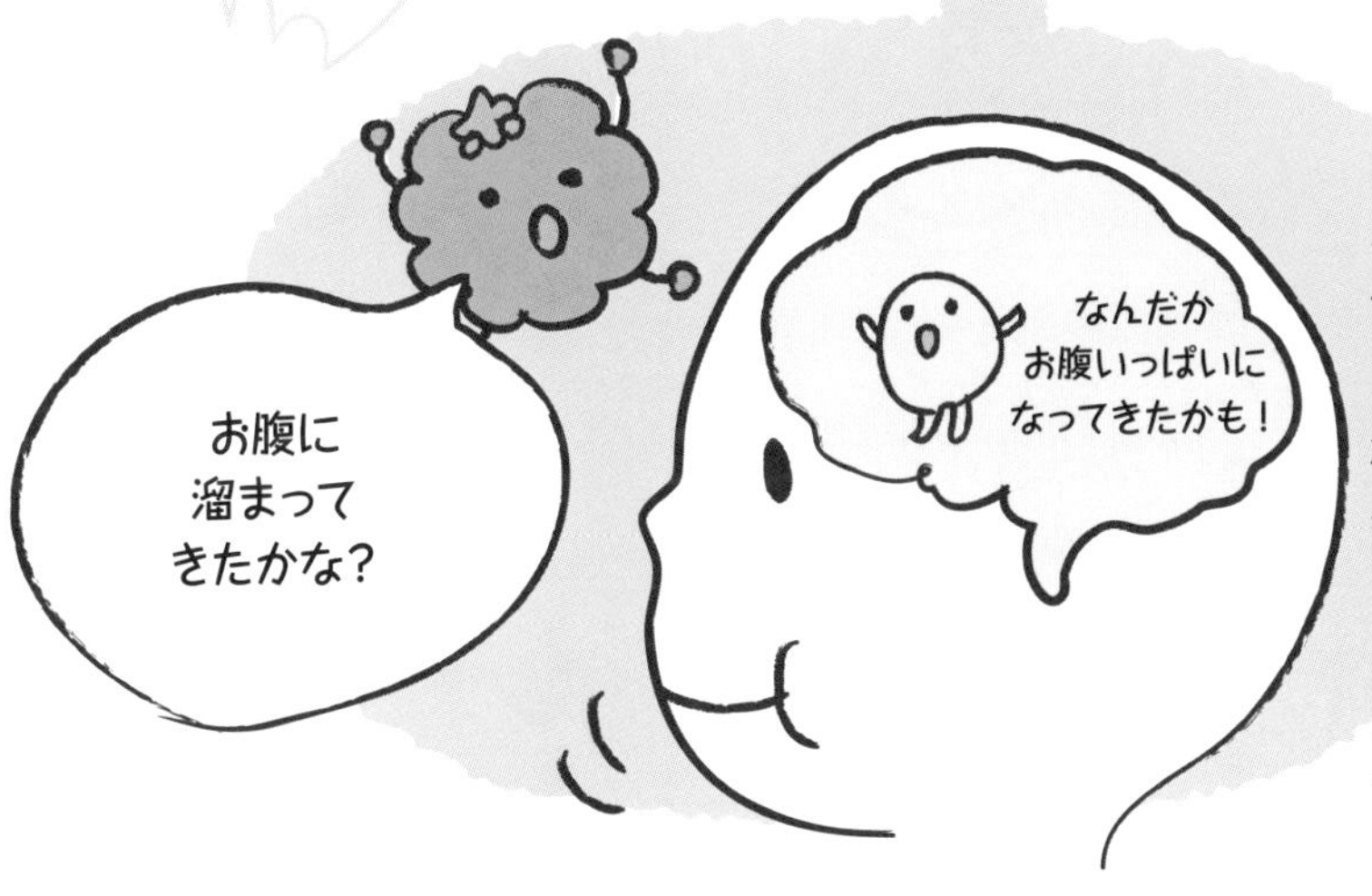
よく噛むことでヒスタミンというホルモンが分泌されます。ヒスタミンは満腹中枢を刺激してくれるホルモンで、これが分泌されることによって、脳が「お腹いっぱいだ」と感じやすくなるのです。
なんだか お腹いっぱいに なってきたかも！
お腹に 溜まって きたかな？

のです。この消化酵素には、栄養をスムーズに吸収してくれる効果があります。

もう1つは食欲を抑制するヒスタミンと、脂肪燃焼を促すレプチンというホルモンが分泌されること。よく噛むと、脳が「食事をしている」と認識し、ヒスタミンが分泌されます。このヒスタミンが満腹中枢を刺激してくれるのです。レプチンには代謝を活発にする作用があるため、ゆっくりとよく噛んで食事することを心がけましょう。

食べ方④

「食べない」は悪影響だった!?

どれだけ忙しくても朝食は食べたほうがいい？

説明しよう！

朝食を食べることで血糖値を安定させて疲れ知らずな体に

忙しく時間に追われている状況で、ついつい抜いてしまいがちな朝食。食事を抜くという言葉だけを聞くと、ダイエットにもなると感じてしまう人もいるかもしれません。しかし、朝食を抜くことは疲れや老けにつな

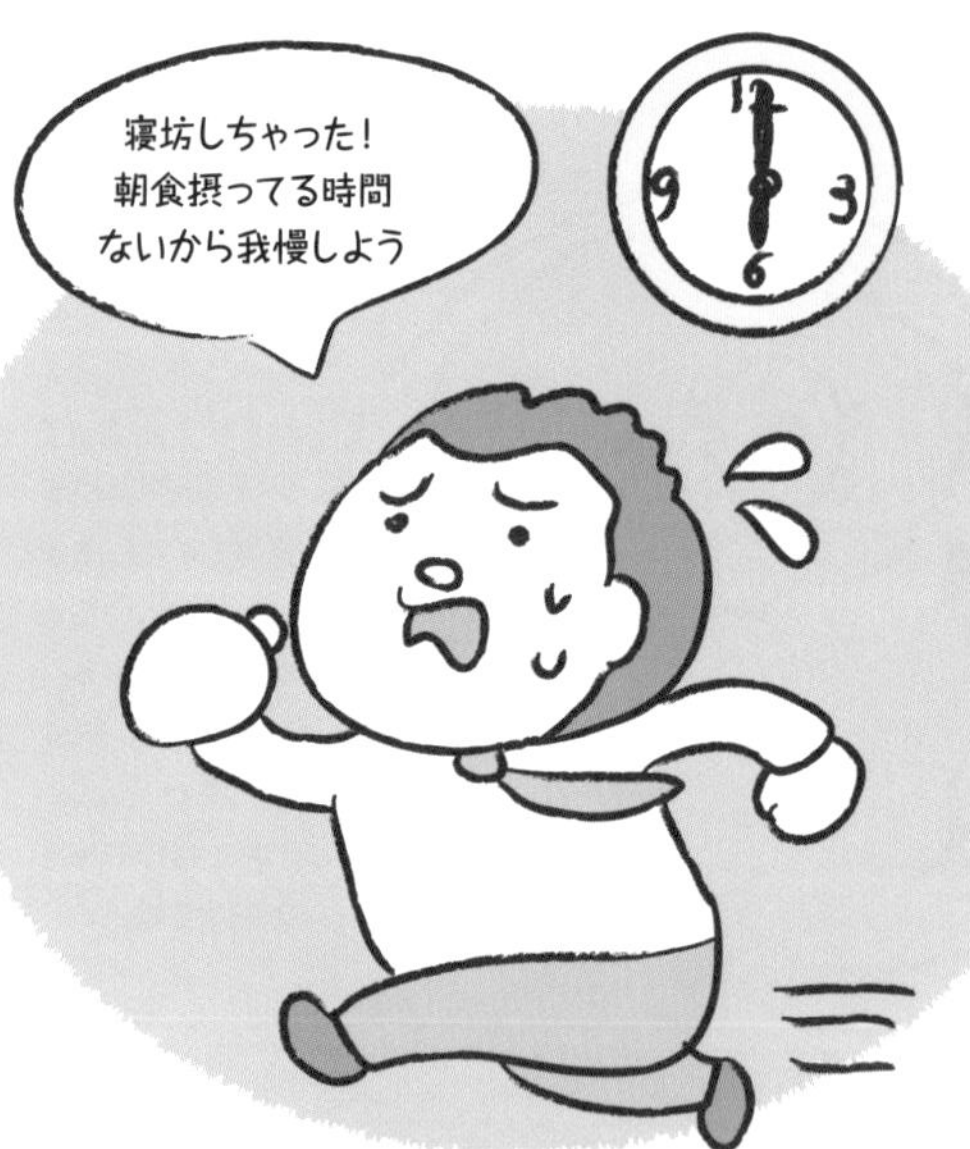
寝坊しちゃった！
朝食摂ってる時間
ないから我慢しよう

忙しい朝、どうしても朝食を抜いてしまいがちですが、朝食を抜いてしまうと、体に大きな負担をかけることになってしまいます。

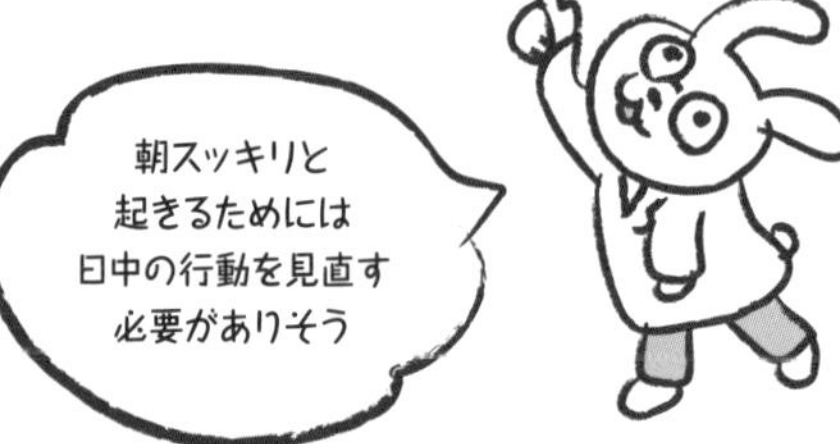
朝スッキリと
起きるためには
日中の行動を見直す
必要がありそう

がってしまう最悪の行為です。

人間は、寝起きの状態だと血糖値が低くなっています。朝食を食べることには、睡眠時に下がった血糖値を安定させる効果が見込めるのです。朝食を抜いたとき、かなり空腹なので昼食をガツガツと食べてしまっていませんか？ 突然、お腹にたくさんの食べ物を入れてしまうと、血糖値の乱高下によって体のなかのエネルギーが不足し、体に大きな負担がかかってしまうのです。

ヨーグルトなど、サッと食べられるものでも結構です。疲れを溜めないためにも朝食を摂る習慣を身につけましょう。

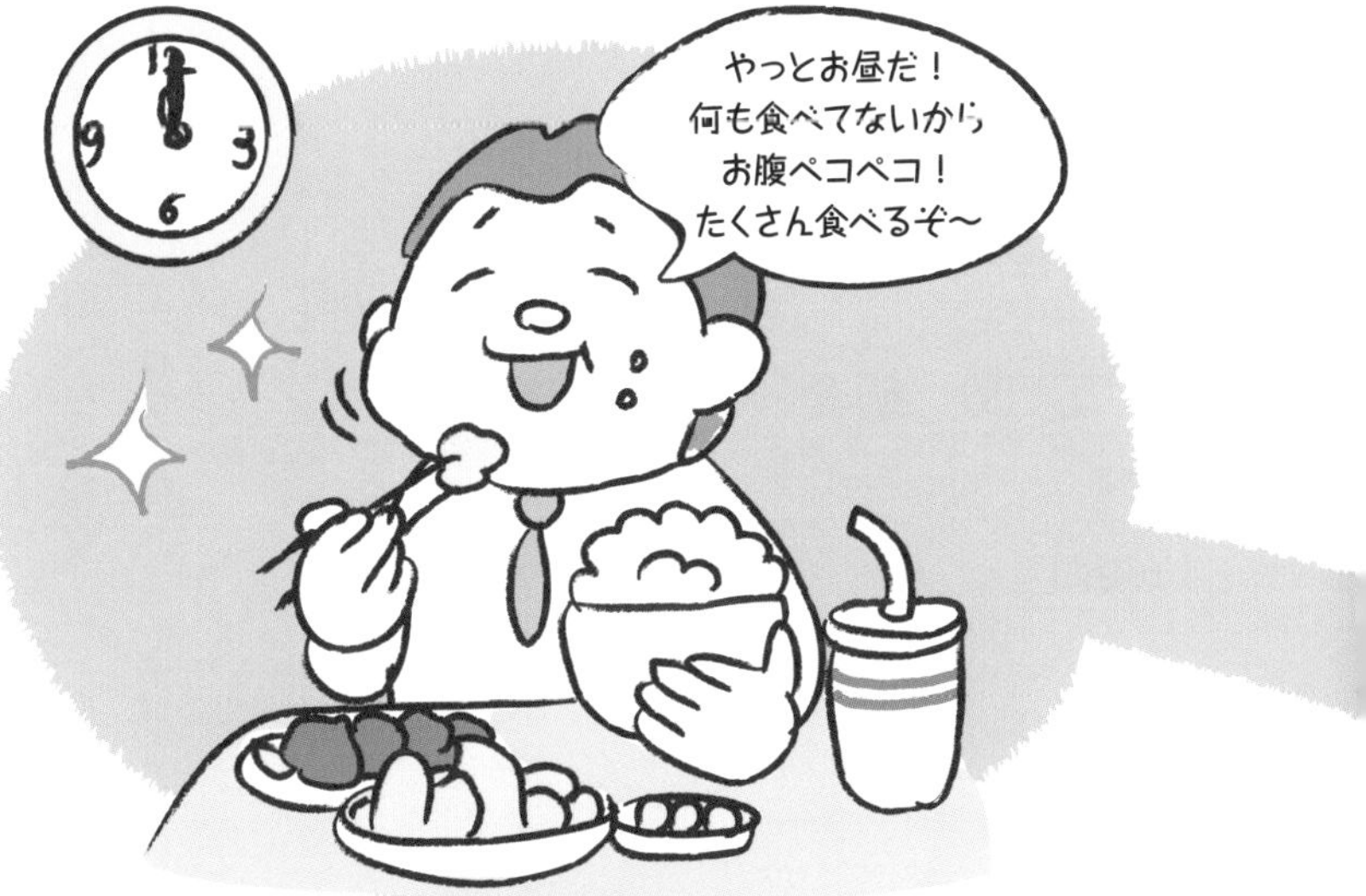

やっとお昼だ！
何も食べてないから
お腹ペコペコ！
たくさん食べるぞ〜

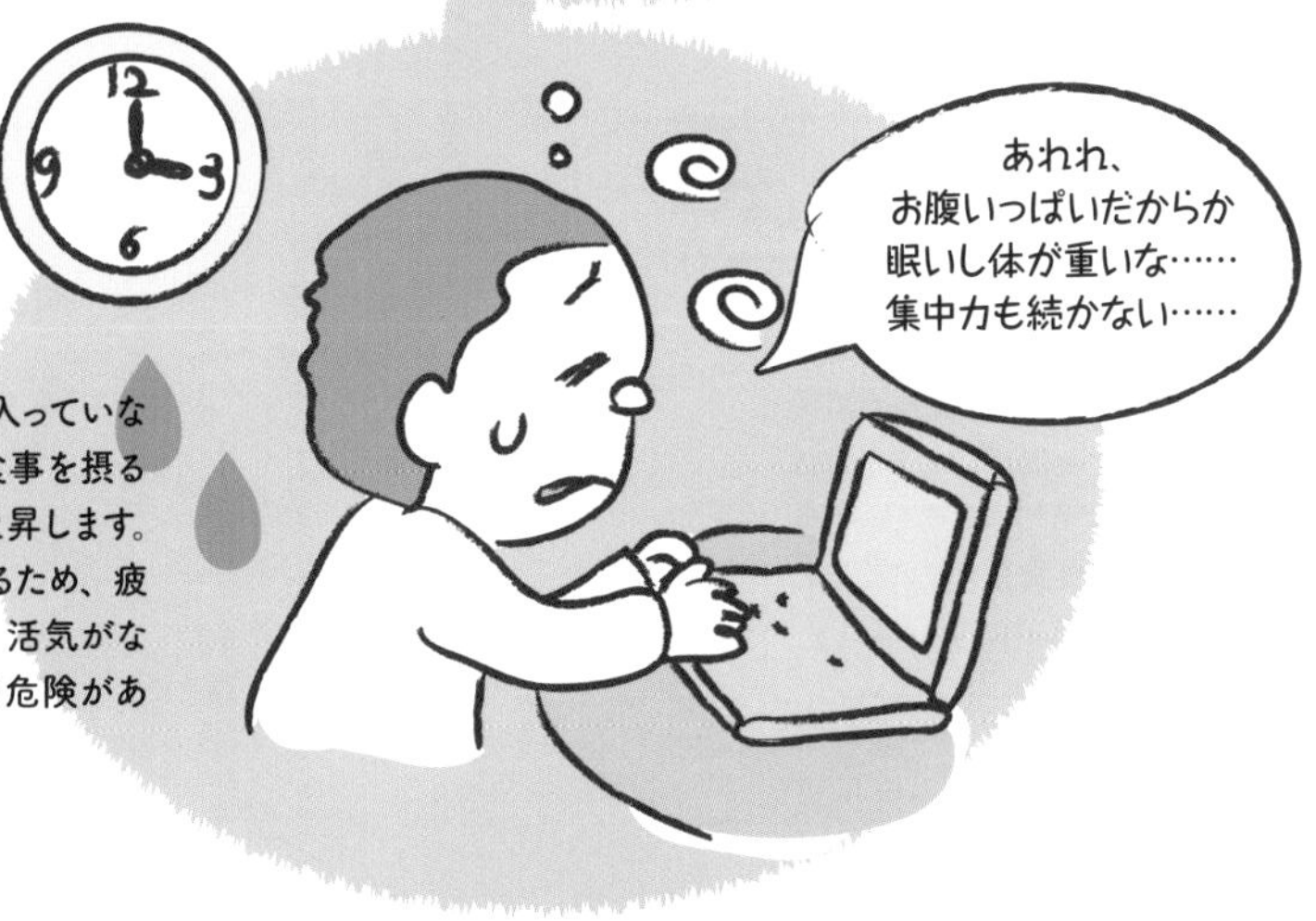

あれれ、
お腹いっぱいだからか
眠いし体が重いな……
集中力も続かない……

長時間、胃に何も入っていない状態から突然食事を摂ると、血糖値が急上昇します。そのあと急降下するため、疲れが溜まりやすく、活気がなく老け込んでしまう危険があるのです。

食べ方⑤

昼食と夕食の間隔が無意識のうちに開いてしまっている!?

食事の間隔を調整することには何の意味があるの？

説明しよう！

間隔調整のため！糖質20g以内ならおやつを食べてOK

P90～91では、朝食を抜くことは血糖値が乱れてしまうため、よくないことだと説明しました。朝食を食べることで血糖値を安定させることはできますが、「食事を抜く」という点に関してはどの状況であってもおすすめできないのです。

血糖値を安定させ、老けない体をつくっていくためには、6時間以上食事の間隔が開いてしまうことはご法度。時間が開くほど食後の血糖値は急激に上昇します。

無意識に開きがちなのが昼食と夕食の間。食事の間隔を6時間以内に保つためには、間食が必須となりますが、ナッツや甘栗、和菓子、フルーツなどの糖質が低いものであれば問題なく食べることができます。

食事の間隔

6:00　朝食

6時間

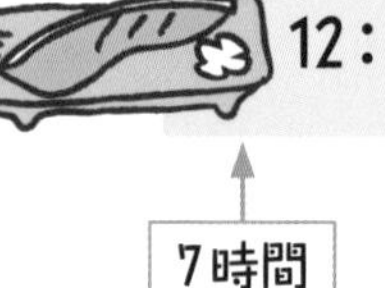

12:00　昼食

7時間

19:00　夕食

一見、一般的な食事の間隔だと思いますが、実は食事の間隔を6時間以上開けてしまうのはあまりおすすめできません。それでは、一体昼食と夕食の間はどのように調節するのでしょうか？

15：00〜16：00で間食OK！

ちょこっとおやつを食べて食事の間隔を調整だ！

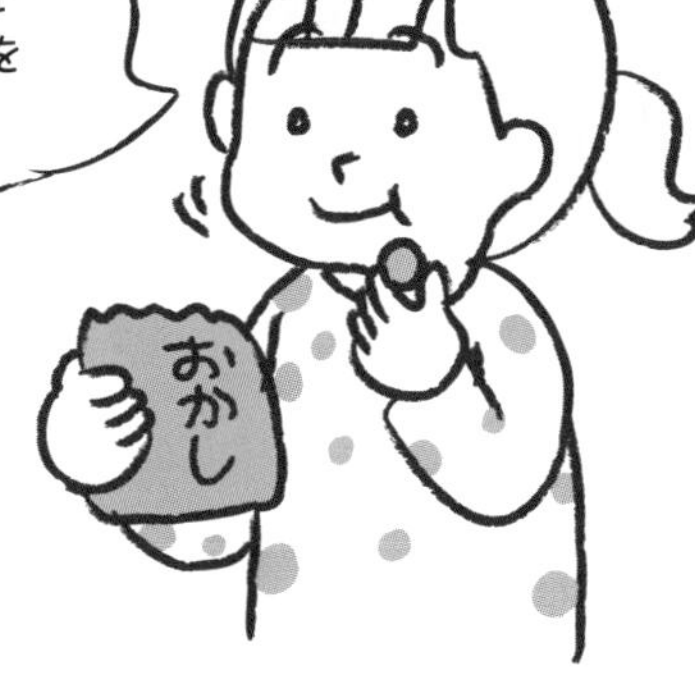
おかし

一度に食べすぎないよう、小袋に入っているものがおすすめです。

間食におすすめのおやつ

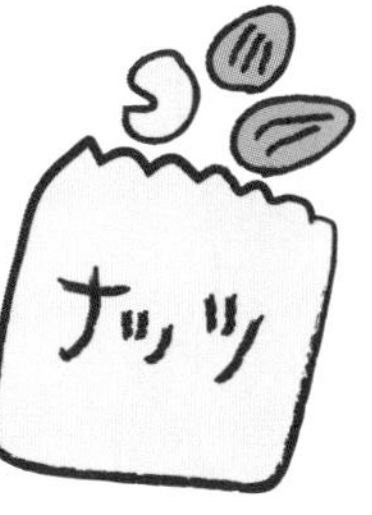
ナッツ

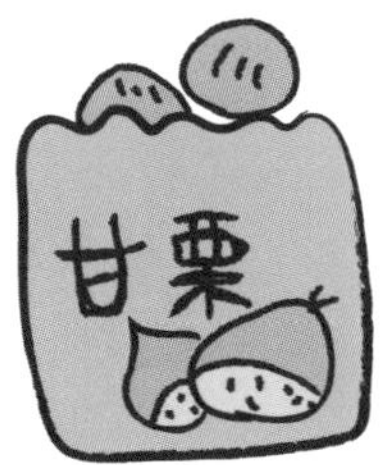
甘栗

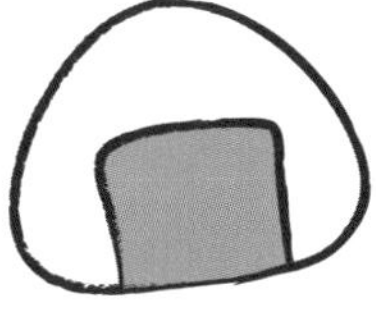

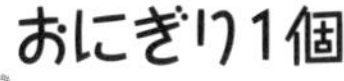
おにぎり1個

おにぎりは炭水化物ですが、1個なら問題ありません。間食時に気を付けるべきは糖質。1日20ｇを目安に糖質の低いおやつを上手に選ぶことができれば、おやつも食べられて食事の間隔も調節できるので、一石二鳥です。

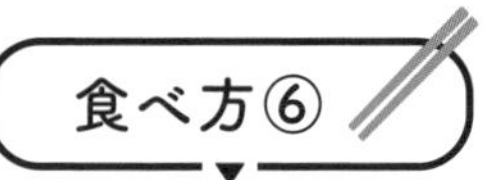
食べ方⑥

よい食べ物と適切な時間……どちらが欠けても成り立たない

夜遅くに食事を摂ることはどうして体に悪影響なの？

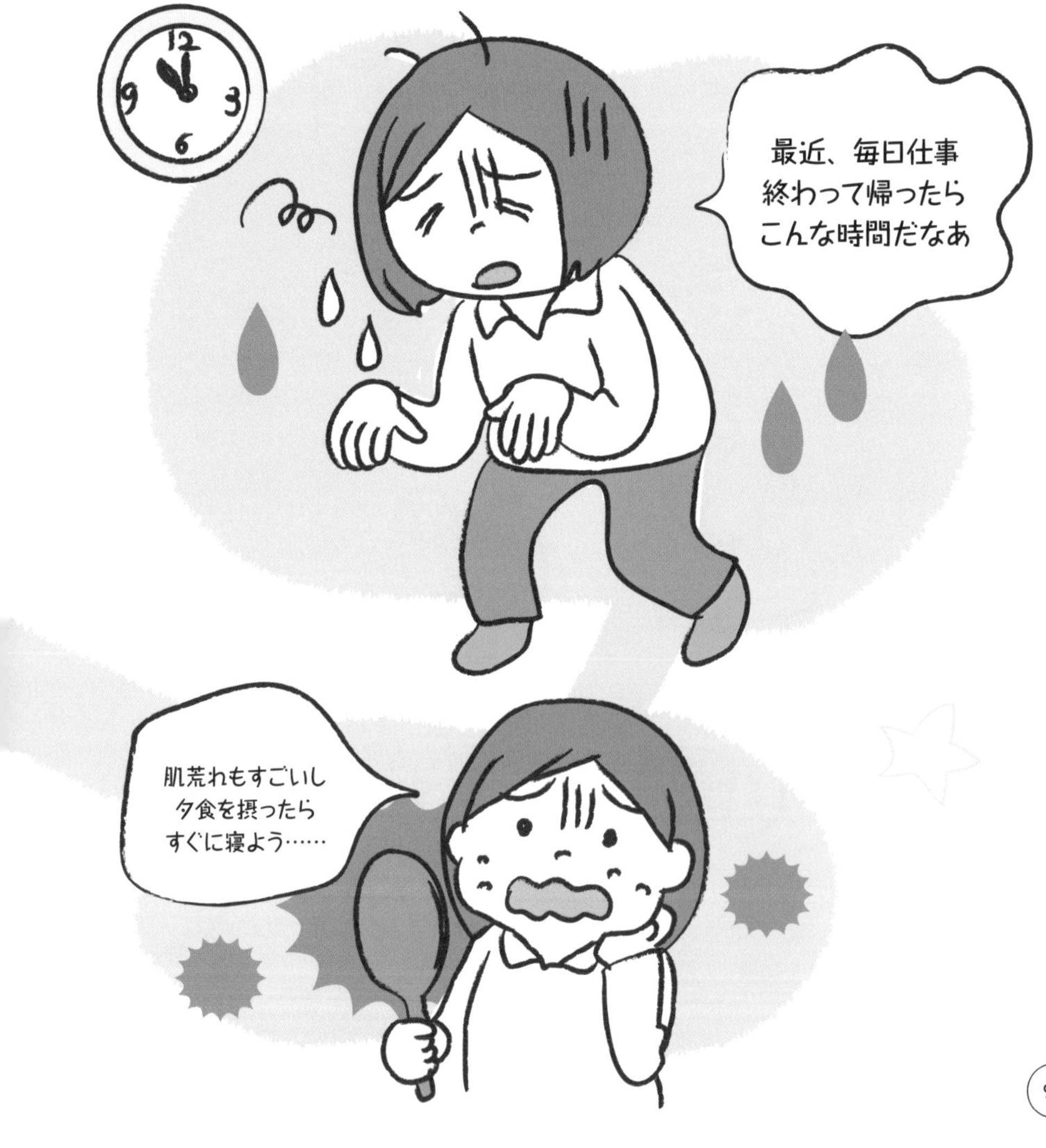

最近、毎日仕事
終わって帰ったら
こんな時間だなあ

肌荒れもすごいし
夕食を摂ったら
すぐに寝よう……

説明しよう！

栄養を毒にしないためにも体内時計に合わせて食事を

夜遅くに食事を摂る生活をしていたら、いつの間にか肌が荒れていたという経験はありませんか？

人間の体には体内時計があります。どんなに栄養がたっぷりの食事でも、体内時計のリズムに合わせて食事を摂らないと、それは体にとって毒となります。

体内時計が狂ってしまうと、胃腸が不調になってしまいます。胃腸が不調になると栄養が上手に吸収されないのです。

人間の体には
体内時計が
あるよ！

肌荒れの原因は夜遅くまで活動していることではなくて、夜遅くに食事を摂ってしまっていることかも。体内時計に合わせたリズムで食事を摂らなければ、よい栄養価の食べ物もとたんに体の負担になってしまいます。

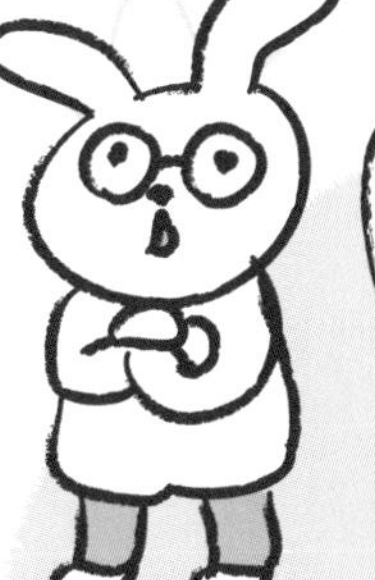
辛いものをたくさん
食べると次の日
お腹が痛いのと同じで
胃は慣れていないことに
弱い器官なのかも……
最近、胃に食べ物が
入ってくる時間が遅くて
僕も疲れちゃったよ
負担
不調

体内時計のリズムが狂うと胃の調子が悪くなってしまいます。胃腸が本調子ではないと、栄養も満足に吸収できないので、体のあらゆるところに栄養が行き届かなくなり、見た目にも不調があらわれてしまうのです。

食べ方⑦

ごはん・味噌汁・漬物は健康的な食事ではない

長生きすると噂の「粗食」は老化を促進させる食習慣だった？

粗食って何？

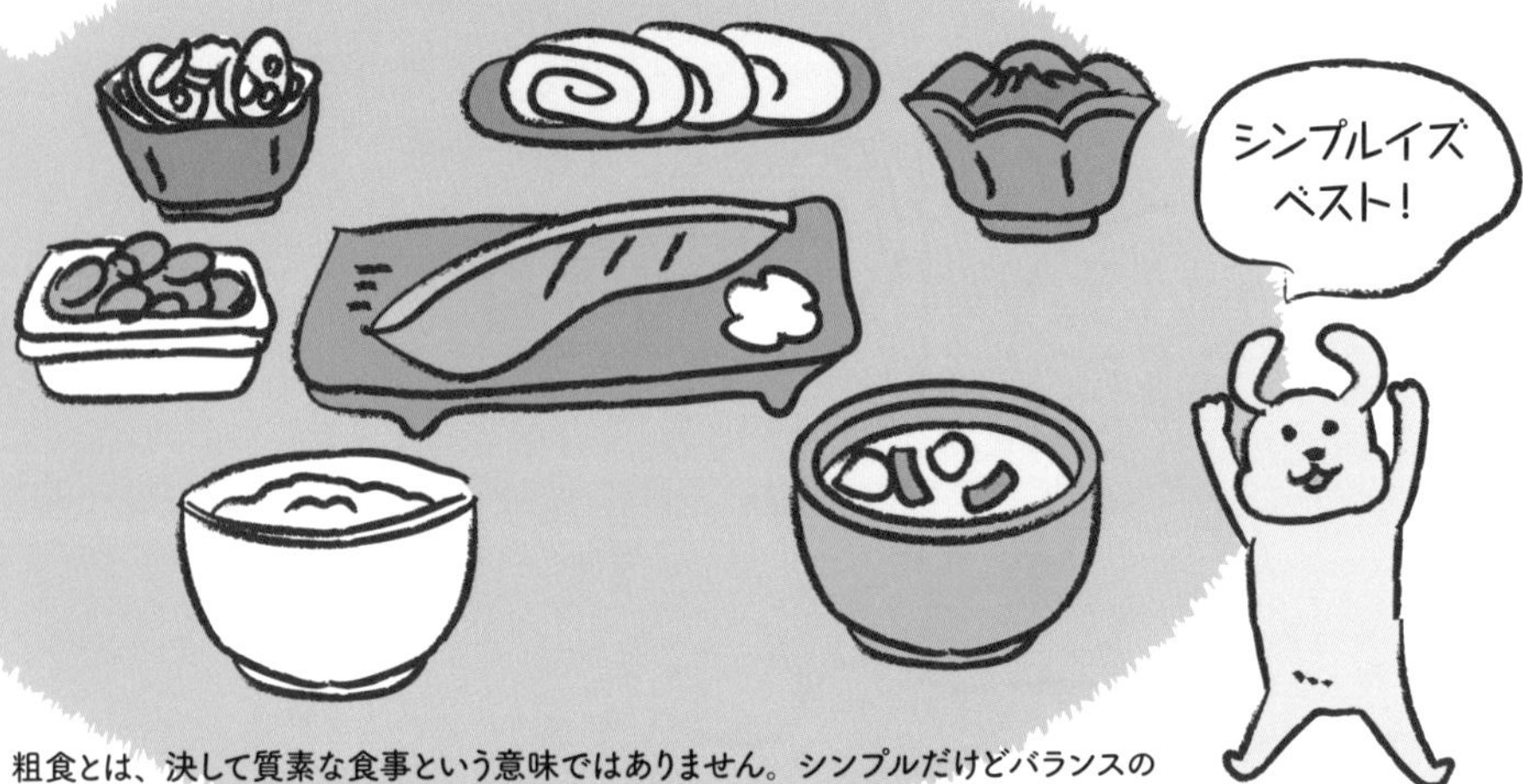
シンプルイズベスト！

粗食とは、決して質素な食事という意味ではありません。シンプルだけどバランスのよい食事という意味です。そのため、豆類、海藻類、たんぱく質や食物繊維など、満遍なく栄養を摂れる食事が正しい「粗食」となります。

説明しよう！

栄養バランスが取れた和食のことを「粗食」という

みなさんは、以前ブームになった「粗食」をご存じですか？　これは、未精製の穀物と味噌汁、野菜、豆類、魚介類、海藻類で構成された和食のこと。しかし、この「粗食」というワードが違った意味で有名になり、ごはん、味噌汁、漬物の組み合わせの食べ方だと広まってしまったようです。もし、粗食に対してこの認識を持っている人は、ここで情報をアップ

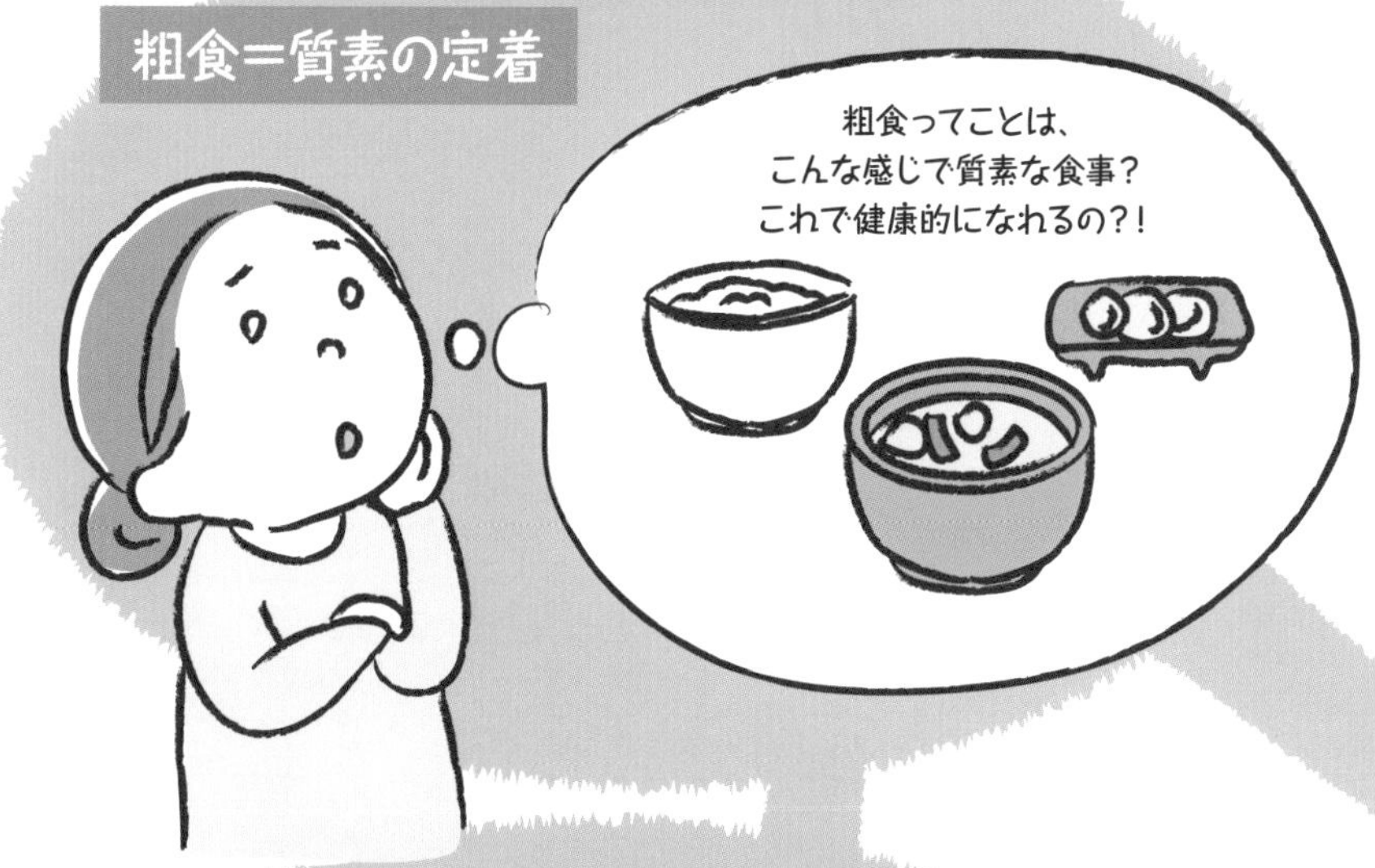
粗食＝質素の定着
粗食ってことは、
こんな感じで質素な食事？
これで健康的になれるの？！

間違った粗食を続けてしまうと……

低栄養
塩分過多

粗食のよいところは、脂肪や塩分の摂取を控えることができるバランスの取れたいい食事だということ。しかし、間違った粗食は塩分の塊のようなもの。若返るどころか血管も体もどんどんボロボロになってしまうかもしれません。

デートしてください。

粗食は、続ければ血液がサラサラになり、血管も健康になるといわれています。しかし、ここで紹介した間違った粗食は、肉類も魚介類も食べない「低栄養」な食事。さらに、塩分量も気になりますね。何より、この食事ではたんぱく質と脂質が少なすぎるのです。

脂質はともかく、たんぱく質は体を構成する基本成分。不足するとさまざまな不調に襲われ、血管が若返るどころか、体も見た目も老け込んでしまう可能性があるのです。

COLUMN 4

姿勢が正しいだけで若々しさを保てる

姿勢改善のために日常のなかでできることはたくさんある

長時間の携帯の使用や在宅ワークで、姿勢が気になっている人も多いのでないでしょうか？　最近では悪い姿勢によってできた首のしわやたるみに悩む人も増えています。

姿勢がよくなり、首のしわがなくなると、それだけで若々しく見えます。そのためにできることは日常のなかにたくさんあるのです。

まず、携帯の使用中は画面をのぞき込むのではなく、肘を上げてスマホを目の高さに持ってくるようにします。そうすれば前のめりにならず、悪い姿勢を防げます。

長時間座っているときは、椅子の背もたれに寄りかかりすぎないこと。その状態だとお腹が出て、骨盤がうしろに倒れてしまいます。立っている間は、横から見て耳・肩・腰・くるぶしが一直線につながるような姿勢を意識しましょう。

寝るときは枕を低めに。そうすることで首に角度がつかず、負担のない状態を保てます。

これらのことを一度に実践しようとすると大変なので、できそうなことを少しずつ、短時間でもよいので毎日続けることが大切です。

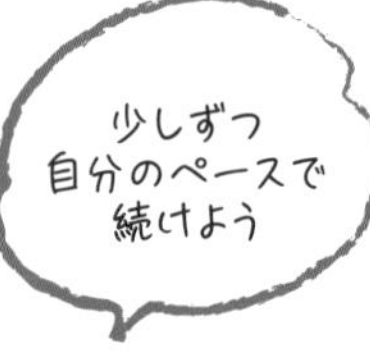
少しずつ
自分のペースで
続けよう

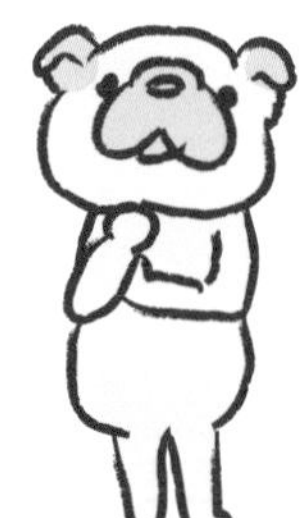

5章

老けを改善する栄養素のキ・ホ・ン

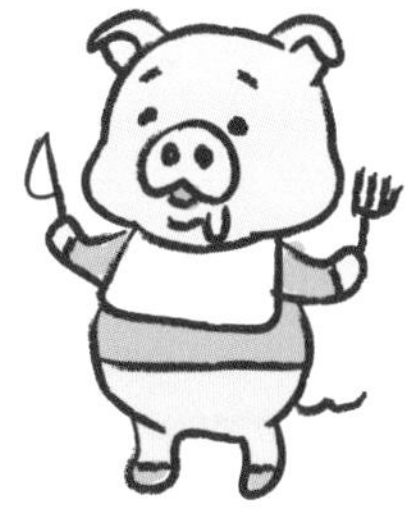

貧血には鉄分、乾燥肌にはたんぱく質など、必要な栄養素を摂取することで、その悩みを改善することができます。効果的な栄養素を摂取し、不足を補うことが老け改善への近道です。悩み別に、それぞれどんな栄養素を摂ればよいのかを解説していきます。

栄養素①

外部的な要因に気を取られないで！

乾燥が気になる人はどんな栄養を摂ればいい？

乾燥肌に有効な栄養素

1 たんぱく質

たんぱく質は皮膚の細胞をつくる原料となります。肌の弾力を保つコラーゲンも含まれており、健やかな肌を保つには欠かせない栄養素です。

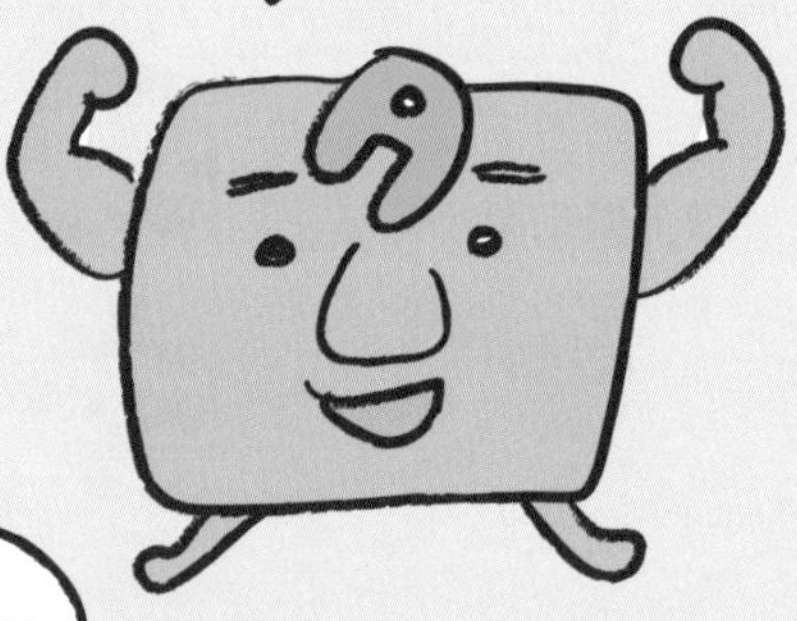
肉や魚、大豆製品に含まれています
タ

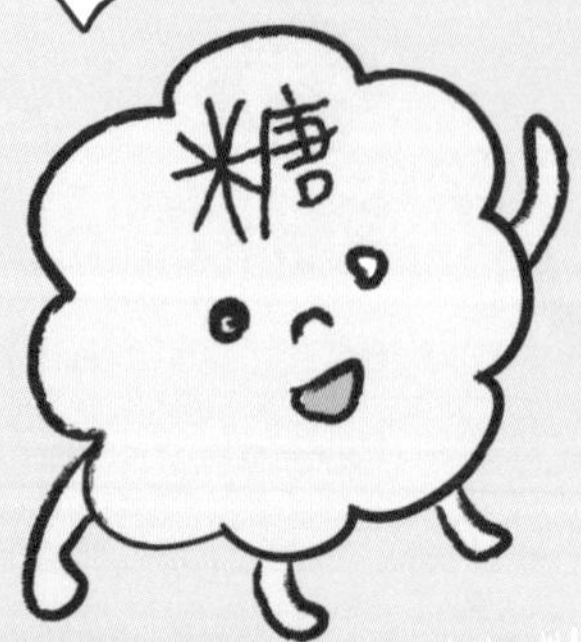
青魚やナッツ類などの植物油にたっぷり入っているよ
糖

2 必須脂肪酸

必須脂肪酸は、肌を外的刺激から守ってくれる皮脂の原料となる栄養素です。肌のターンオーバーを活性化し、細胞が生まれ変わるのをサポートしてくれます。

説明しよう！

たんぱく質と必須脂肪酸が効果あり

肌がカサカサするのは、空気の乾燥による外的な要因だけではありません。食事が偏ることで、知らないうちに乾燥肌を招いている場合があります。

潤い肌を保つために欠かせないのが、たんぱく質と必須脂肪酸です。たんぱく質は肉や魚、卵、大豆製品などに含まれ、必須脂肪酸は青魚やナッツ類などの植物油などに含まれています。ただし、摂りすぎは太る原因になるので気を付けましょう。

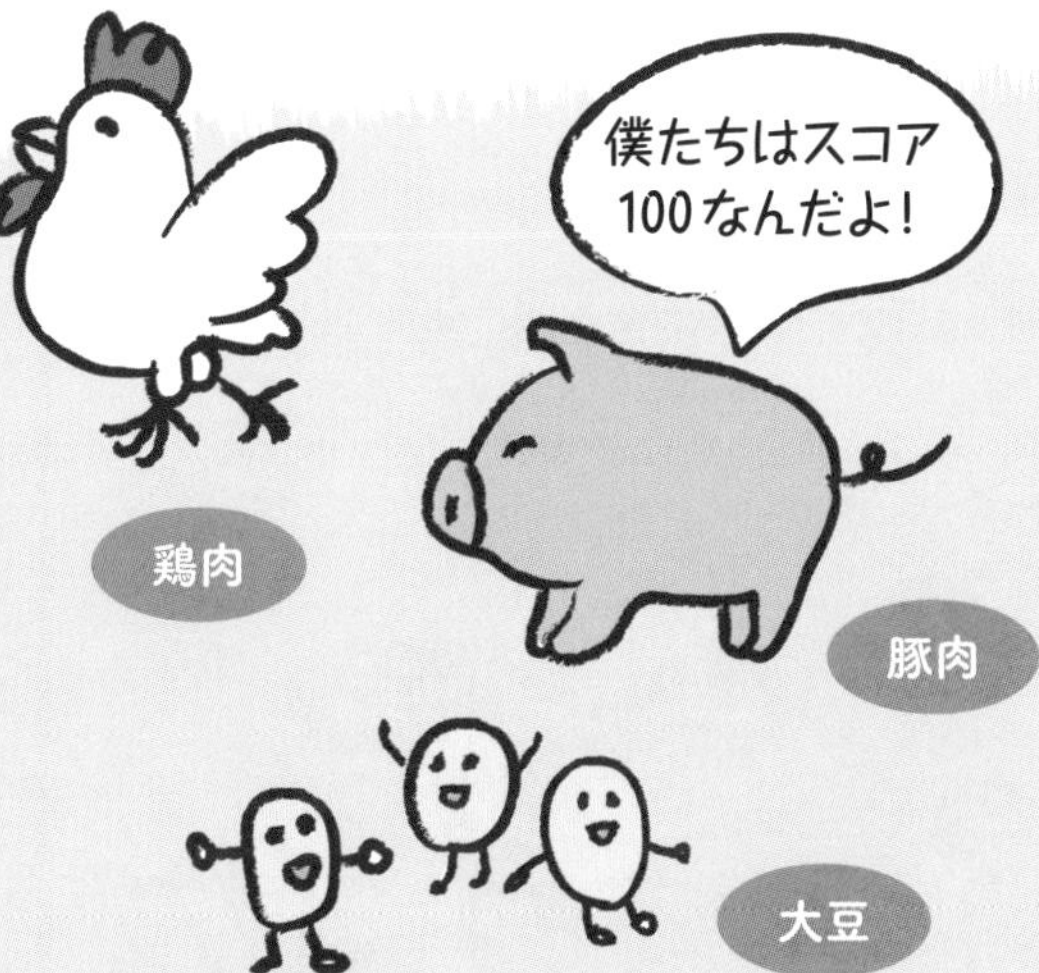
僕たちはスコア100なんだよ！
鶏肉
豚肉
大豆

3 アミノ酸スコアの高いたんぱく質

アミノ酸スコアとは「質のよいたんぱく質」のこと。全9種類の必須アミノ酸をバランスよく含んでいるものを指し、それを数値化したものが「アミノ酸スコア」です。スコアが100に近いほど「質のよいたんぱく質」となります。

効率的に栄養を摂るコツ

青魚
（アジ、サバなど）

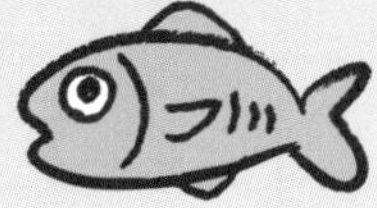

4 オメガ3系の油

体内でつくれない必須脂肪酸のこと。不足しがちな栄養素のため、肌や髪の乾燥が気になったら積極的に摂るのがおすすめです。脂肪と聞くと太るイメージを持ちがちですが、バランスよく摂ればアンチエイジングにも役立ちます。

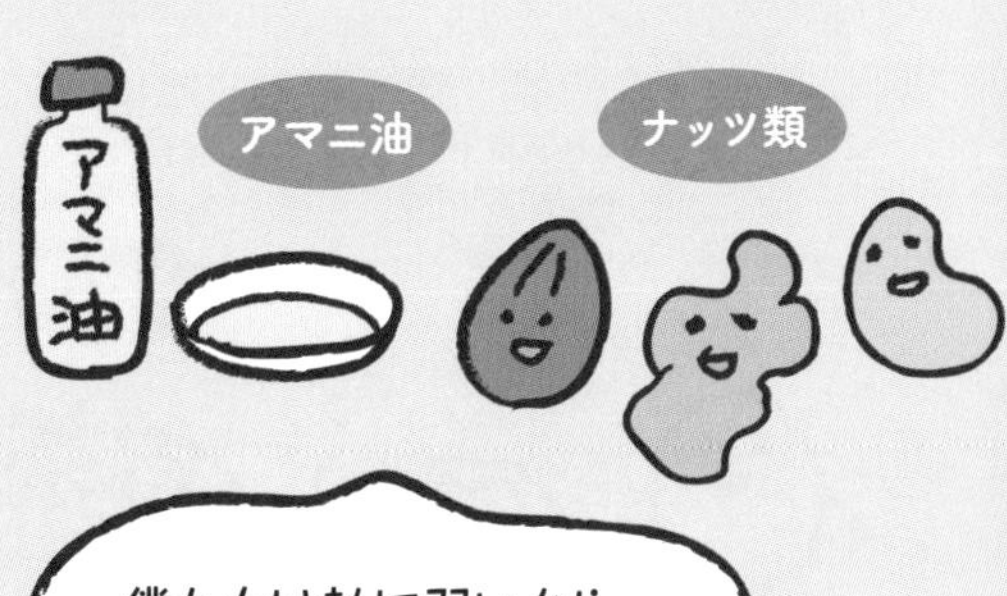
アマニ油
アマニ油
ナッツ類

僕たちは熱に弱いから、できるだけ生で食べてね！

栄養素②

ビタミンは種類がとても豊富？

肌を内側から潤わせるために必要なビタミンってどんな効果があるの？

説明しよう！

肌の再生を促すビタミンも欠かせない栄養素

潤い肌をキープするためには、肉や魚といった良質なたんぱく質と、青魚やアマニ油などのオメガ3系オイルを摂取することが大切。しかし、この2つだけでは不十分です。それらに加えて、各種ビタミン類も積極的に

1 ビタミンA

ビタミンAは強い抗酸化作用を持ち、肌の乾燥を防いでくれる栄養素。にんじんやレバー、小松菜、うなぎ、乳製品などに多く含まれます。

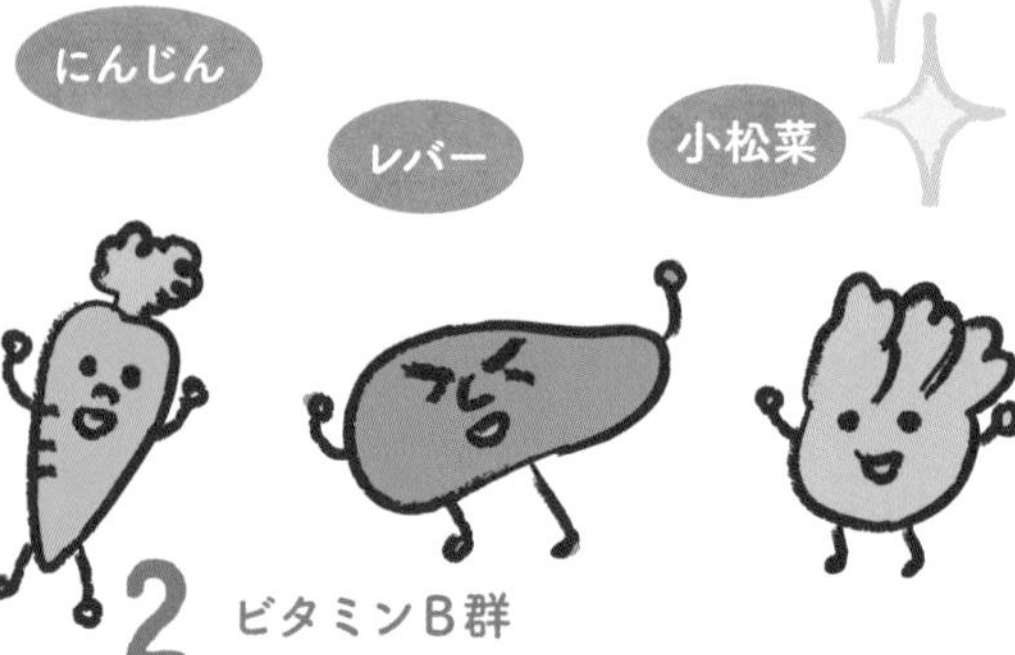
にんじん
レバー
小松菜

2 ビタミンB群

ビタミンB群は卵や納豆、マグロ、レバーなどに含まれており、皮膚や粘膜を健やかに保つ働きがあります。

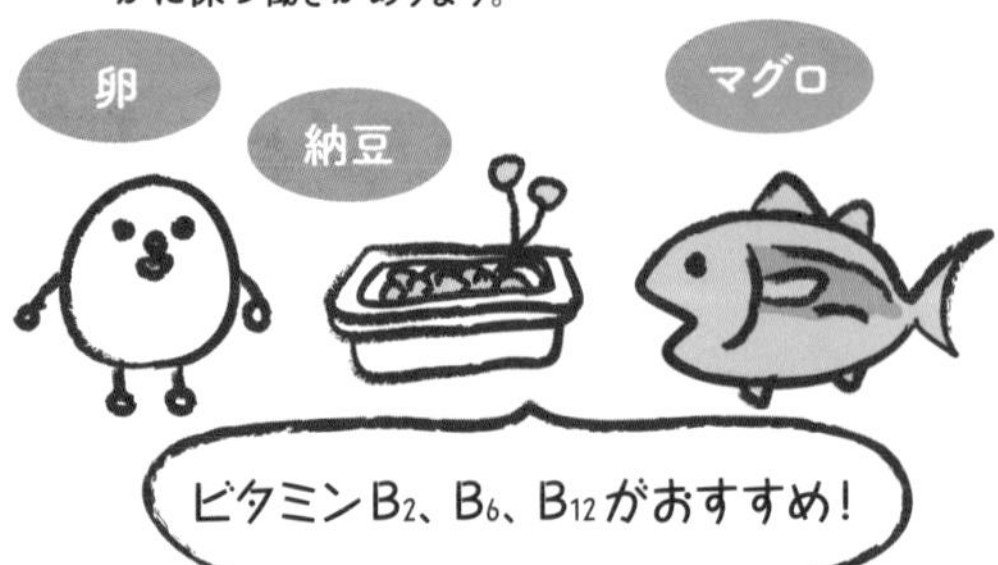
卵
納豆
マグロ

ビタミンB_2、B_6、B_{12}がおすすめ！

摂るようにしましょう。

ビタミンには、肌のターンオーバーを助けたり、紫外線によるダメージから肌を守ったりする働きがあります。ビタミン類を摂取して、体の内側から肌をケアしてあげることが大切なのです。

ビタミンAは肌の生まれ変わりをサポートし、ビタミンB群は健康な皮膚の成長を助けるなど、一口にビタミンといってもそれぞれが持つ役割は異なります。特に、水溶性のビタミンB群やビタミンCは体内にストックしておくことができないため、日々の食事で少しずつ、こまめに摂取することがポイントです。

3 ビタミンC

ビタミンCはコラーゲンの生成を促し、抗酸化作用を高めてくれます。代表的な食品はレモン、パプリカ、ブロッコリーなどです。

4 ビタミンE

ビタミンEはアーモンド、アボカドなどに多く含まれており、肌の血行促進や新陳代謝をサポートしてくれます。

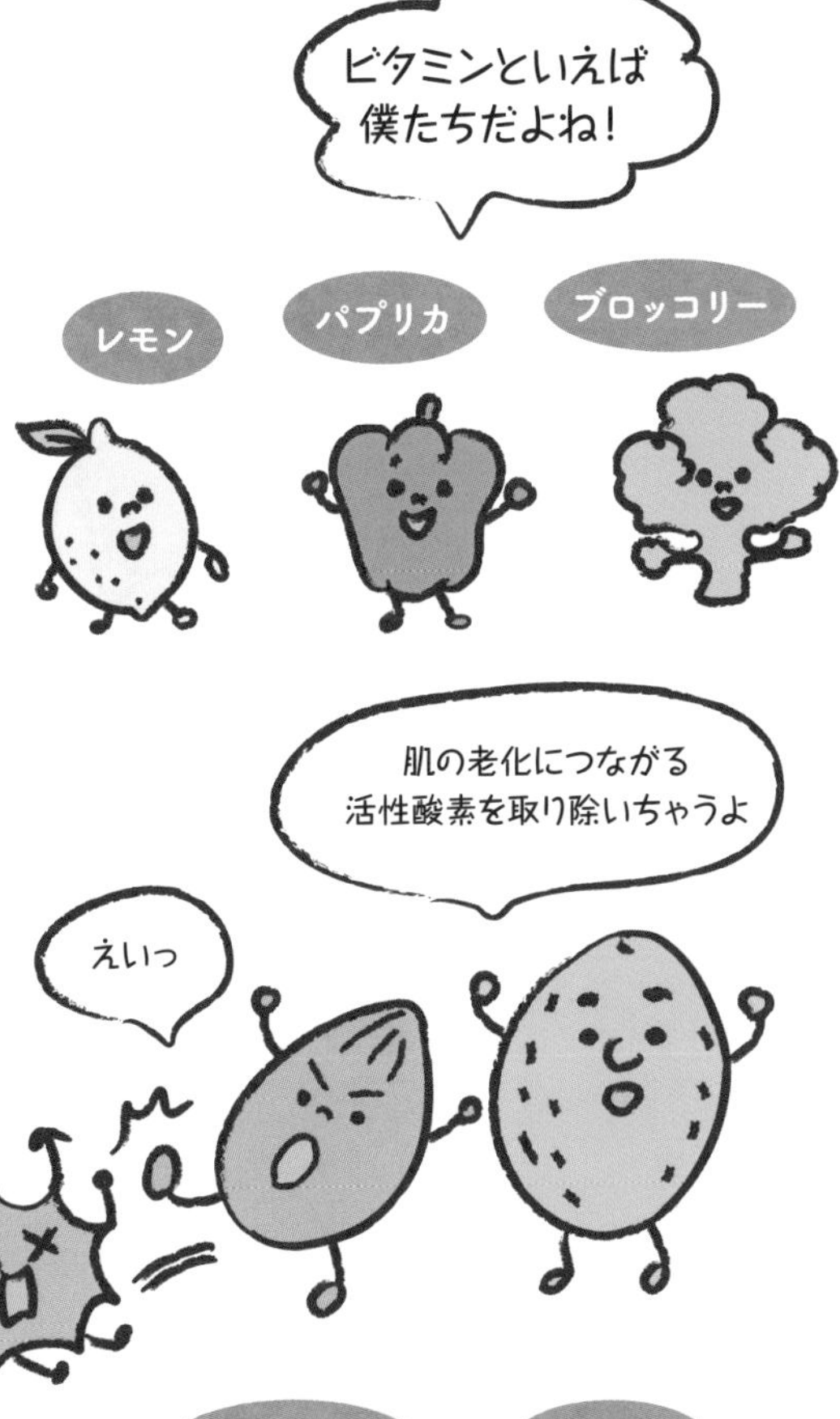
ビタミンといえば
僕たちだよね!
レモン
パプリカ
ブロッコリー
肌の老化につながる
活性酸素を取り除いちゃうよ
えいっ
アーモンド
アボカド

栄養素③

加工食品を買うときは塩分量をチェック！

老けて見えるむくみとしわにはどんな対策ができる？

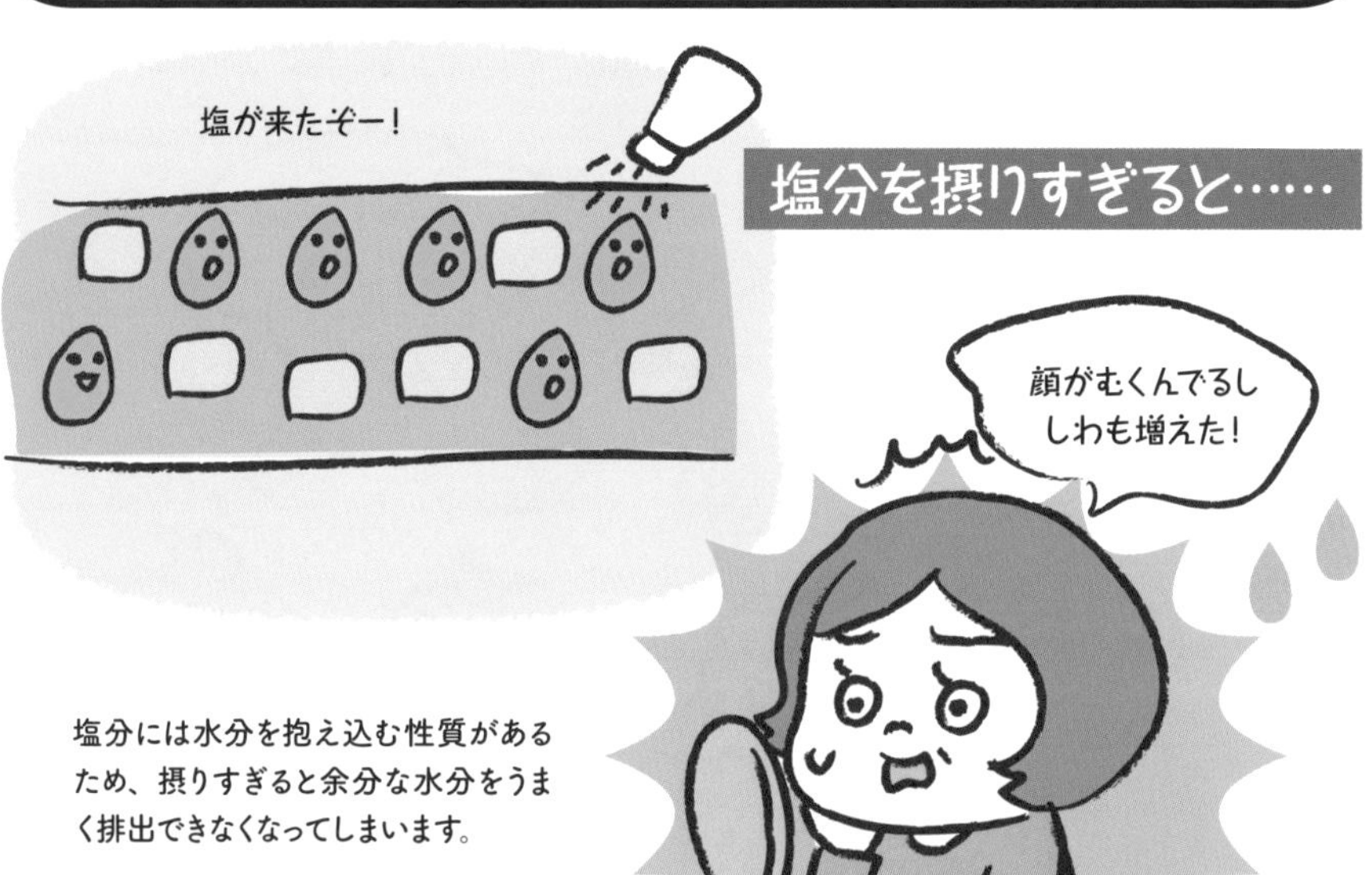

塩が来たぞー！
塩分を摂りすぎると……
顔がむくんでるし
しわも増えた！

塩分には水分を抱え込む性質があるため、摂りすぎると余分な水分をうまく排出できなくなってしまいます。

説明しよう！

塩分の摂りすぎはむくみやしわの大敵！

朝起きたら顔がむくんでいた、夕方になると足がむくんで靴がきつく感じる――。体がむくんでしまうのは、塩分の摂りすぎが原因かもしれません。

私たちの体には塩分濃度を一定に保とうとする働きがあるため、塩分過多になると、薄めるため体内に水分が蓄えられます。その働きにより、体がむくんでしまうのです。

また、体内の水分バランスを保とうとして皮膚

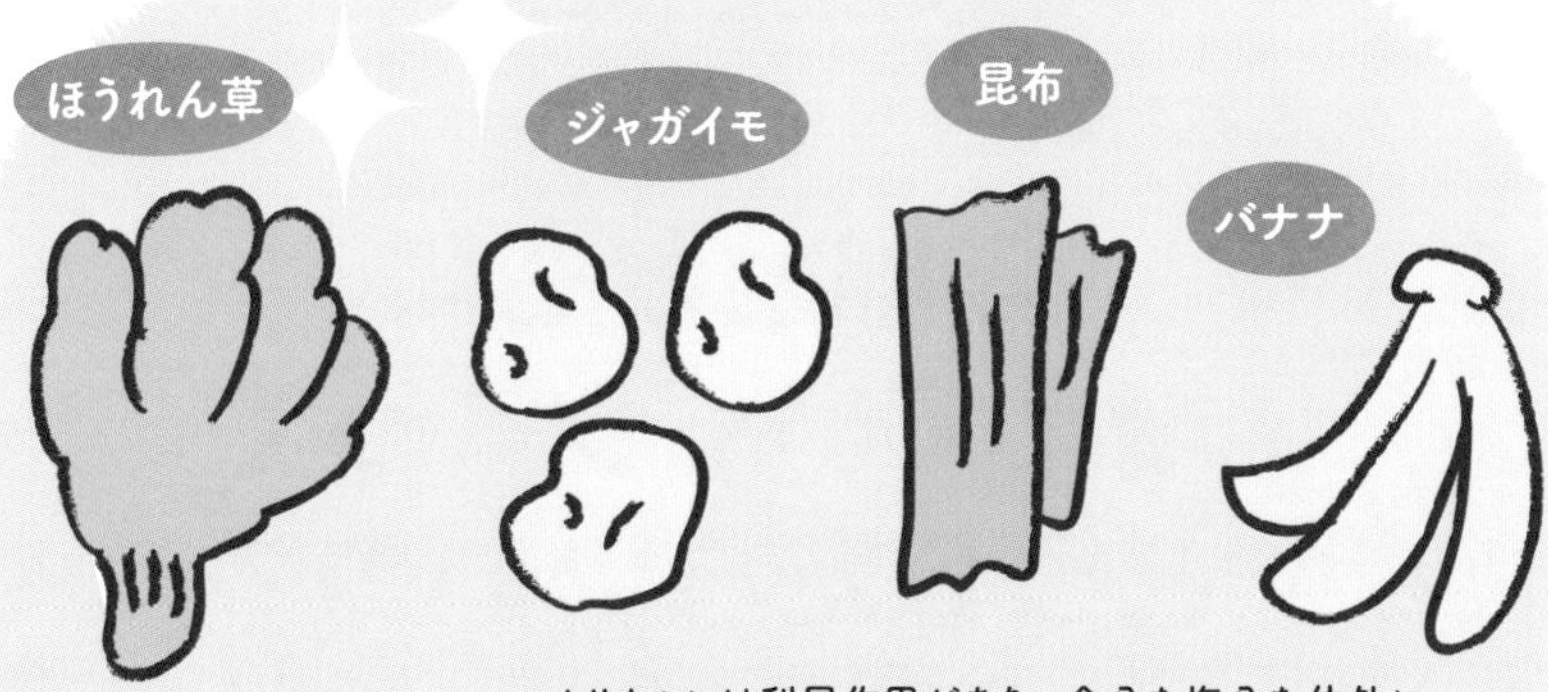
ほうれん草
ジャガイモ
昆布
バナナ

カリウムには利尿作用があり、余分な塩分を体外に排出してくれる働きが。ほうれん草やジャガイモ、昆布、バナナなどに多く含まれています。

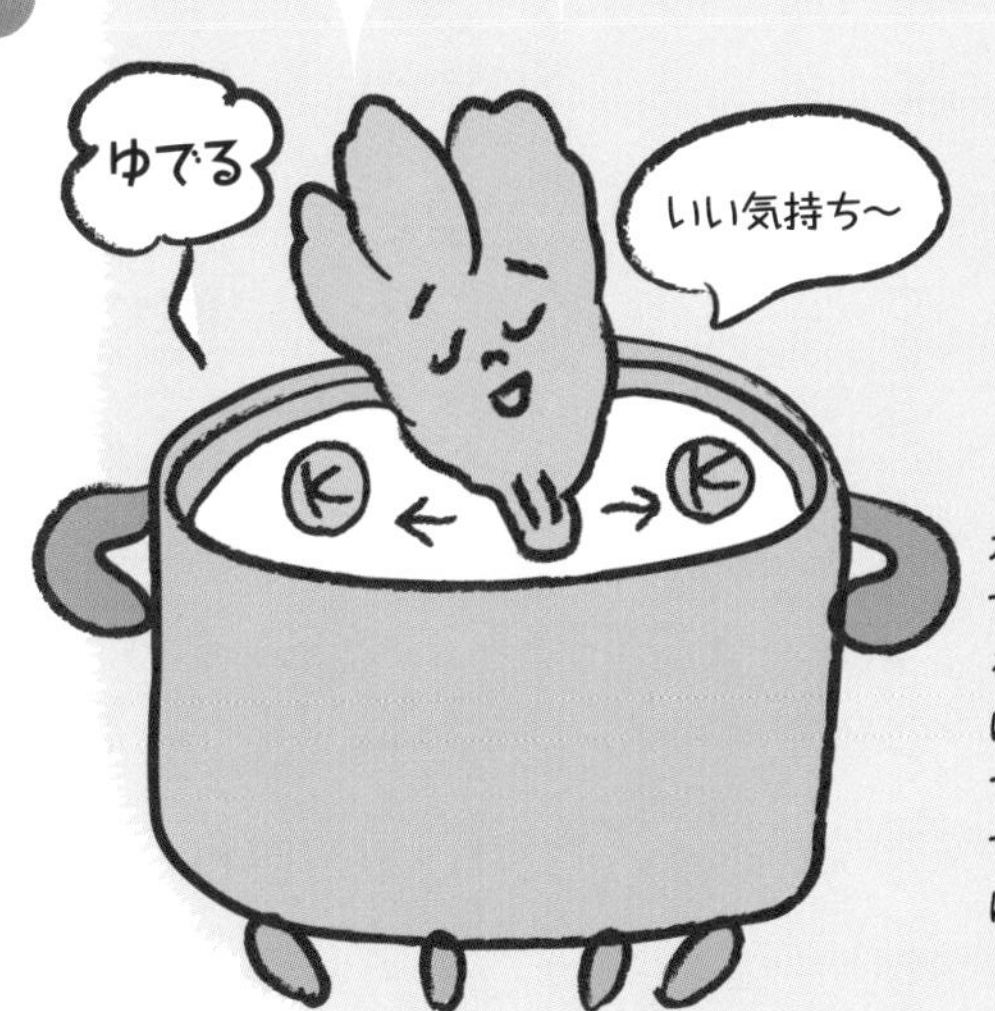
ゆでる
いい気持ち〜
K
K

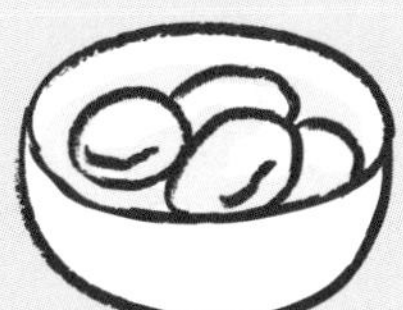

水にさらす

カリウムは水に溶け出す性質があります。そのためゆでたり水にさらしたりすると、カリウムの量が減ってしまうことに。食べる際は、流れ出た分も摂取できるよう汁物にするのがおすすめです。ただし、腎機能が低下している人はカリウムの摂りすぎに注意！

の細胞から水分を奪うため、肌が乾燥してしわを招いてしまいます。

ですから、むくみやしわが気になる場合は、塩分を控えてみてください。特に外食の料理や加工食品は、塩分が多いため注意が必要です。また、お酒を飲む人は、味の濃いおつまみは控えたほうがよいでしょう。

また、塩分の排出を助けてくれるカリウムを多く含む食べ物を覚えておくと便利です。カリウムには利尿作用があるため、バナナやジャガイモなどを食べるとむくみ予防につながります。

栄養素④

紫外線だけ気を付ければよいわけではない！

年齢とともに増えていくシミってどうしたらいいの？

説明しよう！

抗酸化作用の高い食品で紫外線対策を

老け見えの原因となるシミ。日光に当たりやすい顔や手は、シミができやすい部位です。

紫外線を浴びると肌はダメージを受けます。そのため日傘を差したり日焼け止めを塗ったりして紫外線を避けますが、抗酸化作用の高い食品を摂ることでも紫外線対策は可能です。

代表的な食品は、ポリフェノールが豊富なベリー類、リコピンを含むトマト、ビタミンCたっぷりの緑黄色野菜、ビタミンEを含むナッツ類です。

反対に肌を酸化させる食品もあります。たとえば、古い油を使った揚げ物やスナック菓子、ハムやソーセージなどの加工肉、清涼飲料水など。それらに含まれる添加物は酸化を進めてしまうため、摂りすぎには注意しましょう。

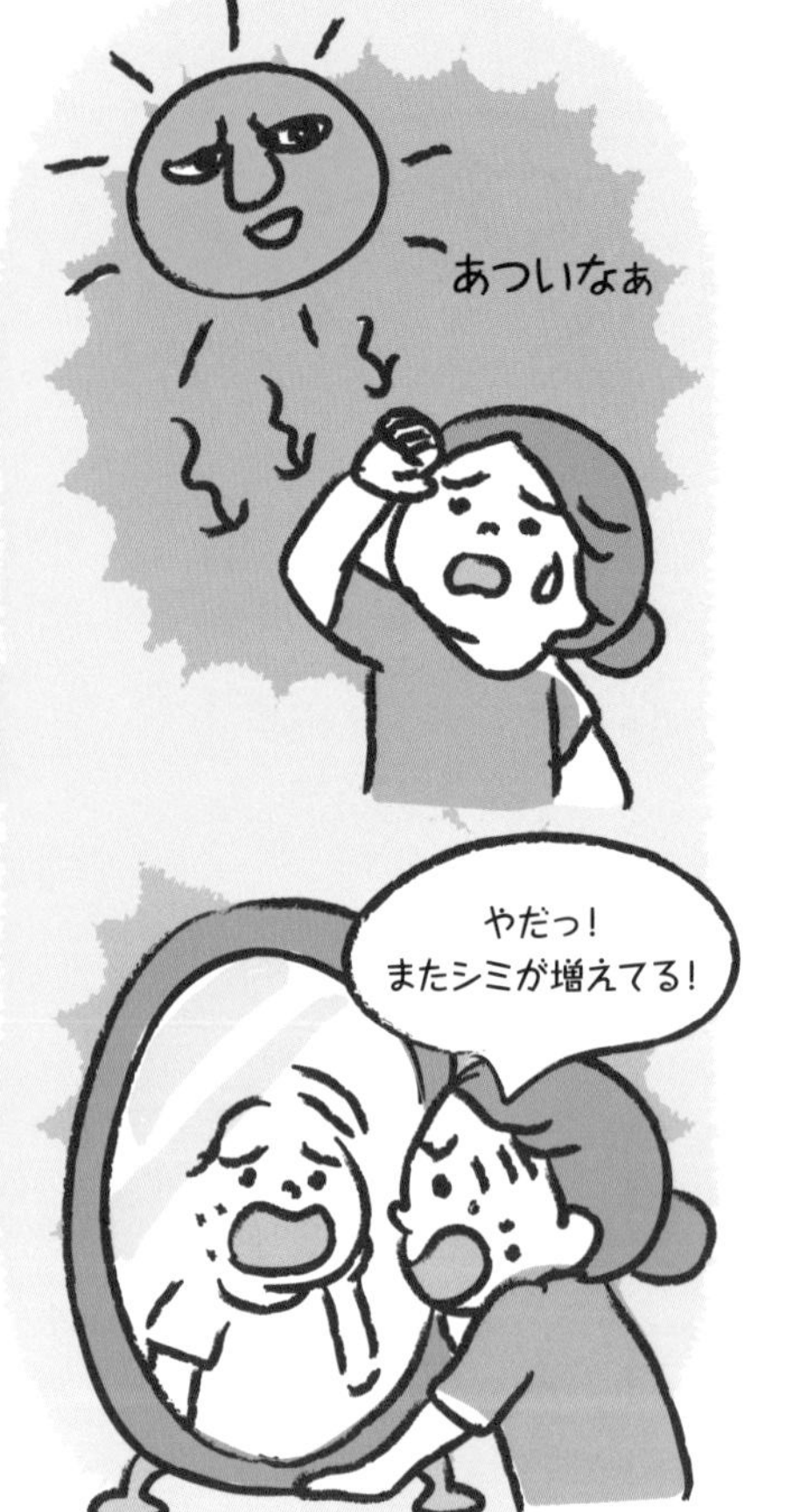
あついなぁ
やだっ！
またシミが増えてる！

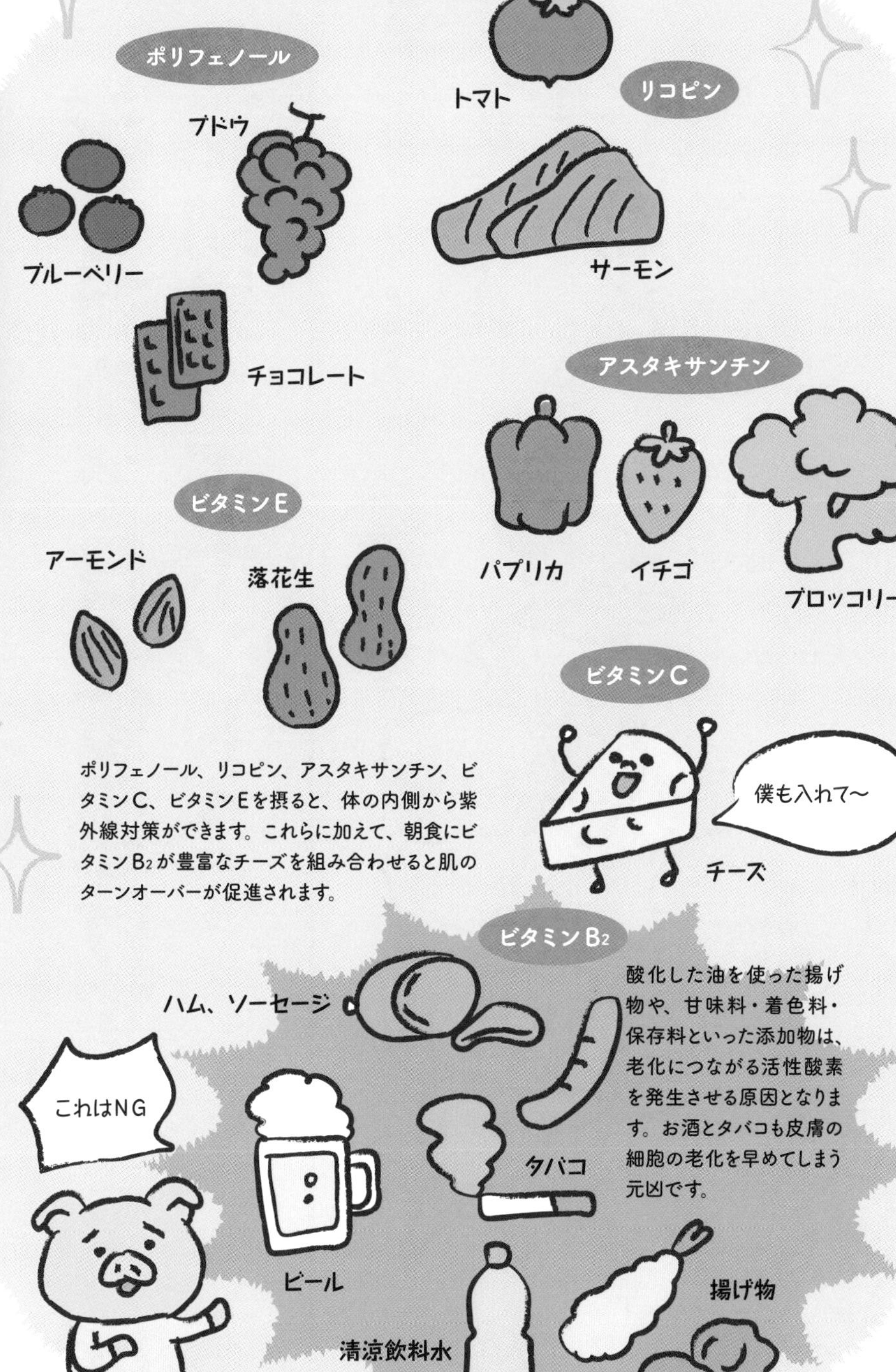
ポリフェノール
ブルーベリー
ブドウ
チョコレート
トマト
リコピン
サーモン
アスタキサンチン
パプリカ
イチゴ
ブロッコリー
ビタミンE
アーモンド
落花生
ビタミンC
僕も入れて〜
チーズ
ビタミンB_2
ハム、ソーセージ
これはNG
ビール
タバコ
清涼飲料水
揚げ物

ポリフェノール、リコピン、アスタキサンチン、ビタミンC、ビタミンEを摂ると、体の内側から紫外線対策ができます。これらに加えて、朝食にビタミンB_2が豊富なチーズを組み合わせると肌のターンオーバーが促進されます。

酸化した油を使った揚げ物や、甘味料・着色料・保存料といった添加物は、老化につながる活性酸素を発生させる原因となります。お酒とタバコも皮膚の細胞の老化を早めてしまう元凶です。

栄養素⑤

日光を避けすぎてしまったときの弊害を知ろう

シミ対策で日光を避けすぎるのは逆効果ってホント？

説明しよう！

日光を避けすぎるとビタミンDが不足してしまう!?

紫外線の影響を恐れ、日焼け止めを塗ったり、日傘を差したりと対策を講じることはもちろん大切なのですが、過剰に日光を避けるのは逆効果です。日の光に当たらない生活が続くと、ビタミンDが不足する恐れがあ

ビタミンDは骨の健康維持に欠かせない栄養素です。紫外線に当たることで体内にビタミンDが生成されるため、必要以上に日光を避けるのはNG。ビタミンDが欠乏すると骨量が減り骨粗しょう症を招きます。

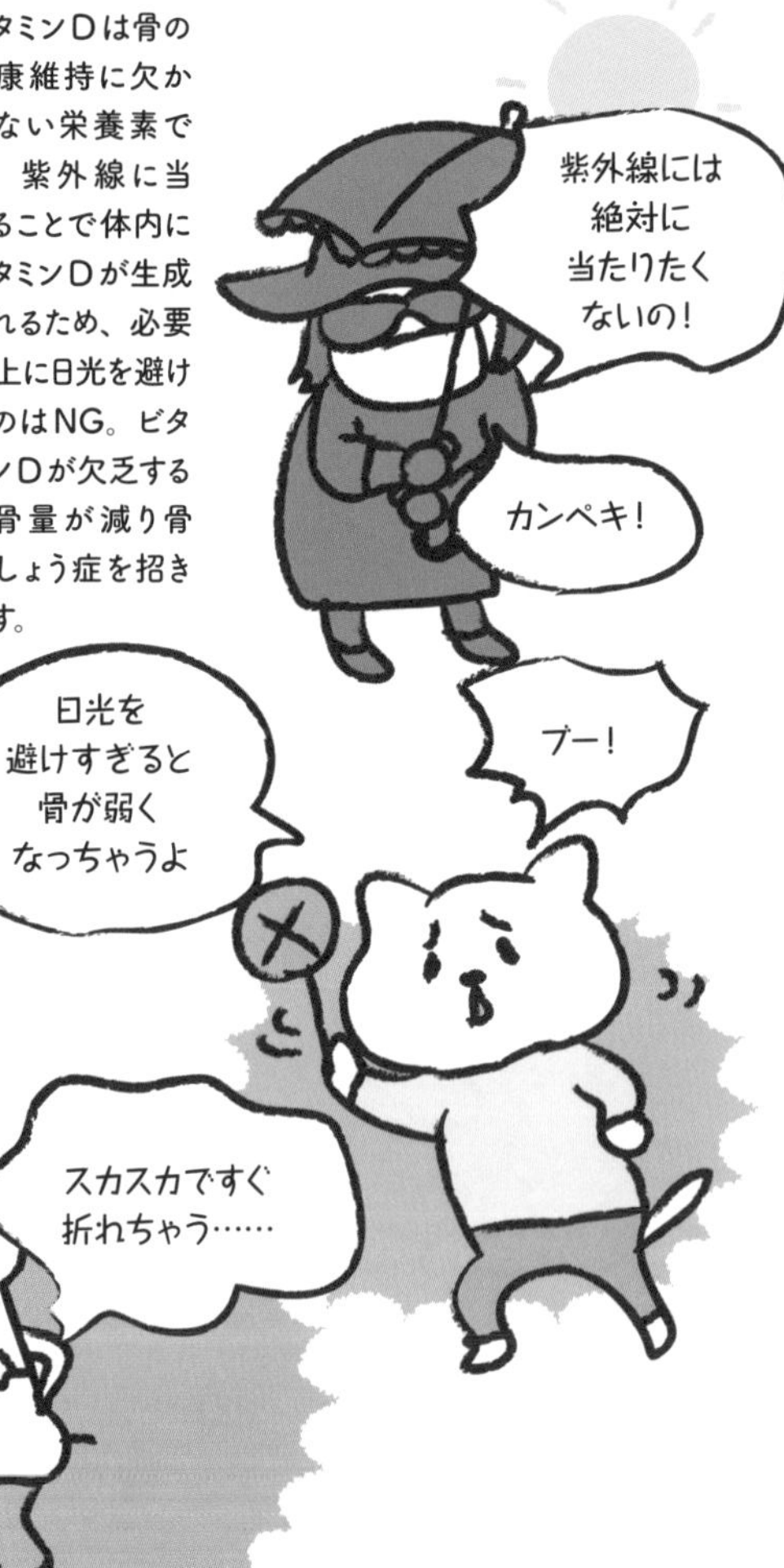

紫外線には絶対に当たりたくないの！
カンペキ！
ブー！
日光を避けすぎると骨が弱くなっちゃうよ
スカスカですぐ折れちゃう……

るからです。

ビタミンDが不足すると、カルシウムやリンを十分に吸収できなくなり、骨の新陳代謝のバランスが崩れてしまいます。すると骨量が減ってスカスカの状態になり、骨粗しょう症の原因となるのです。

このビタミンDは日光に当たることで生成されるため、紫外線とうまく付き合う必要があります。

さらに、適度な日光浴だけでなく日々の食事からもビタミンDを摂取するとより効果的。ビタミンDが多く含まれる食べ物は、サンマや干しカレイなどの魚類、干ししいたけやきくらげなどのきのこ類などです。

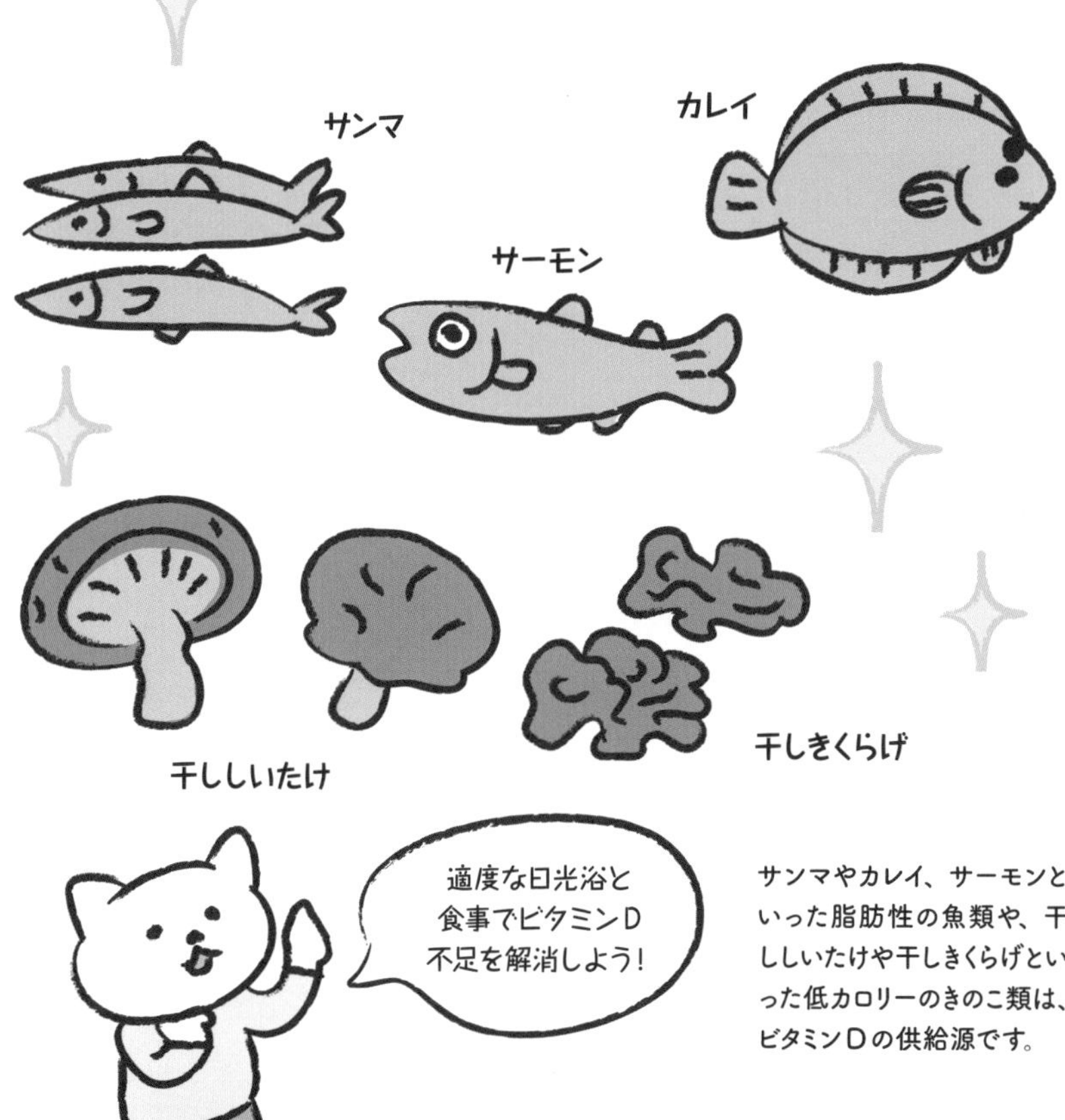
ビタミンDを多く含む食べもの
サンマ
カレイ
サーモン
干ししいたけ
干しきくらげ
適度な日光浴と
食事でビタミンD
不足を解消しよう!

サンマやカレイ、サーモンといった脂肪性の魚類や、干ししいたけや干しきくらげといった低カロリーのきのこ類は、ビタミンDの供給源です。

栄養素⑥

ニキビと便秘には深い関係がある!?

ぶつぶつニキビに効くのはオリーブオイル?

腸内環境の乱れ

便秘になると腸内環境が乱れ、悪玉菌が有毒ガスを発生させます。腸がそれを吸収して全身に行き渡るため、ニキビや肌荒れの原因に。肌のターンオーバーも乱れ、肌荒れがさらに進んでしまいます。

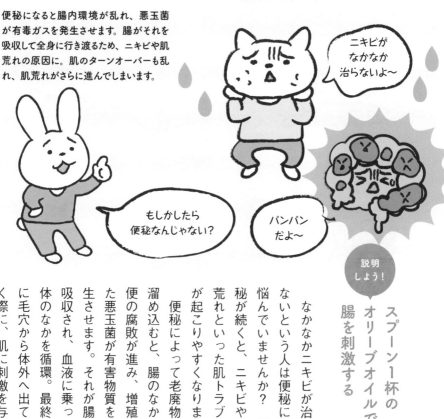

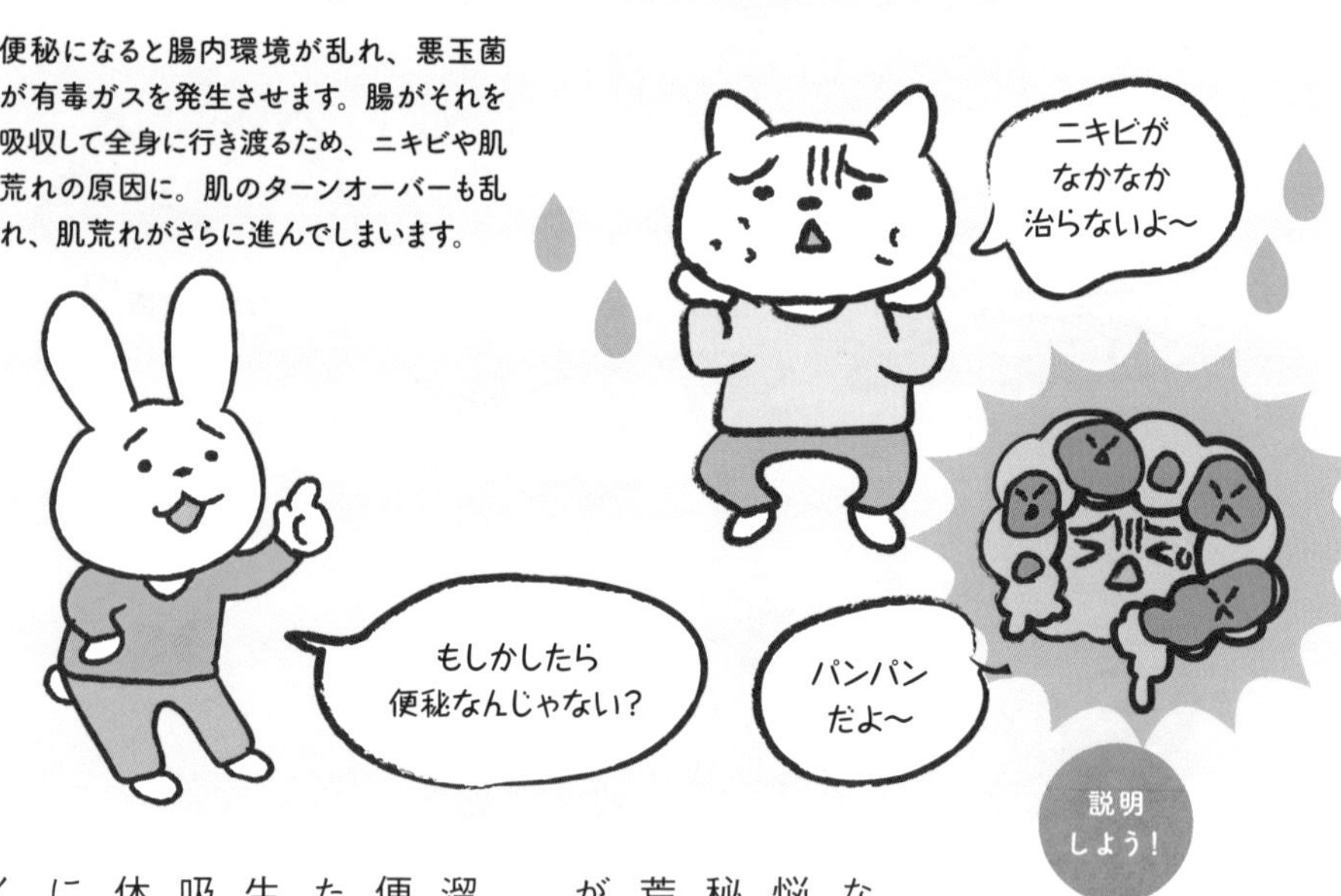
ニキビが
なかなか
治らないよ～
もしかしたら
便秘なんじゃない?
パンパン
だよ～

説明しよう!

スプーン1杯のオリーブオイルで腸を刺激する

なかなかニキビが治らないという人は便秘にも悩んでいませんか? 便秘が続くと、ニキビや肌荒れといった肌トラブルが起こりやすくなります。

便秘によって老廃物を溜め込むと、腸のなかで便の腐敗が進み、増殖した悪玉菌が有害物質を発生させます。それが腸に吸収され、血液に乗って体のなかを循環。最終的に毛穴から体外へ出ていく際に、肌に刺激を与え

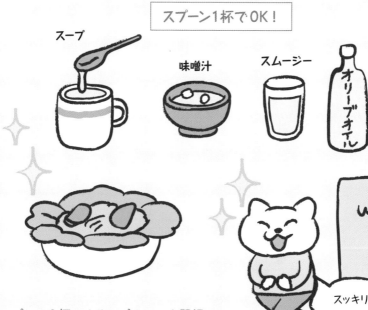

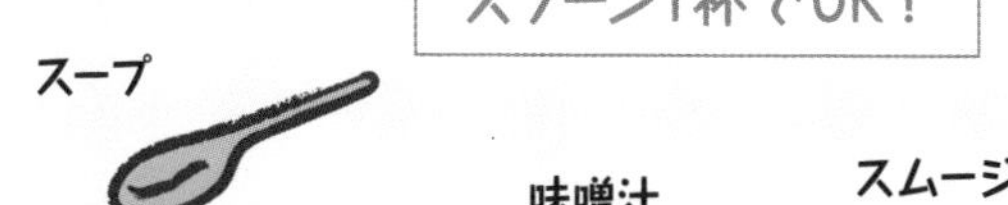
スプーン1杯でOK!
スープ
味噌汁

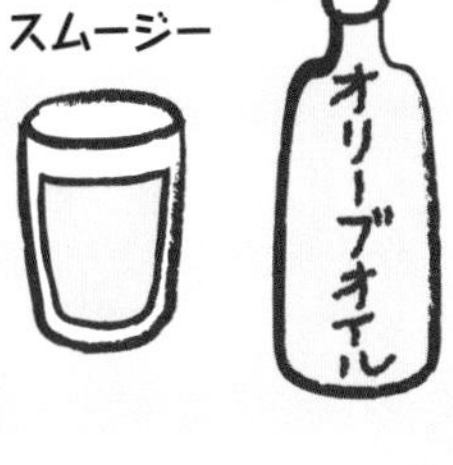
スムージー
オリーブオイル

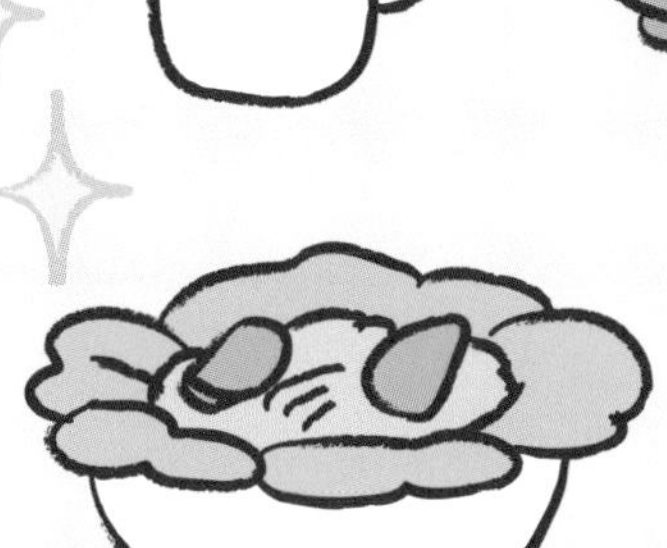

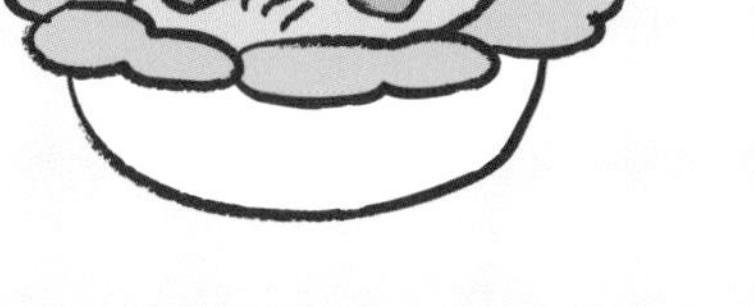

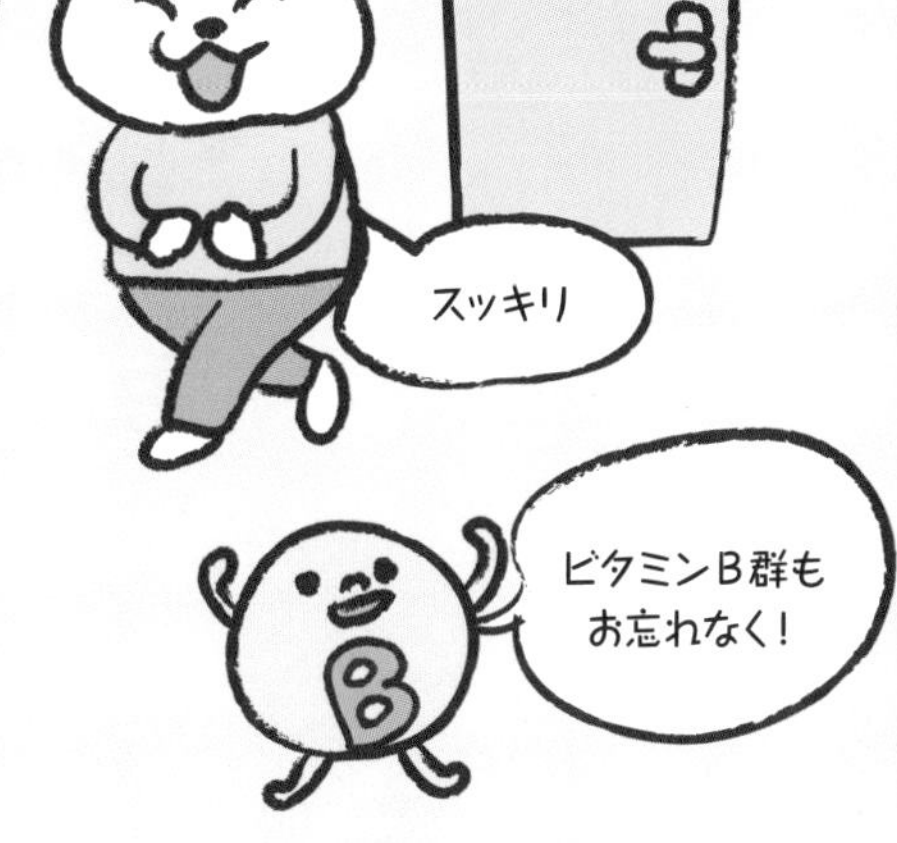
WC
スッキリ
ビタミンB群も
お忘れなく!

スプーン1杯のオリーブオイルを習慣に

便秘解消のために、1日にスプーン1杯のオリーブオイルを摂る習慣をつけましょう。そのまま飲むほかに、スープや味噌汁、スムージーなどに入れるのもおすすめです。ドレッシングの代わりにオリーブオイルとレモン汁、少量の塩をかけてもOK!

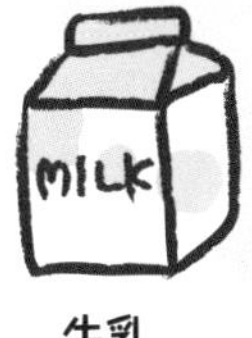
MILK
牛乳

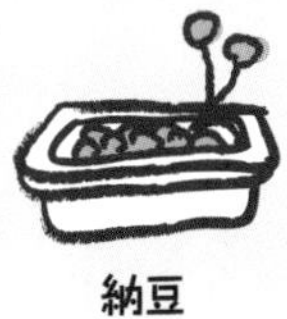
納豆

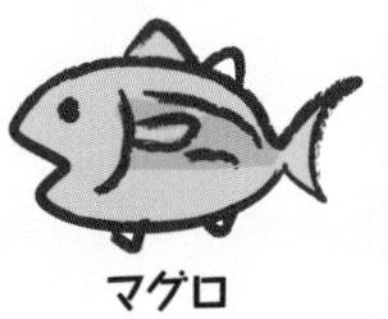
マグロ

新陳代謝を促すビタミンB群

ビタミンB_2、B_6が不足すると肌の皮脂が過剰になり、新陳代謝も乱れてしまいます。牛乳や納豆、マグロ、バナナなどを食事に取り入れ、体の内側からニキビを予防しましょう。

てニキビや肌荒れを生じさせるのです。便秘が慢性化すれば肌の状態はよくなりません。

　手軽な解決方法は、1日スプーン1杯のオリーブオイルを摂ること。主成分であるオレイン酸には腸に刺激を与え、ぜん動運動を促す働きがあります。摂り方は味噌汁やスープ、スムージーなどにスプーン1杯のオリーブオイルを加えるだけ。

　また、肌の新陳代謝を促すビタミンB群もおすすめの栄養素。牛乳や納豆、マグロ、バナナを摂ると体のなかからニキビを予防できます。

栄養素⑦

体にとって必要な炭水化物も量を考えて

顔色が悪く見えてしまう肌のくすみは改善するの？

糖化反応は体が「コゲる」のと一緒

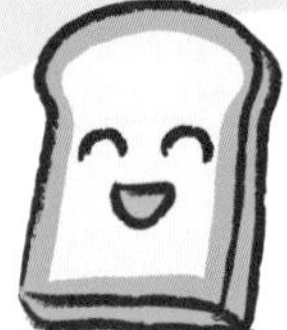

糖化反応がない状態

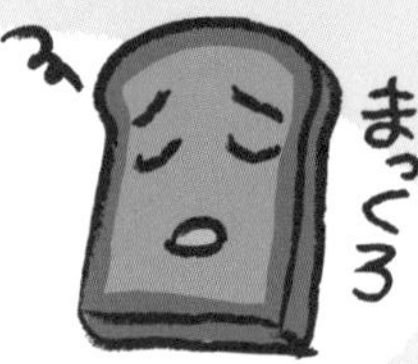
まっくろ

糖化反応のある状態

活性酸素による酸化を「体のサビ」と呼ぶのに対して、過剰な糖による糖化反応を「体のコゲ」といいます。これは、食事から摂った余分な糖が体内のたんぱく質などと結びつき、硬く褐色に変性するから。糖化反応が進むと、くすみだけでなく、シミやしわの原因となります。

糖化反応を招く食べ物

スイーツ

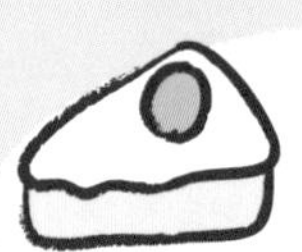

ケーキ

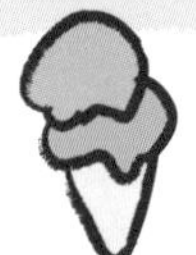

アイス

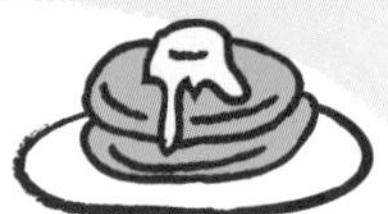

パンケーキ

炭水化物

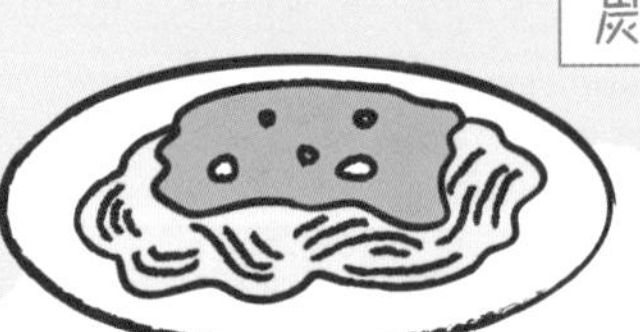

パスタ

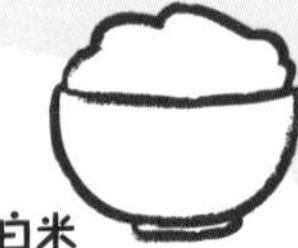

白米

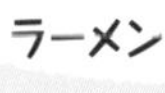

ラーメン

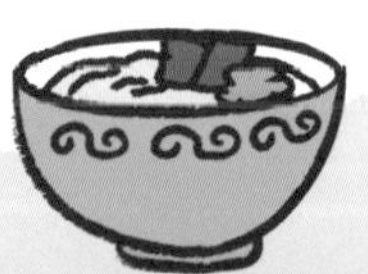

コゲ目のある食べ物

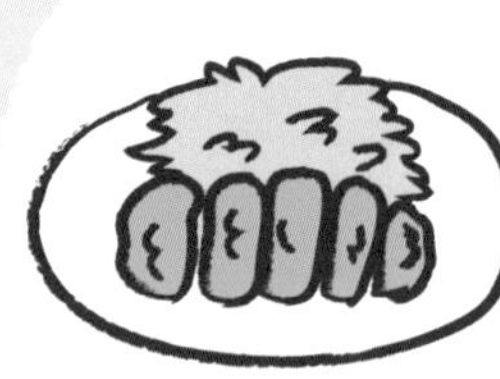

トンカツ

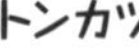

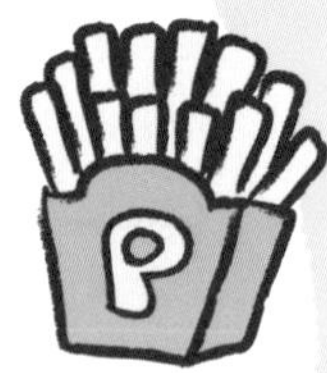
P

ポテト

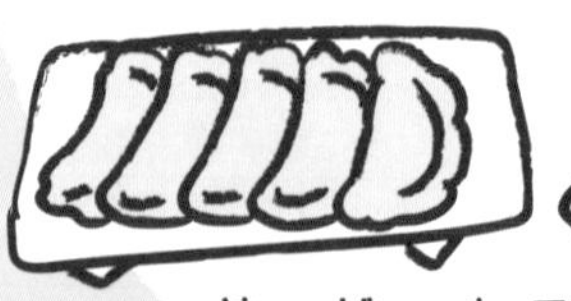

ギョーザ

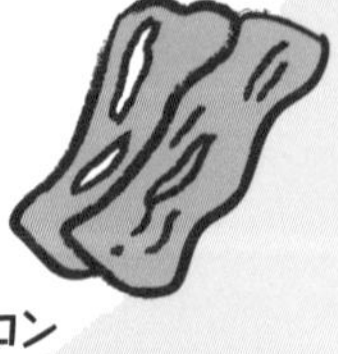

ベーコン

説明しよう！

糖化反応によって透明感が失われてしまう！

肌がくすむ原因の1つが、糖化反応です。

食事や間食などで糖を摂りすぎると、余分な糖が体内のたんぱく質と結びつき細胞を劣化させます。これが糖化反応で、肌の新陳代謝を妨げて顔色をくすませる原因となります。

糖化反応を防ぐには、砂糖たっぷりのスイーツや、トンカツやハンバーグといったコゲ目のついた食品は避けるのがベター。また、炭水化物も摂りすぎはNGです。

低GIの食べ物で糖化反応を抑制

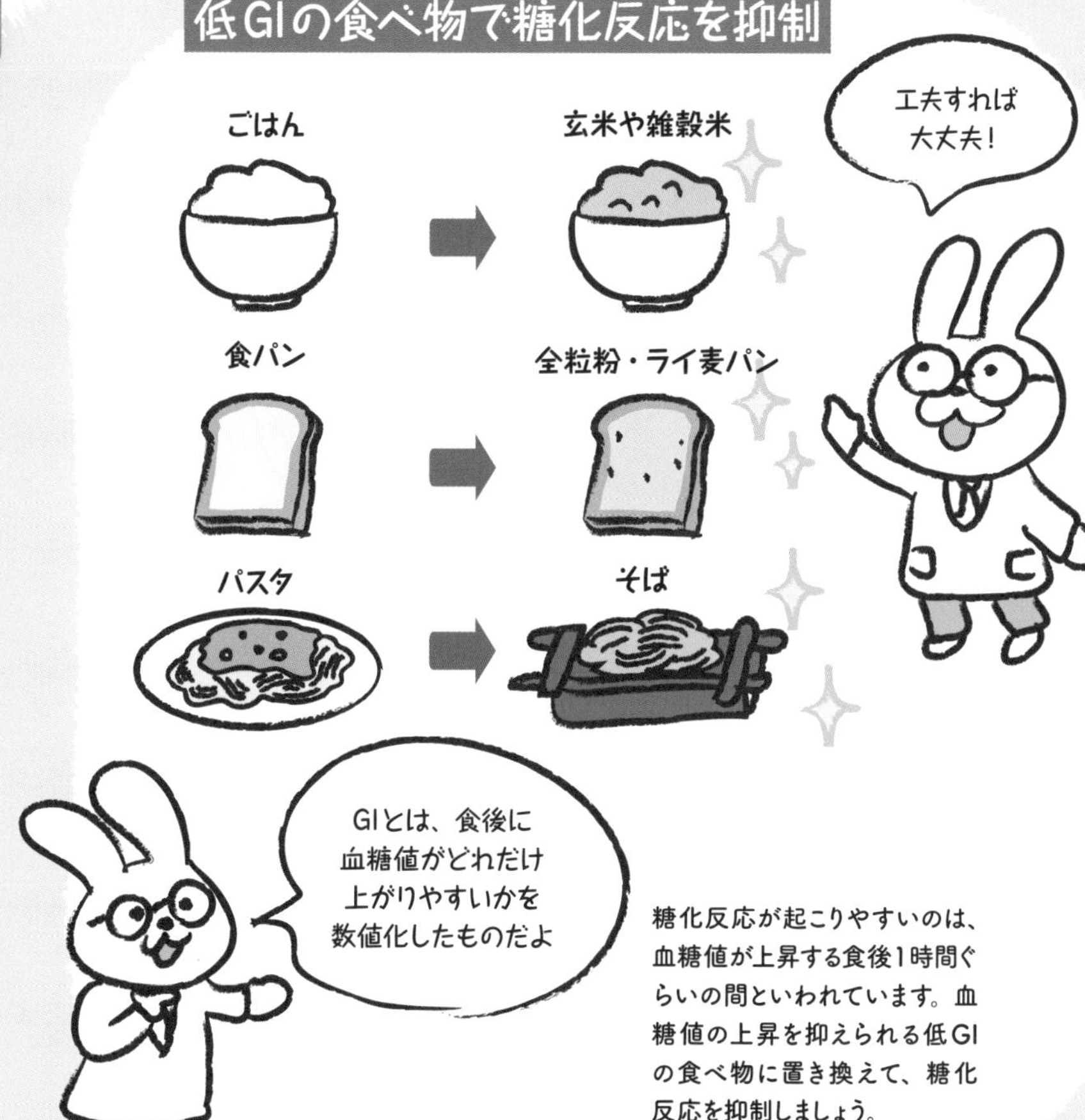
ごはん
玄米や雑穀米
食パン
全粒粉・ライ麦パン
パスタ
そば
工夫すれば
大丈夫！
GIとは、食後に
血糖値がどれだけ
上がりやすいかを
数値化したものだよ

糖化反応が起こりやすいのは、血糖値が上昇する食後1時間ぐらいの間といわれています。血糖値の上昇を抑えられる低GIの食べ物に置き換えて、糖化反応を抑制しましょう。

栄養素⑧

コラーゲンを生成する栄養素をチェック！

コラーゲンに若返り効果を期待してはいけない？

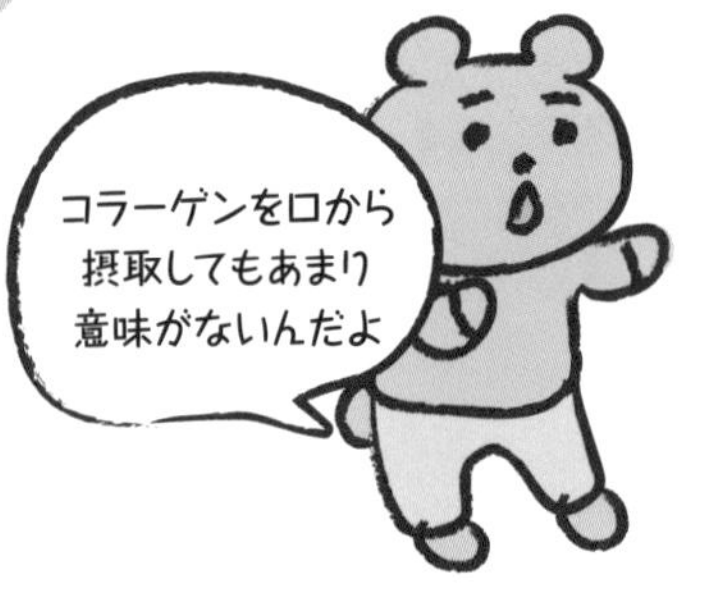
コラーゲンを口から
摂取してもあまり
意味がないんだよ

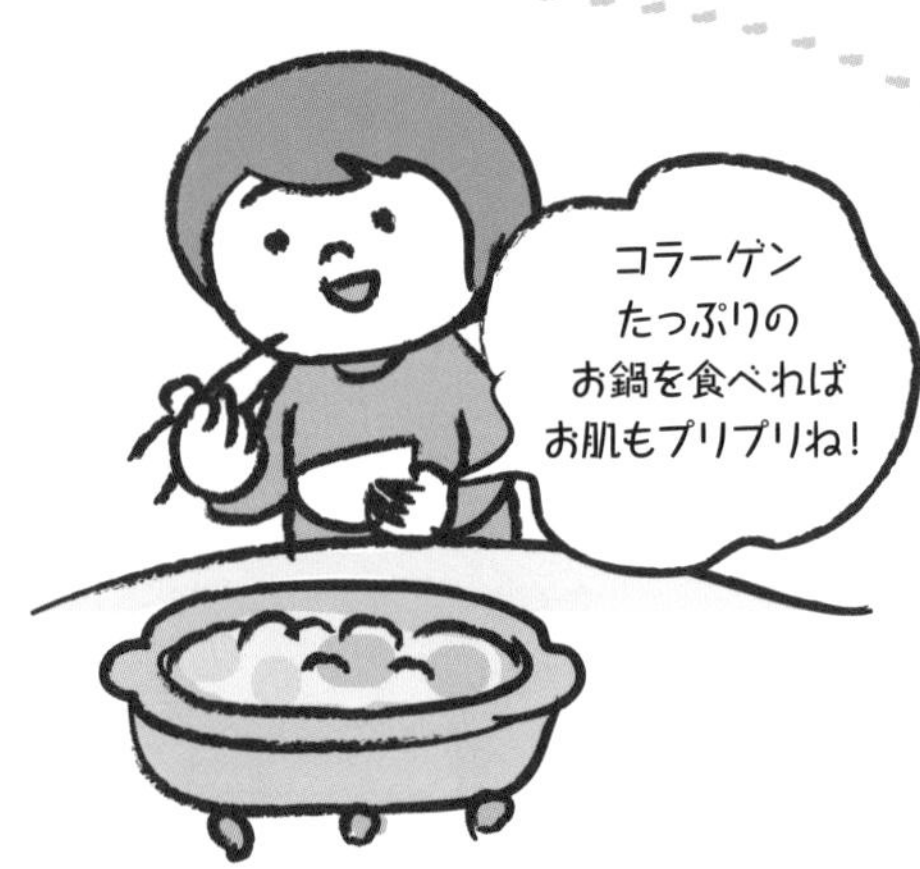
コラーゲン
たっぷりの
お鍋を食べれば
お肌もプリプリね！

コラーゲンそのものを食べても、消化の過程でアミノ酸に分解されるため、あまり意味がありません。しかし、コラーゲンの生成を促すことはできます。

説明しよう！

コラーゲンの生成にはほかの栄養素が必要

人の皮膚は、表皮、真皮、皮下組織の3層からできています。なかでも真皮は皮膚の大半を占めており、ほぼコラーゲンによって構成される部位です。コラーゲンには肌のハリを保つ役割がありますが、年齢を重ねるにつれ体内で生成されるコラーゲンの量は減少。肌にしわやたるみができる原因となります。

減った分のコラーゲンは食品で補えばよいと考

コラーゲン生成に必要な栄養素

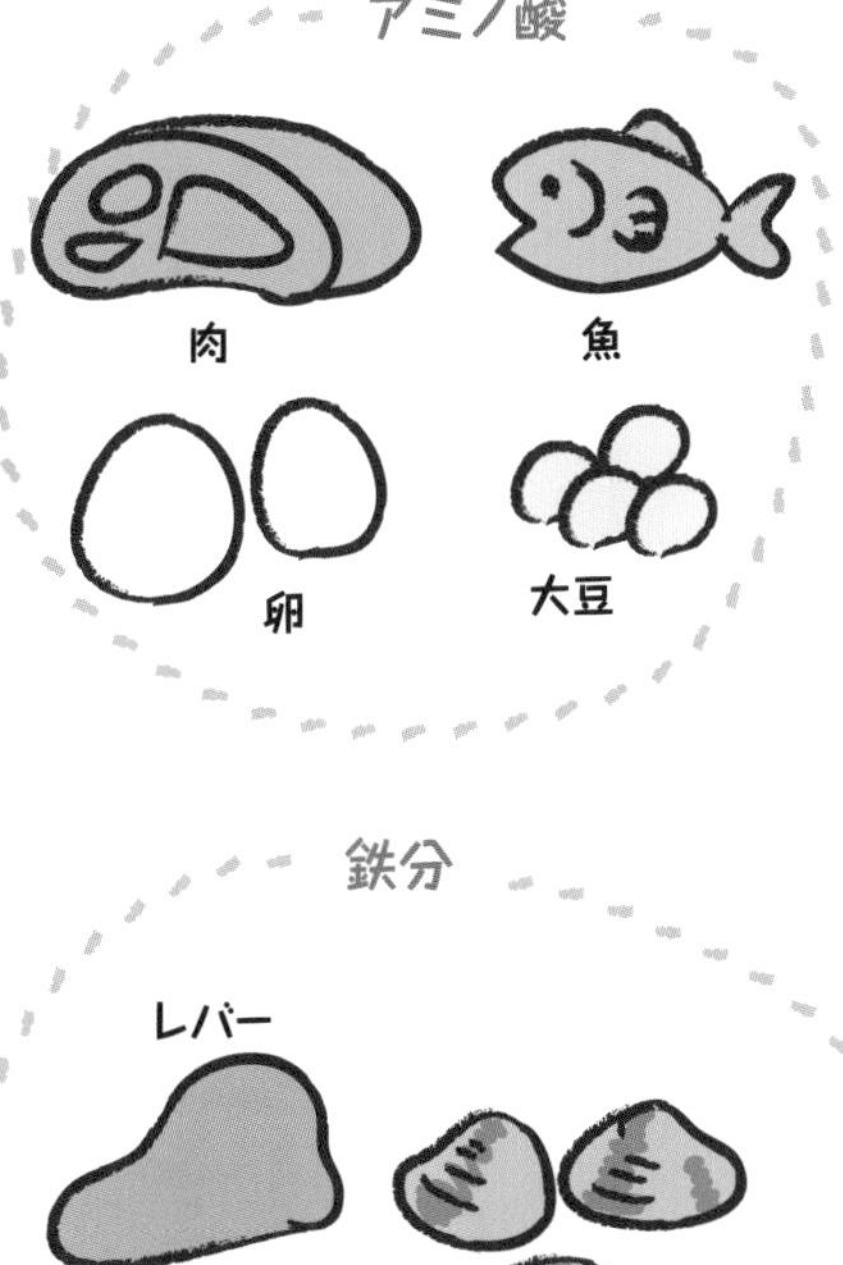
アミノ酸
肉
魚
卵
大豆
鉄分
レバー
アサリ
ほうれん草
ひじき

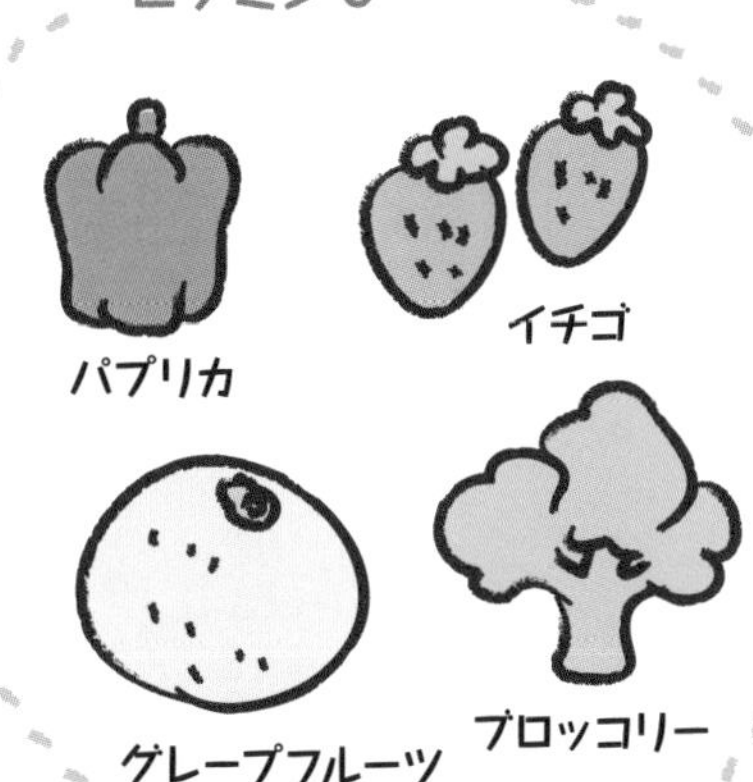
ビタミンC
パプリカ
イチゴ
グレープフルーツ
ブロッコリー

コラーゲンを生成する際に必要な栄養素はアミノ酸、ビタミンC、鉄分です。これらの栄養素が不足していると、良質なコラーゲンは増えません。毎日バランスよく食べるようにしましょう。

えがちですが、実はコラーゲンを食べても劇的な効果はありません。なぜなら口から入ったコラーゲンはアミノ酸に分解され、小腸に吸収されるからです。そのあと、体のなかに運ばれコラーゲンとして生まれ変わります。

　このときに欠かせないのが、アミノ酸とビタミンC、鉄分です。そのため、より多くのコラーゲンを生成するためには、この3つの栄養素を含む肉や魚、卵、大豆、そして牛乳、ブロッコリー、パプリカ、イチゴなどをバランスよく摂取することが大切です。

栄養素⑨

亜鉛はターンオーバーに欠かせない栄養素

爪や髪の見た目は亜鉛不足で悪化している?

説明しよう!

髪や爪も老化によって弱っていく

髪のパサつきや爪割れに悩んでいる人は、亜鉛が不足しているのかもしれません。

亜鉛は細胞のターンオーバーを活発にする栄養素。また、髪の主成分であるケラチンをつくり出すために必要なものです。そ

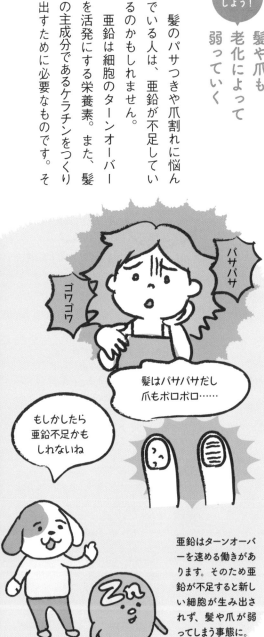

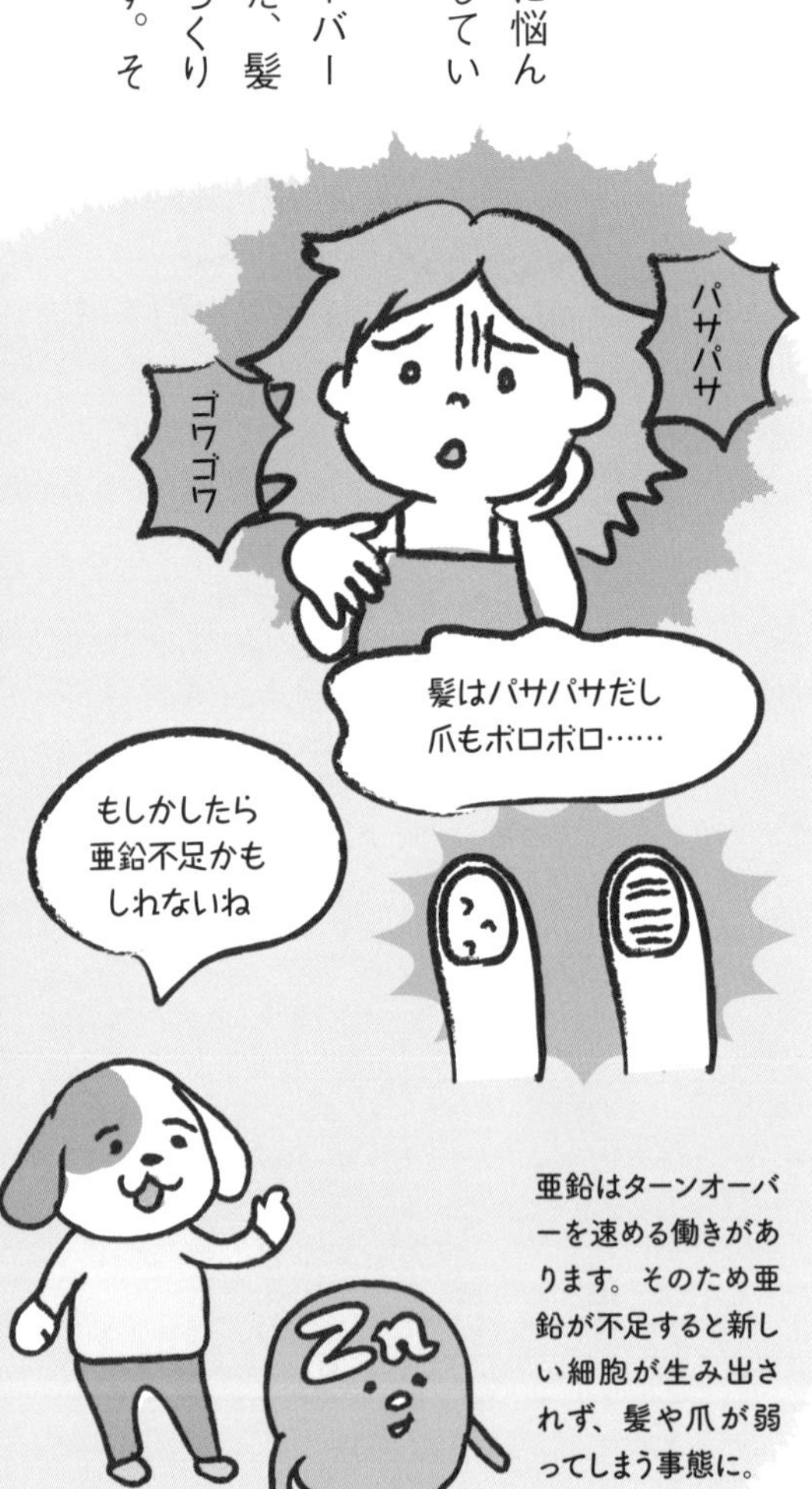

パサパサ
ゴワゴワ
髪はパサパサだし
爪もボロボロ……
もしかしたら
亜鉛不足かも
しれないね
Zn

亜鉛はターンオーバーを速める働きがあります。そのため亜鉛が不足すると新しい細胞が生み出されず、髪や爪が弱ってしまう事態に。

のため亜鉛が不足するとケラチンの生成に影響を与え、髪のハリやツヤがなくなってしまいます。

爪も例外ではありません。亜鉛不足によって爪は乾燥し、横線が入ったり白い斑点ができたりするようになります。

亜鉛は体にとって重要な栄養素ですが、体内でつくり出すことができません。そのため日々の食事から摂取する必要があります。

亜鉛を多く含む食べ物は、牡蠣や豚レバー、赤身肉、海苔などです。髪や爪も見た目年齢を左右する大切な要素になります。若々しさを保つためにこれらを毎日、意識的に摂取するようにしましょう。

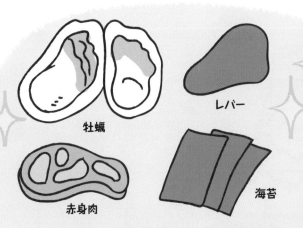

牡蠣

レバー

赤身肉

海苔

亜鉛を多く含む食べ物は魚介類、肉類、藻類、野菜類、豆類、種実類などです。亜鉛は汗と一緒に流れ出てしまうので、汗をかきやすい人は意識的に摂取するよう心がけましょう。

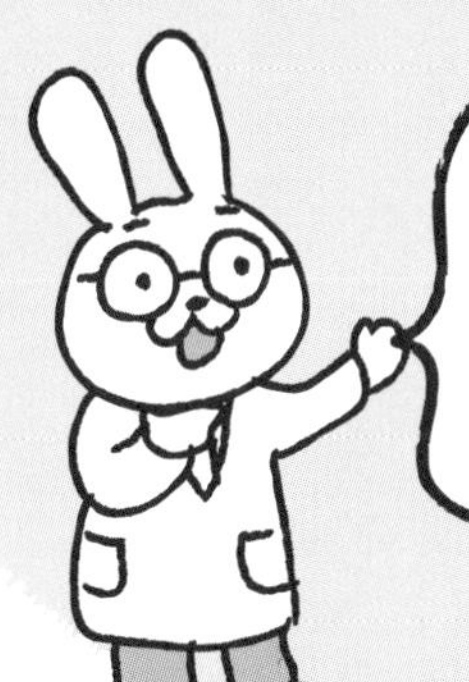
1日に推奨されている摂取量は、
成人男性で11mg、
成人女性では8mgだよ。
食事で摂りすぎる心配はないけど
サプリを利用する
場合は注意が必要なんだ

栄養素⑩

やみくもに摂取すればよいわけではない

サプリメントの正しい活用方法って？

説明しよう！

サプリメントは足りない栄養素を補う形で活用を

栄養バランスの取れた食事を心がけるのがベストですが、それを補う形でサプリメントを活用するのも手です。

一度、自分の食生活を見直して「野菜や果物が足りない」「肉や魚をあまり食べない」など、自分に不足しているものを考えてみましょう。

不足しがちな栄養素でおすすめのサプリは、消化酵素の入ったもの。食べたものを消化吸収し、代謝の働きを助けてくれます。

また、体内にとどめておけないビタミンや、食事からだけでは必要量を摂取しにくい亜鉛やマグネシウムなどを選ぶとよいでしょう。

ただしサプリの摂りすぎは健康被害につながるため、1日の目安量は必ず守るようにしてください。

いつまでも若々しくいるためには、バランスよく栄養を摂ることが大切です。自分に何が足りていないのかを考えたうえで、サプリを有効活用しましょう。

消化酵素

アミラーゼやプロテアーゼ、リパーゼといった消化酵素入りのサプリは、消化吸収や代謝をサポートしてくれます。

マルチビタミン

ビタミンAやビタミンB_1、B_2など約12種類のビタミンを配合。代謝の機能を維持し、体を酸化から守ってくれます。

亜鉛

亜鉛は食事からは摂りにくい栄養素。たんぱく質の代謝を促すため、健康維持のため欠かせません。

マグネシウム

体内の酵素を活性化し、糖分をエネルギーに変換してくれる栄養素。カリウムやリンを代謝するのに必要なミネラルです。

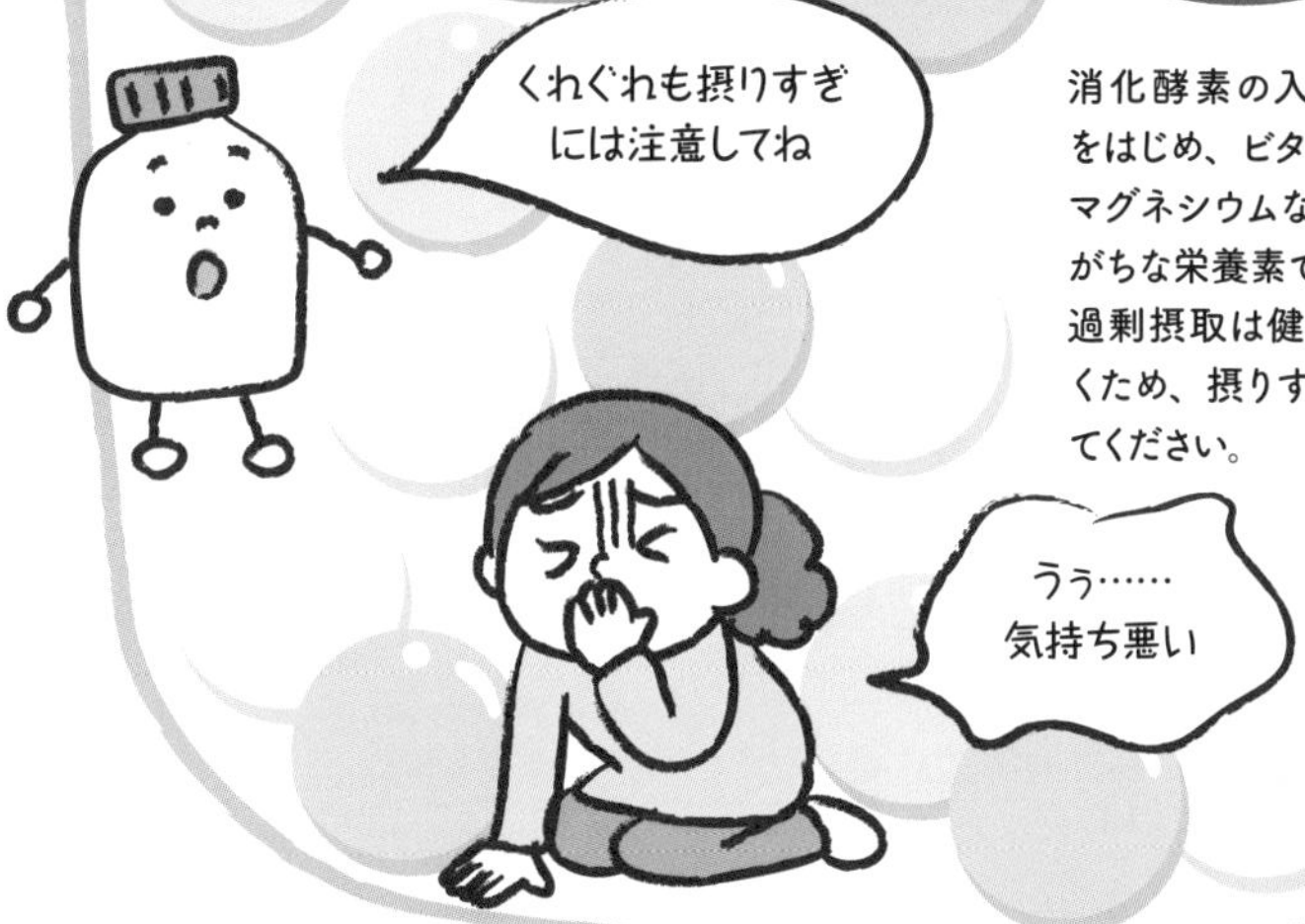

くれぐれも摂りすぎには注意してね

消化酵素の入ったサプリをはじめ、ビタミンや亜鉛、マグネシウムなどは不足しがちな栄養素です。ただし過剰摂取は健康被害を招くため、摂りすぎに注意してください。

うぅ……気持ち悪い

COLUMN 5

貧血を改善することからはじめる

体の不調は貧血が原因かも

なんだか体の調子がよくないなという人は、もしかしたら貧血なのかもしれません。貧血だと、顔の血色が悪くて肌がくすんだり、頭痛や立ちくらみを引き起こしたりします。

そんな貧血を改善するために大切なのが、血液をつくる成分の1つである鉄分。

鉄分は、酸素を運ぶ役割を持つ血色素ヘモグロビンをつくります。これが減ると、酸素をうまく運べず、息切れや疲れやすさにつながるうえに、血色が悪くなって肌がくすんでしまいます。

このような貧血の改善に欠かせないのが鉄分ですが、実は体に吸収されづらい栄養素です。そのため、吸収率を高めてくれるビタミンCやクエン酸も併せて摂ることが大切です。

慢性的な貧血の場合は胃腸の機能が弱ってしまっています。そんな状態で、サプリでこれらの栄養素を摂ろうとすると、体への負担が大きく、腸内環境の悪化を引き起こすことも。食事で徐々に補うのがおすすめです。

肌のくすみや体の疲労感に悩んでいる人は、まず貧血を改善すること。体に負担のないように必要な栄養を摂取しましょう。

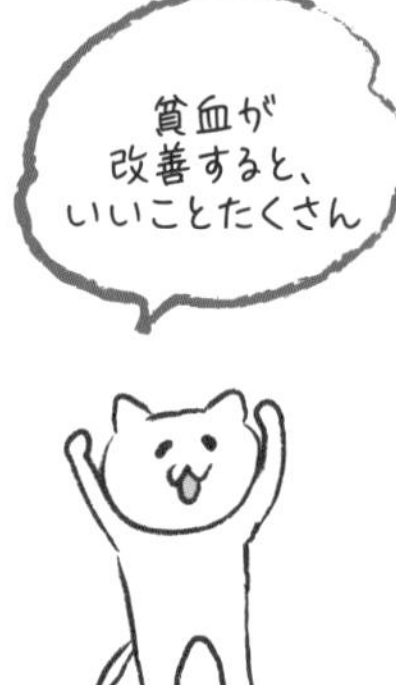
貧血が
改善すると、
いいことたくさん

6章

老けない運動のキ・ホ・ン

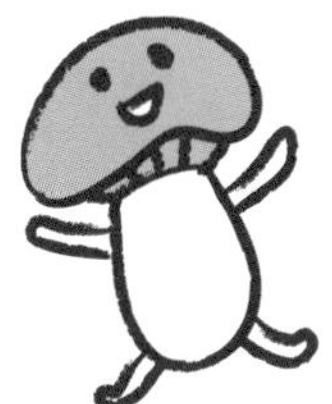

老化防止に深く関わってくるのが運動。体を健康で若々しく保つために必須ですが、ただ激しい運動をすればよいわけではありません。運動の仕方にもポイントがあるのです。老けないための正しい運動の仕方について理解し、心身ともに若返りましょう。

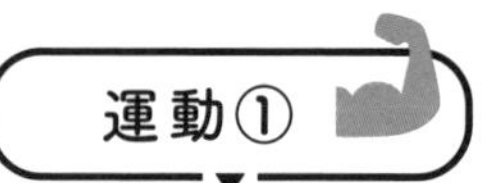
運動①

栄養失調とストレスで老化が加速

激しく運動することが効果的とは限らない？

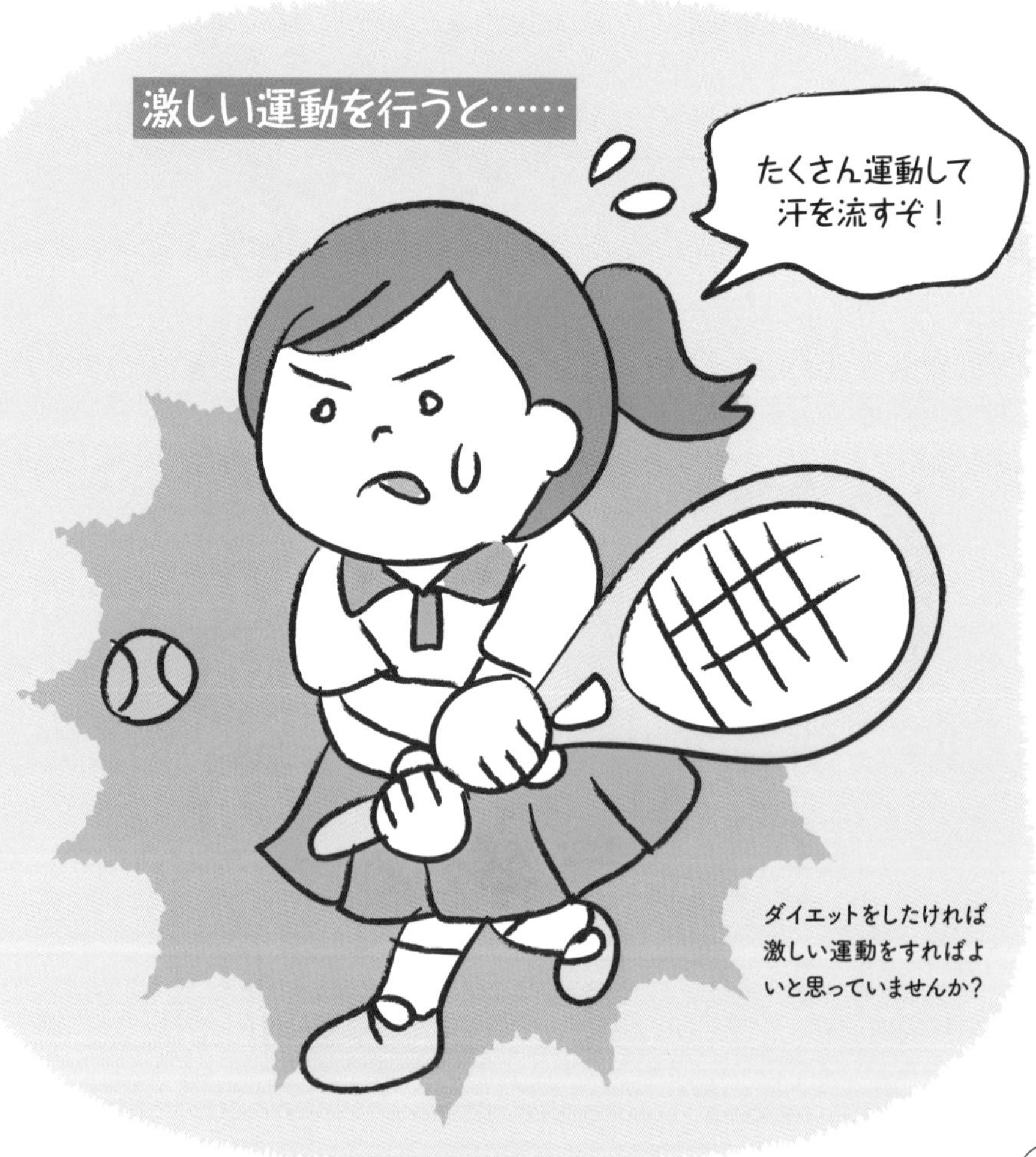

激しい運動を行うと……

たくさん運動して汗を流すぞ！

ダイエットをしたければ激しい運動をすればよいと思っていませんか？

説明しよう！

激しい運動で老化が加速する可能性もある

手っ取り早くダイエットしたい人は、食事制限に激しい運動を取り入れれば無敵、と思うかもしれません。しかし、そこには落とし穴があるのです。食事制限をすると栄養バランスが取れていたとしても、全体的な摂取量が少なくなるので栄養失調状態に陥りやすくなります。そこに激しい運動が加わると、エネルギーが失われ、さらに栄養失調状態に近づいてしまい、老化が加速してしまうのです。

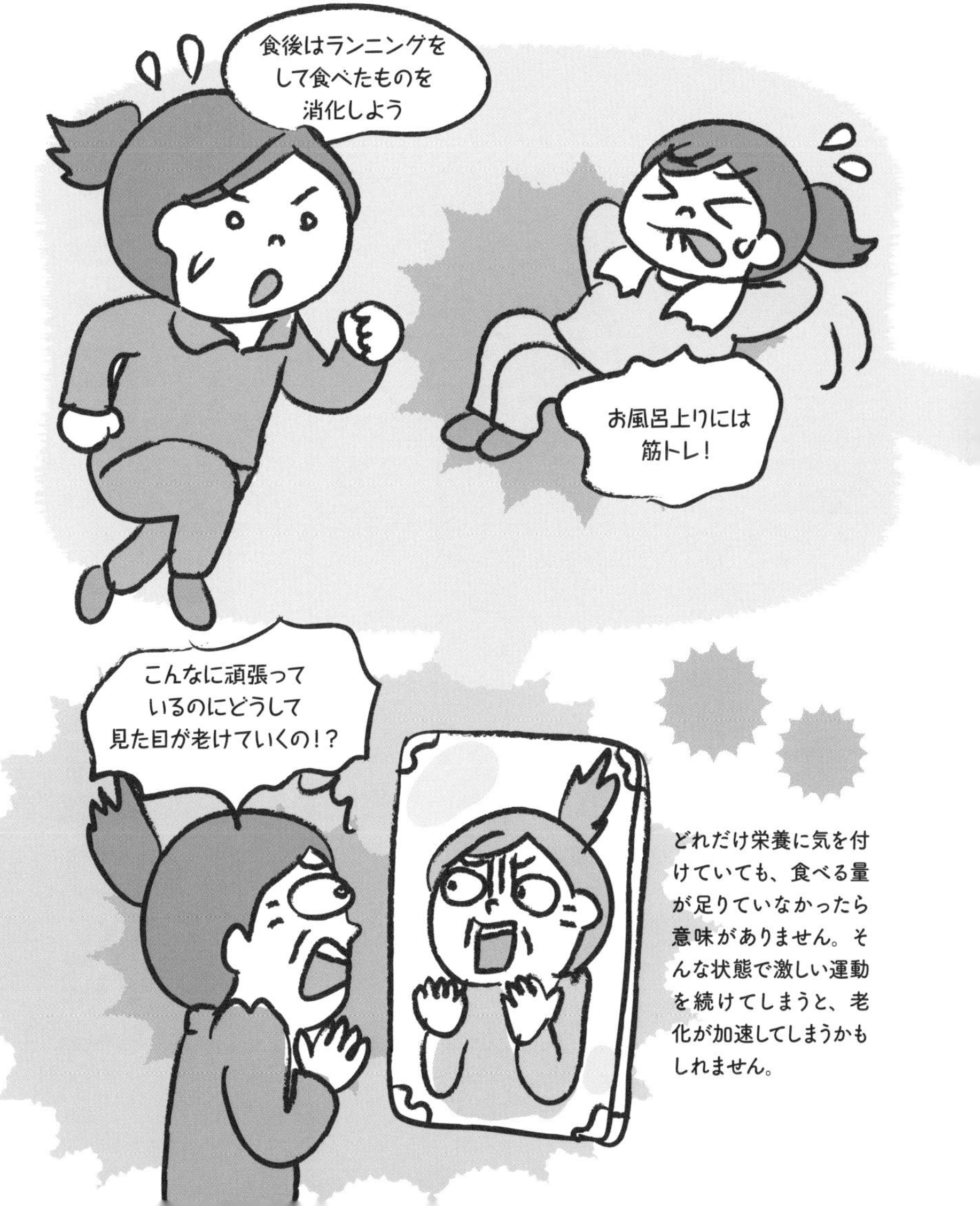

食後はランニングをして食べたものを消化しよう
お風呂上りには筋トレ！
こんなに頑張っているのにどうして見た目が老けていくの!?

どれだけ栄養に気を付けていても、食べる量が足りていなかったら意味がありません。そんな状態で激しい運動を続けてしまうと、老化が加速してしまうかもしれません。

運動②

短期間で集中的に筋肉に刺激を

筋トレをすると脳が「若返った」と錯覚するってホント？

説明しよう！

自宅でもできる簡単筋トレで若返りを目指す

アンチエイジングには成長ホルモンが欠かせません。そして成長ホルモンの分泌を促すには、筋トレが有効です。

瞬発力を要する運動をすると、筋肉に負荷がかかります。この刺激が脳にも伝わると「まだ成

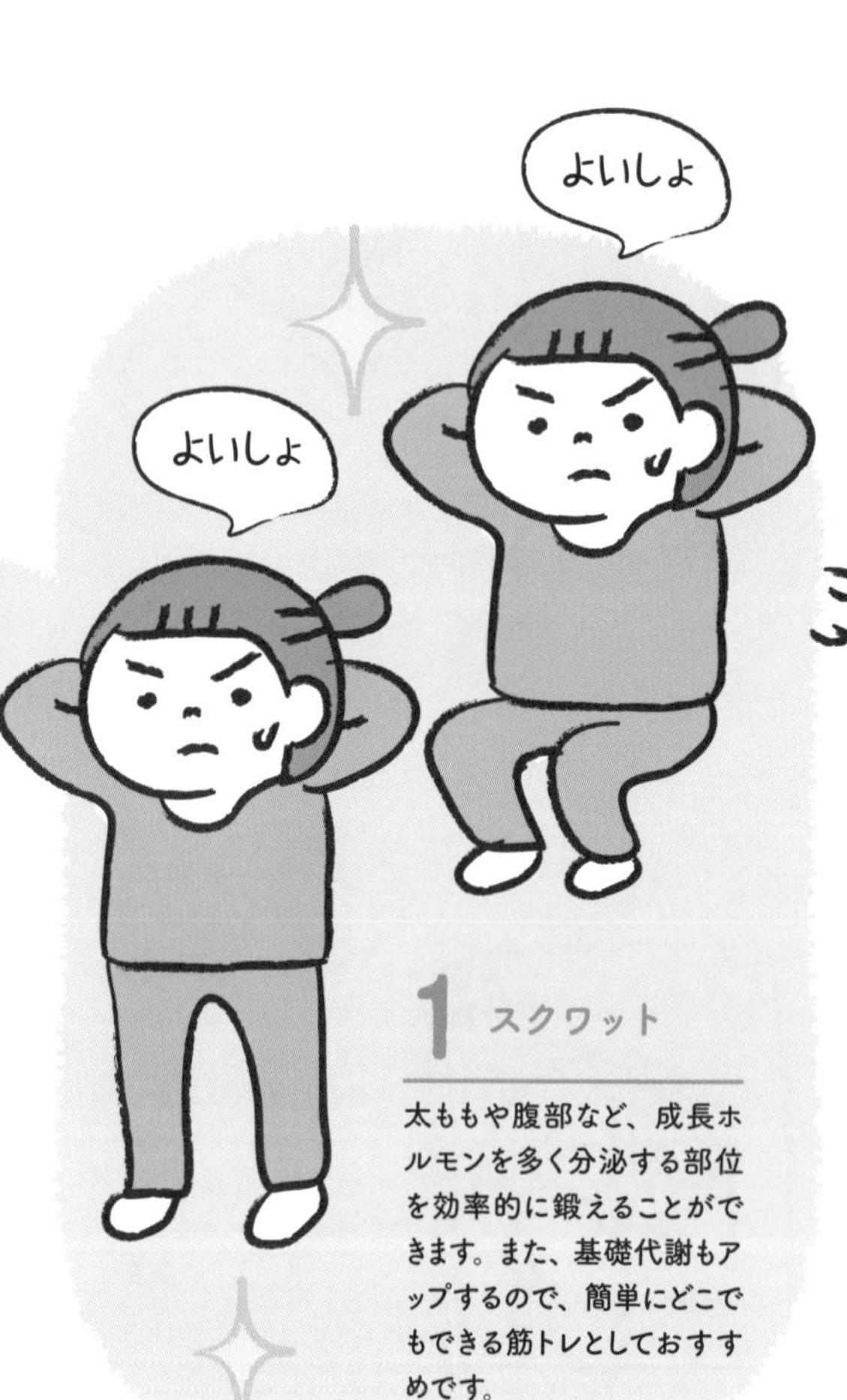

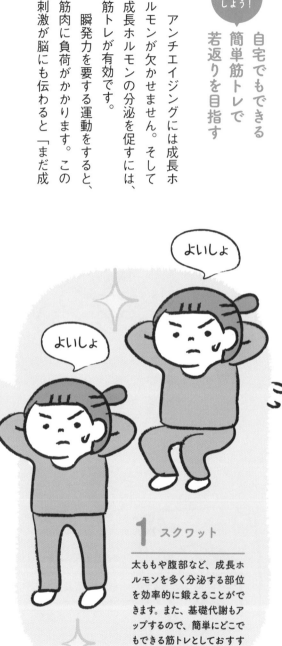

よいしょ
よいしょ

1 スクワット

太ももや腹部など、成長ホルモンを多く分泌する部位を効率的に鍛えることができます。また、基礎代謝もアップするので、簡単にどこでもできる筋トレとしておすすめです。

長期なのだ」と錯覚し、成長ホルモンをどんどん出してくれるようになるのです。90代の高齢者でも筋肉は成長するというデータがあるので、年齢に関係なく成長ホルモンの分泌を促すことができるといえるでしょう。

筋トレのポイントは、短期間で集中的に刺激を与えて筋肉を酸欠状態にすること。回数や負荷の重さは関係ありません。

筋トレというとトレーニングジムを思い浮かべる人がいるかもしれませんが、自宅でもできます。たとえばスクワットは、成長ホルモンを多く分泌する太ももや腹部を効率よく鍛えられるうえ、基礎代謝量もアップするので一石二鳥です。

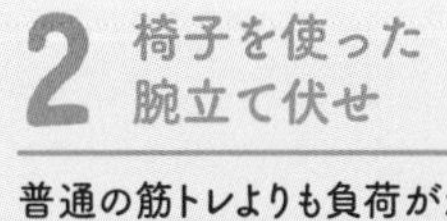

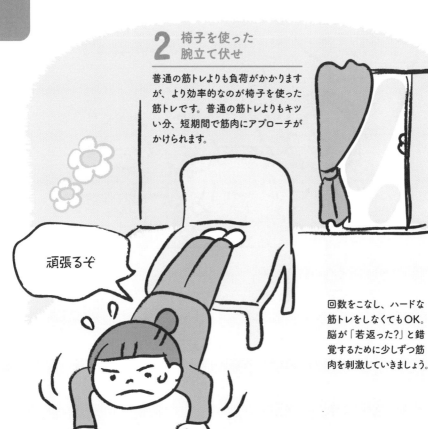

2 椅子を使った腕立て伏せ

普通の筋トレよりも負荷がかかりますが、より効率的なのが椅子を使った筋トレです。普通の筋トレよりもキツい分、短期間で筋肉にアプローチがかけられます。

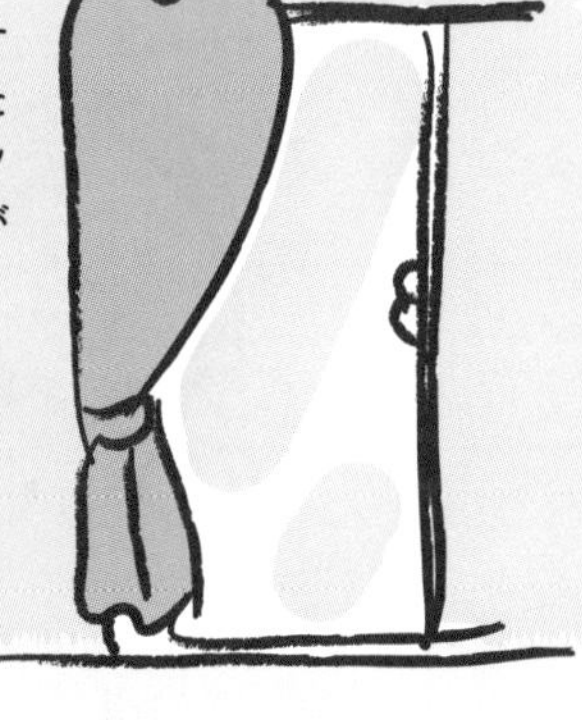

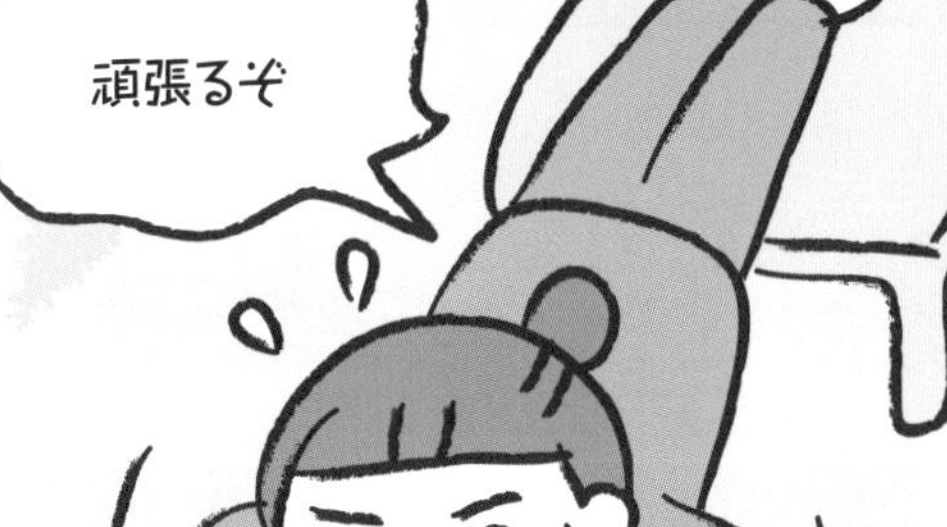
頑張るぞ

回数をこなし、ハードな筋トレをしなくてもOK。脳が「若返った?」と錯覚するために少しずつ筋肉を刺激していきましょう。

運動③

少しの運動でも十分な効果あり！

ジムに通うことと日々少ない運動を重ねることのどっちが大切？

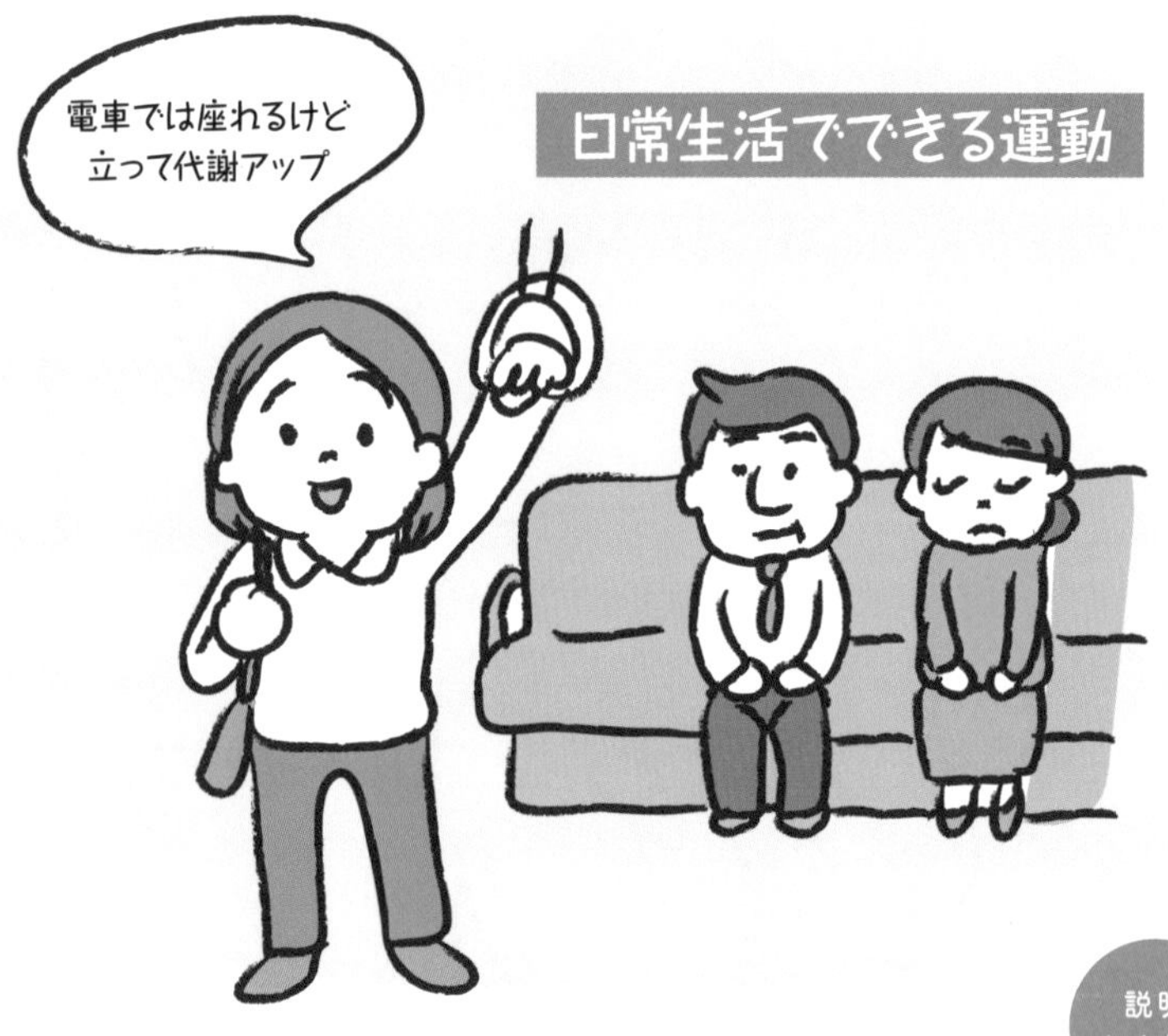
電車では座れるけど
立って代謝アップ
日常生活でできる運動

説明しよう！

日々の活動で少しずつ消費！積み重ねが大事

成人女性の基礎代謝の平均は、1100〜1200kcalとされています。これは1日の消費カロリーの6〜7割に相当します。仮に1日に1500kcal食べているとすれば、1700〜1900kcalは消費しないと脂肪がつきやすくなってしまうという計算です。基礎代謝以外の活動代謝で600〜700kcalは消費する必要があるということになります。

階段の上り下りだけで代謝はアップします。エスカレーターやエレベーターを使用している人は、1日数回でも階段を利用してみましょう。

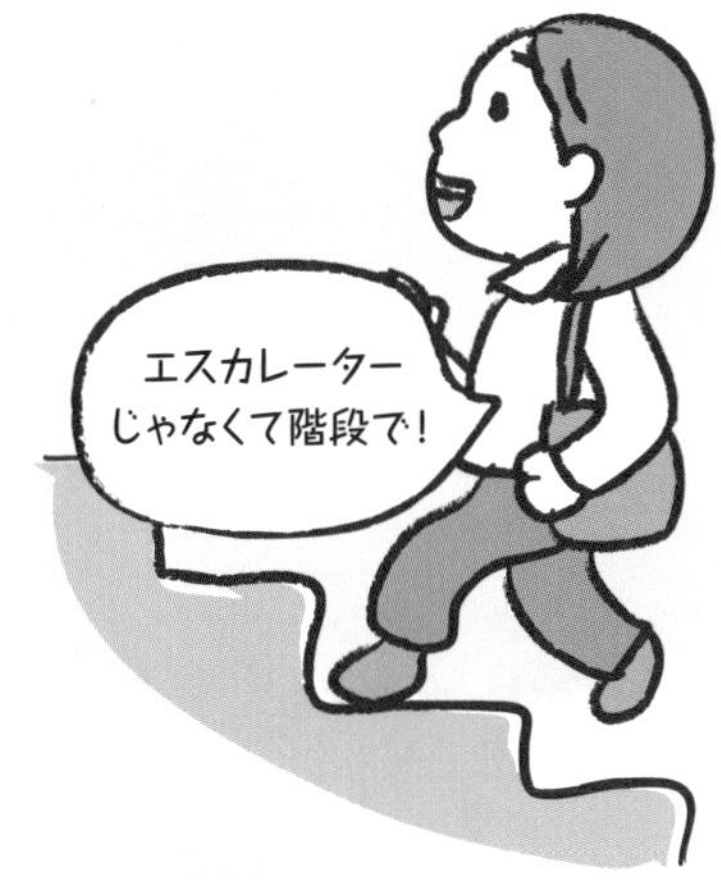
エスカレーター
じゃなくて階段で！

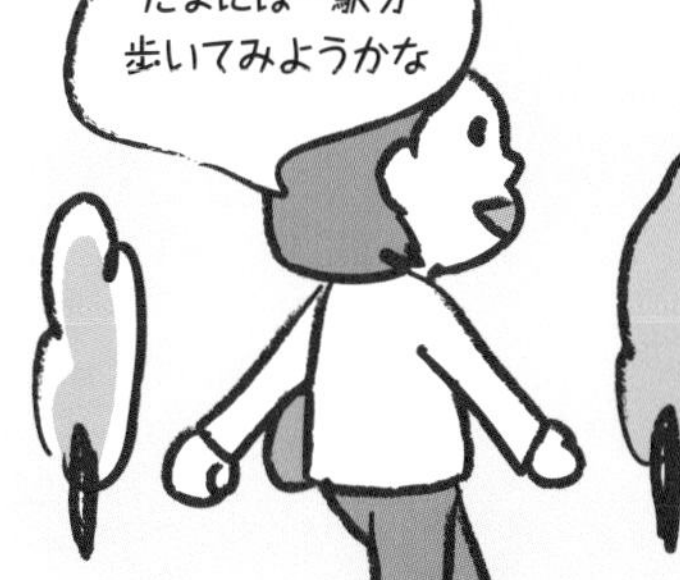
たまには一駅分
歩いてみようかな

たくさん歩くことでも運動効果が見込めます。職場まで遠回りをしてみたり、最寄駅の一駅前で降りてみたり、歩く機会を増やしてみましょう。

基礎代謝以外での活動代謝の目安は600～700kcal

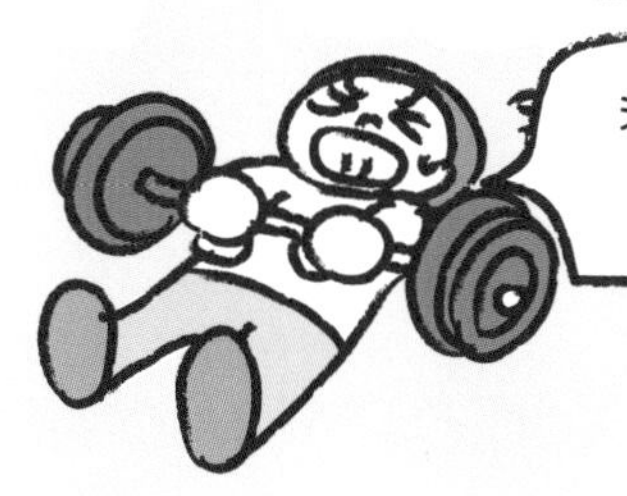
ジムに通っても
あまり効果が
ないかも……

ジムに契約したとしても毎日通うことはなかなか難しいものです。カロリーを理想的に消費するためには、毎日の生活のなかで少しずつ運動をしていくのがよいでしょう。

しかし、週に数回のジム通いではなかなかやせません。これは、ジムに行かない日を含めると、1週間の平均が理想の消費カロリーに到達しないから。おすすめは1日7000歩程度のウォーキングや階段を利用するなどして日々、少しずつカロリーを消費することです。

それ以外でも、一駅分歩いたり、自転車や車を使わずに、徒歩で買い物に行くことも効果的です。

これらの方法で、週に数回ジムに通うよりカロリー消費量は増え、代謝アップにつながるでしょう。

運動④

まずは体のなかで熱をつくることが大事

冷え性だと運動の効果が半減するってホント？

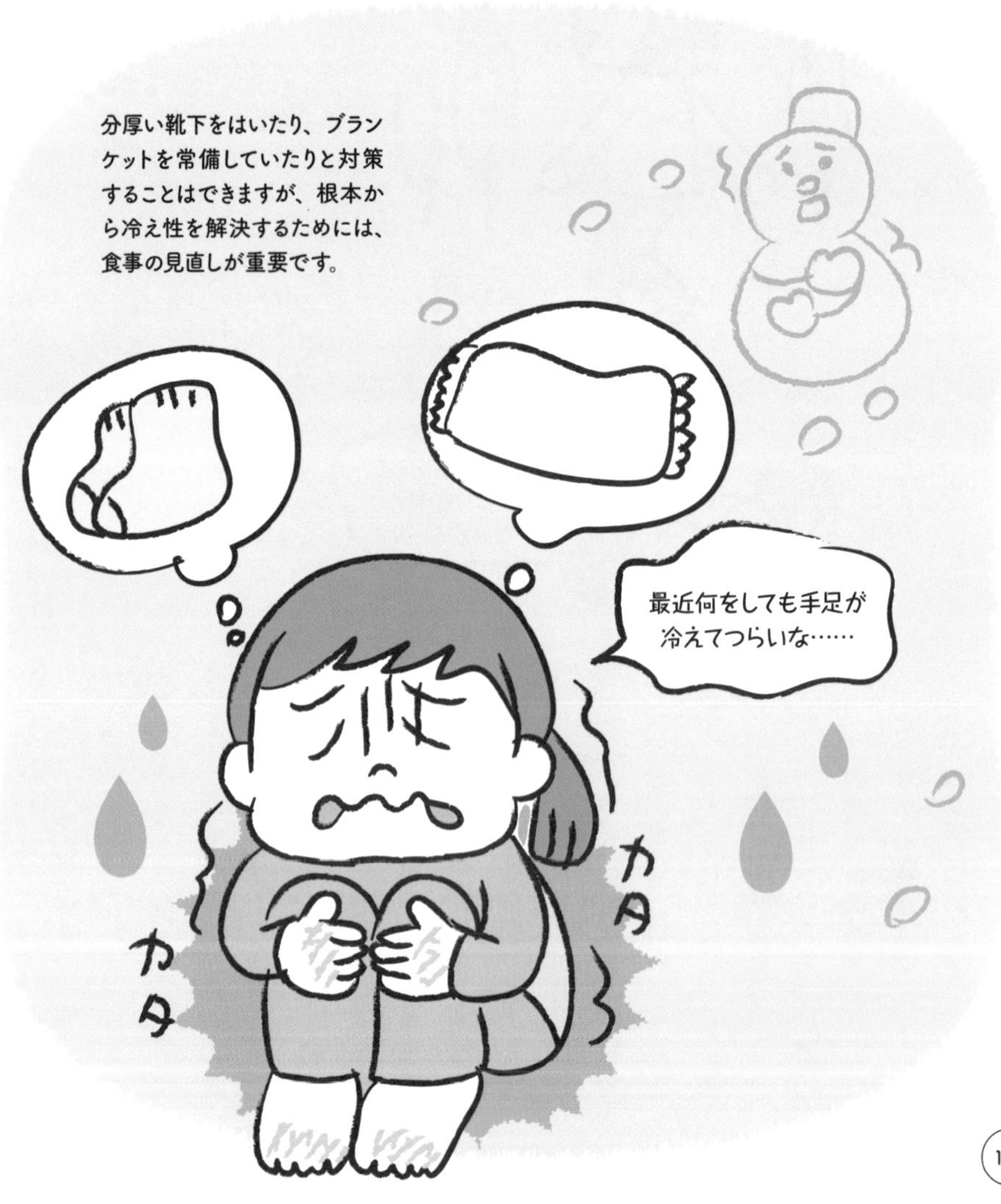

分厚い靴下をはいたり、ブランケットを常備していたりと対策することはできますが、根本から冷え性を解決するためには、食事の見直しが重要です。

最近何をしても手足が
冷えてつらいな……

カタ
カタ

説明しよう！

冷え性の人は食事を見直して改善につなげる

体が冷えると、体内で熱がつくれないため、運動をしても効果があらわれにくくなります。冷え性を解消する方法はさまざまですが、食事の内容を見直すことが一番効果的といえます。

まずはエネルギー源を確保するため、イモ類やごはんなどの炭水化物をゆっくり摂取します。それに加えて、ミトコンドリアを活性化させるきっかけとなる香辛料やしょうがなども有効です。

エネルギー源を補給して熱を確保

エネルギー源となる代表的な食べ物

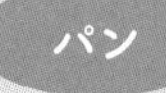

ごはん

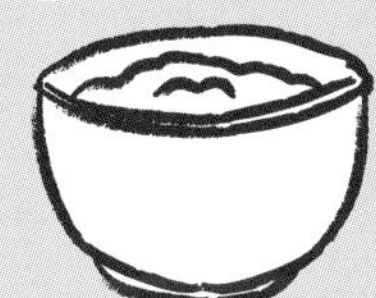

パン

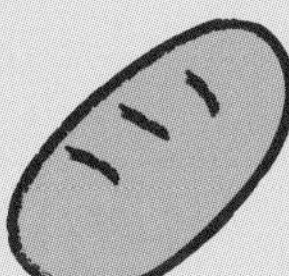

イモ類

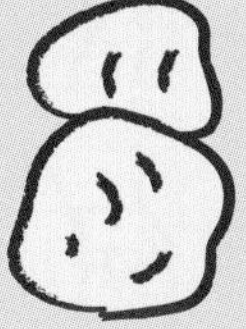

麺類

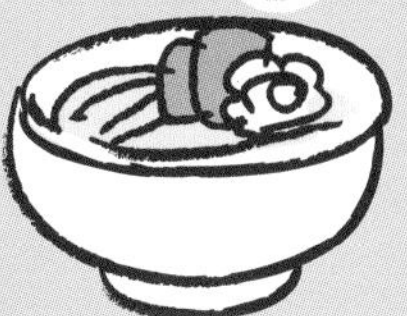

熱を生み出すエネルギー源になるのは、主に炭水化物です。しかし、これらは一気に食べてしまったり、量を間違えると老ける原因にもなります。少しずつ、ゆっくり毎日の食事で摂取すること大切です。

ミトコンドリアを活性化

香辛料

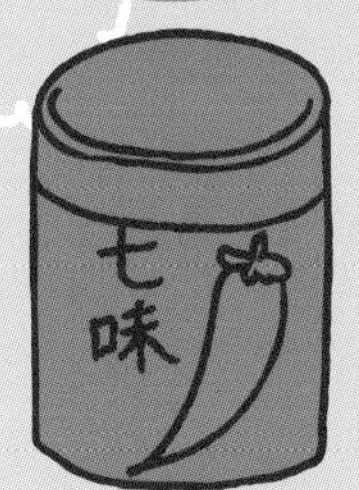
七味

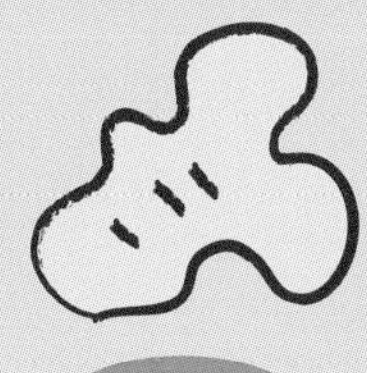

しょうが

熱は、吸収された栄養素が細胞のなかのミトコンドリアに入ることで生み出されます。このミトコンドリアを活性化させるためにおすすめなのがしょうがや香辛料。体がポカポカと温まるのを感じられます。

運動⑤

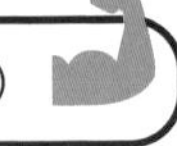

脂肪が多いたるんだ体を避けたい！

糖質制限には筋肉を落としてしまう落とし穴がある？

説明しよう！

無理は禁物！糖質制限でたるんだ体に？

ごはんやパン、麺類などを控える糖質制限によるダイエットはよく知られるようになってきました。ところが、糖質制限には思わぬ落とし穴があるとをご存知でしたか？

糖質制限をすると、確かに一

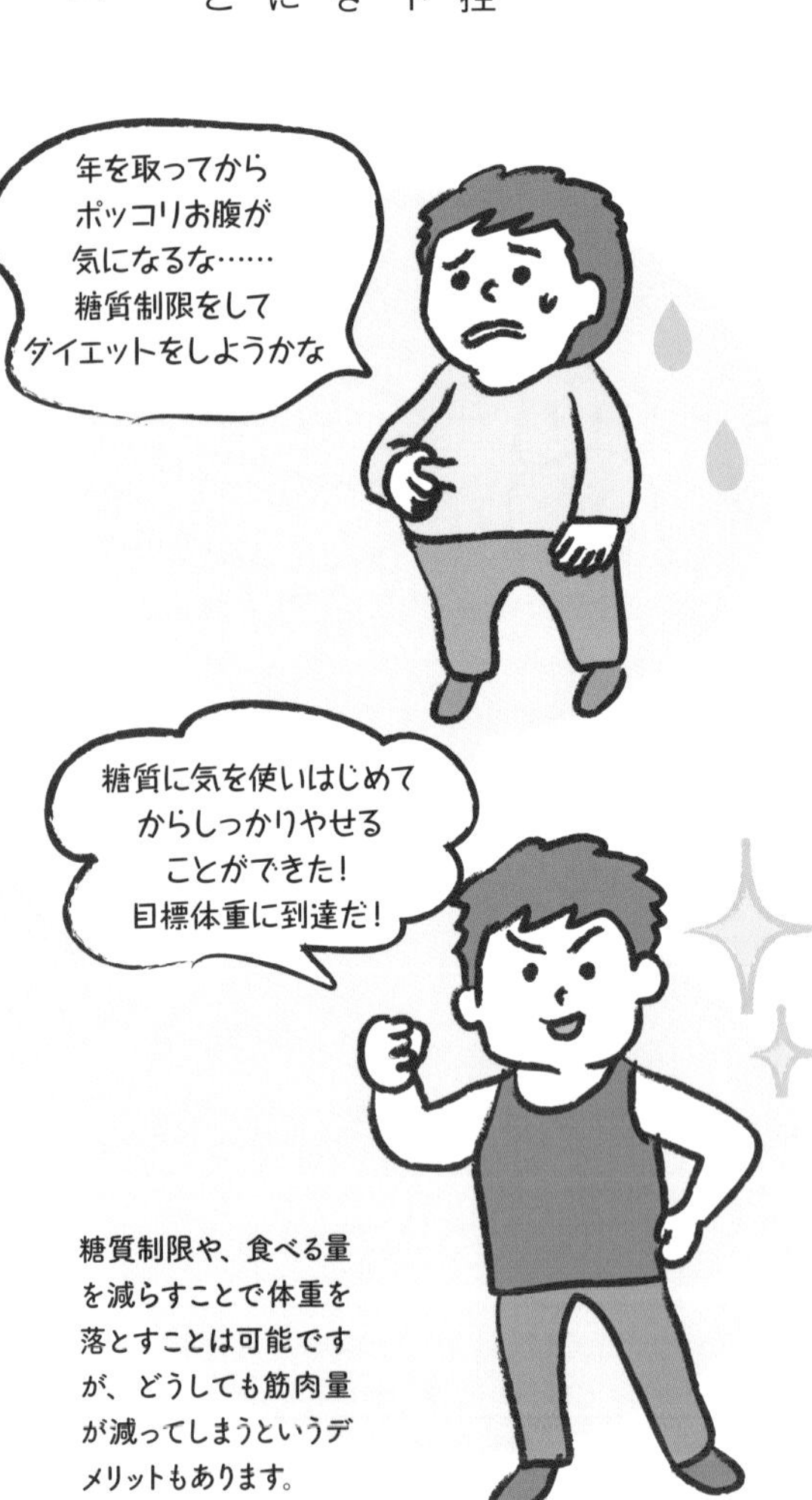
年を取ってから
ポッコリお腹が
気になるな……
糖質制限をして
ダイエットをしようかな
糖質に気を使いはじめて
からしっかりやせる
ことができた！
目標体重に到達だ！

糖質制限や、食べる量を減らすことで体重を落とすことは可能ですが、どうしても筋肉量が減ってしまうというデメリットもあります。

時的に体重は落ちるでしょう。しかし、やめるとリバウンドしがちになります。実は極端な糖質制限をすると筋肉が糖質を消費してエネルギーにする能力が落ちてしまい、体重が戻ると筋肉よりも脂肪がつきやすくなってしまうのです。これは糖質制限に限らず、極端な食事制限では同じことが起こりやすくなります。

　これを繰り返すと、同じ体重でも脂肪ばかりが増えて、見た目がまったく異なってしまいます。いうまでもなく、脂肪が多く筋肉が少ないたるんだ体は老けて見えるので、アンチエイジングのためにも無理な糖質制限は避けるようにしましょう。

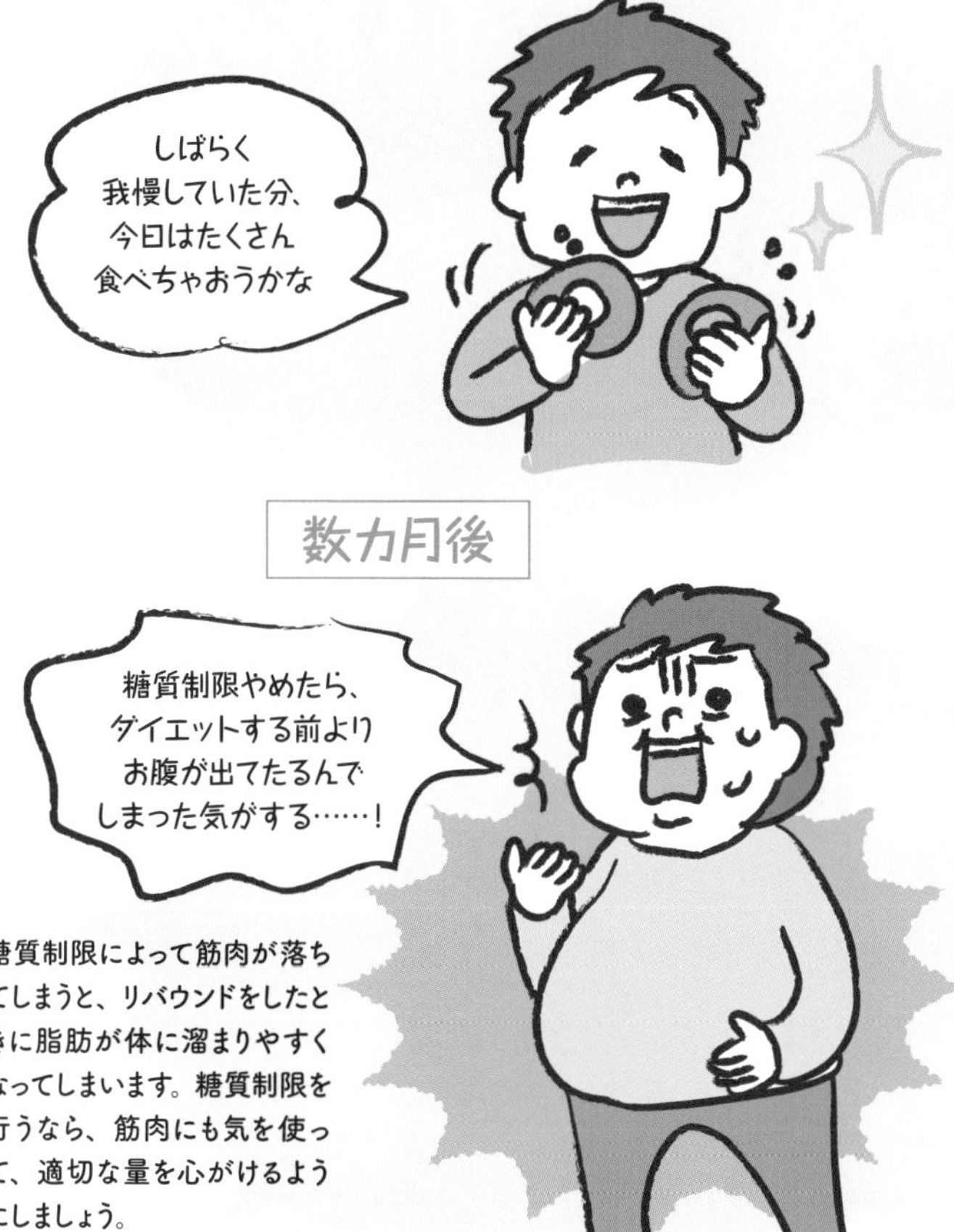
過度な糖質制限を続けると……
しばらく我慢していた分、今日はたくさん食べちゃおうかな
数カ月後
糖質制限やめたら、ダイエットする前よりお腹が出てたるんでしまった気がする……！

糖質制限によって筋肉が落ちてしまうと、リバウンドをしたときに脂肪が体に溜まりやすくなってしまいます。糖質制限を行うなら、筋肉にも気を使って、適切な量を心がけるようにしましょう。

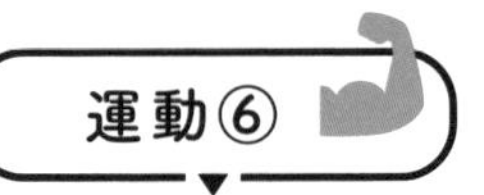
運動⑥

エネルギー補給の罠に要注意！

運動の前後に絶対に避けたいことって？

エクササイズの前後に糖質の摂取は禁物！

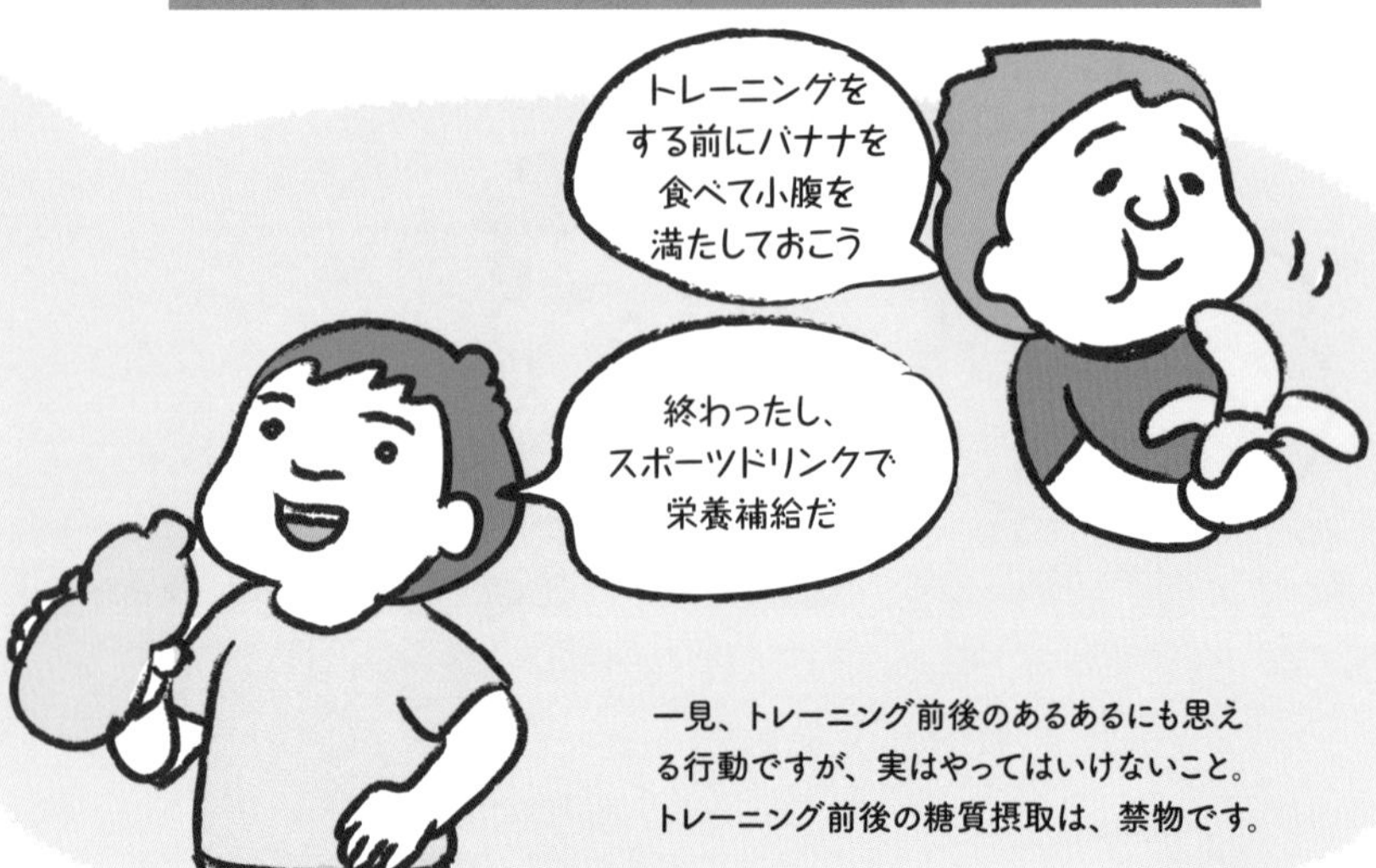
トレーニングをする前にバナナを食べて小腹を満たしておこう
終わったし、スポーツドリンクで栄養補給だ

一見、トレーニング前後のあるあるにも思える行動ですが、実はやってはいけないこと。トレーニング前後の糖質摂取は、禁物です。

説明しよう！

運動の前後は糖質を避けて脂肪を燃焼

ジムなどに通っている人のなかには、体を動かす前後にバナナやスポーツドリンクを口にする人がいるかもしれません。特に、運動後のスポーツドリンクは、脱水症状の予防や疲労回復を目的として重宝していた人も多いのではないでしょうか。しかし、これは逆効果なのです。バナナやスポーツドリンクには、糖質がたっぷり含まれています。体はエネルギーとして最

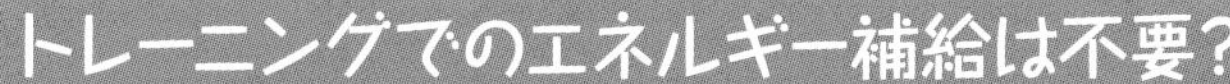
トレーニングでのエネルギー補給は不要？

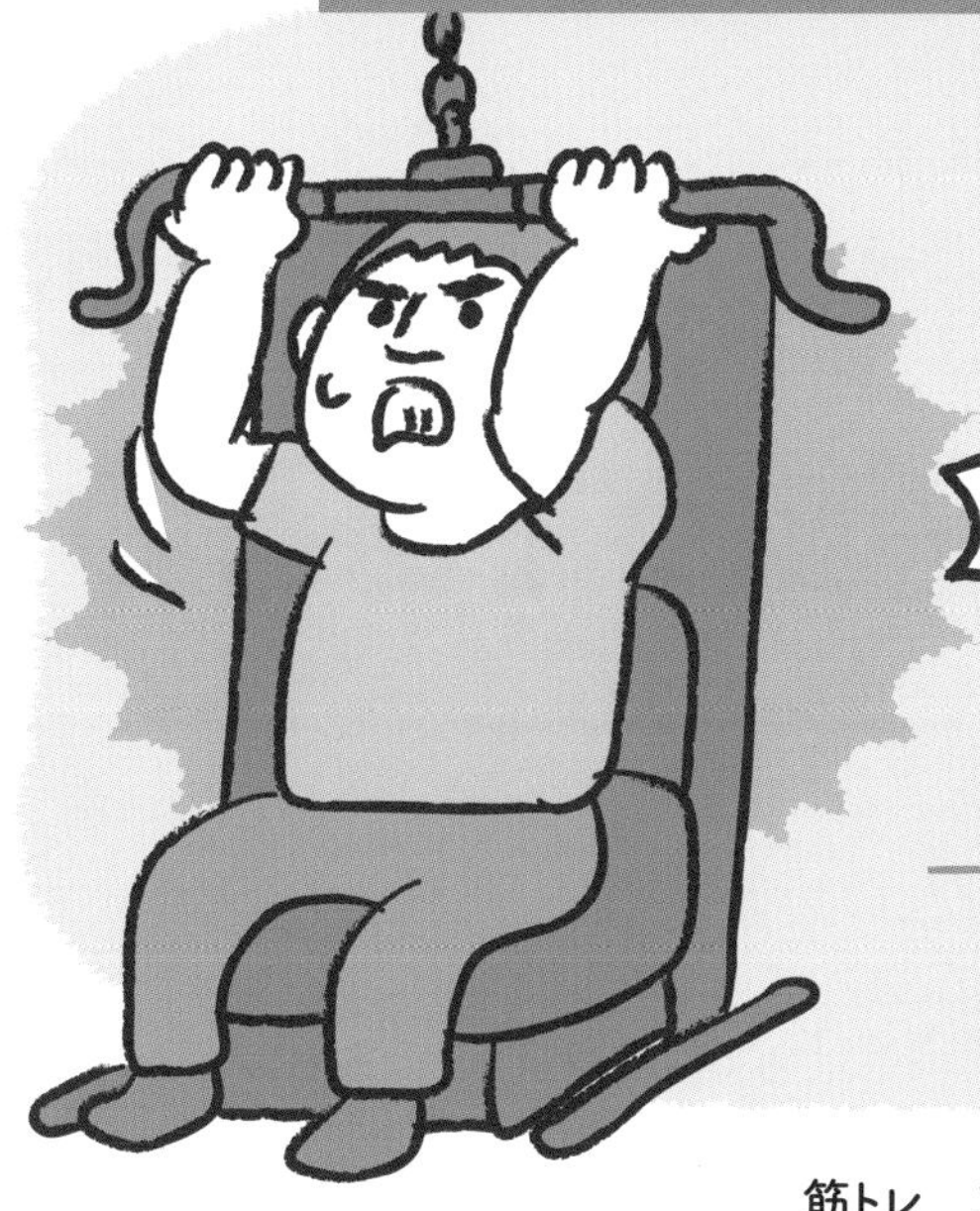
ベンチプレス
30回！
一般的なトレーニング
筋トレ　30分〜1時間
有酸素運動　30分〜1時間
飲み物は水で
十分なんだね

アスリートのように1日中ハードなトレーニングをして体づくりに励んでいる場合、エネルギーを補給するためにある程度の糖質を摂取することが望ましいのですが、週に何回かジムに通い、1〜2時間程度運動しているだけなら、エネルギー補給は必要ありません。

初に糖質を燃焼し、そのあとで脂肪を燃やすのでエクササイズの前後に糖質を摂ると、消費したエネルギーがもとに戻ってしまうばかりか、脂肪が燃えようとしているのを妨げてしまいます。

1日中ハードなトレーニングをしているようなアスリートならともかく、日に1〜2時間ほど自宅やジムでトレーニングをする程度なら、エネルギー補給はまったく必要ありません。しかし、エネルギー補給と水分補給はまた別。こまめに水分は摂り、脱水症状には十分に気を付けてください。

運動⑦

毎日の生活にプラスしてみよう

誰でも簡単に続けられる若返りの運動ってあるの？

説明しよう！

ゆっくり走る？無理なく行える有酸素運動

アンチエイジングには有酸素運動が有効です。しかし、ジョギングなど激しい運動を続けるのはつらいもの。無理なく続けられる有酸素運動で十分な効果が得られればそれに越したことはありません。

有酸素運動を取り入れたい人におすすめしたいのがスロー・ジョギング法です。これは文字通りゆっくりと走る運動法で、歩くスピードと同程度か少し速い程度で無理なく走ります。歩くのと同程度の速さでも、この方法だと徒歩の約2倍のカロリーが消費できることが明らかになっています。

スロー・ジョギングは徒歩と異なり、両足が一瞬だけ宙に浮きます。その分、多くの筋力を使うため、消費カロリーが増えるのです。

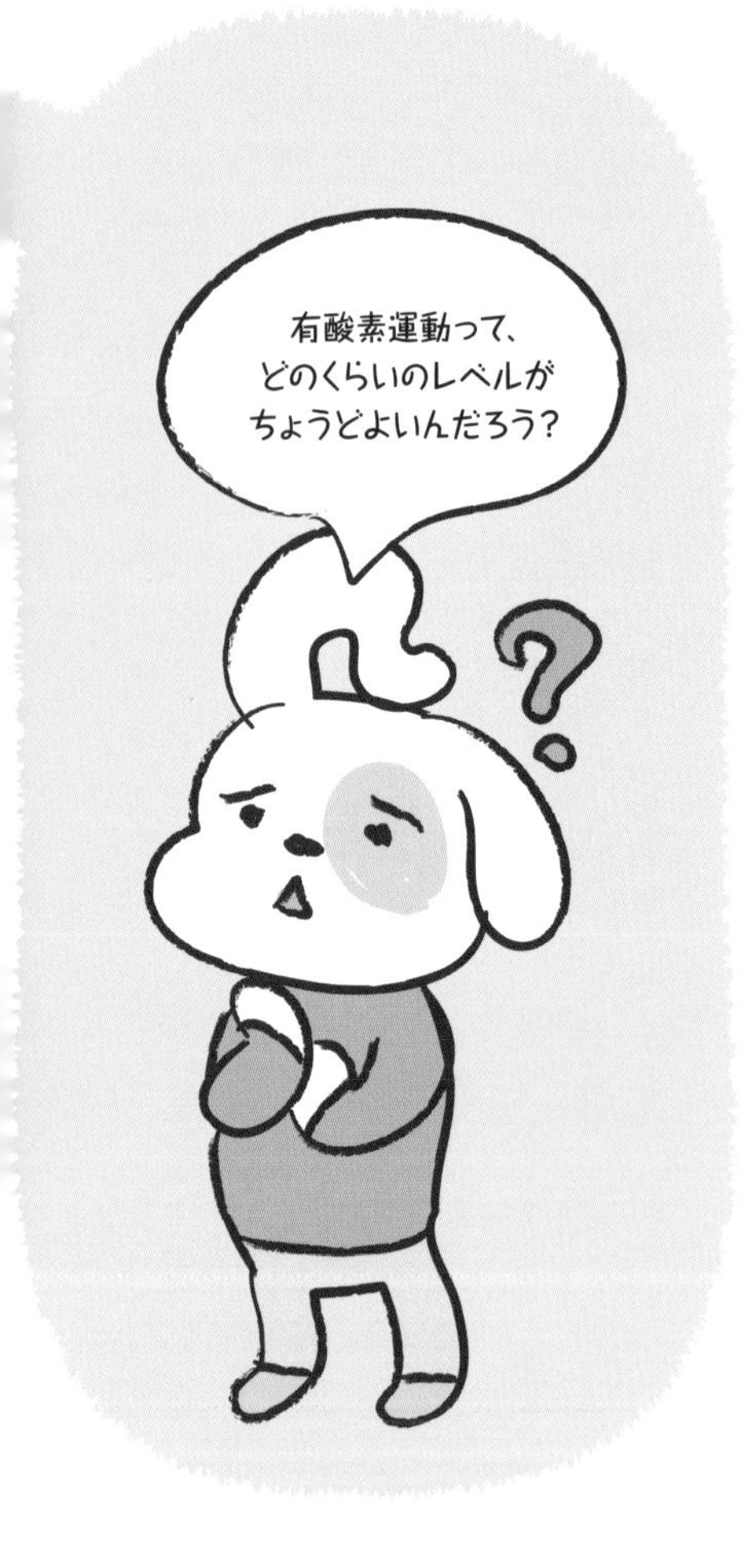

有酸素運動って、
どのくらいのレベルが
ちょうどよいんだろう？

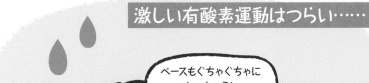

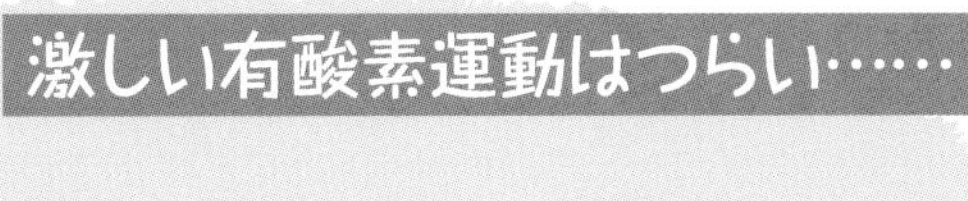
激しい有酸素運動はつらい……

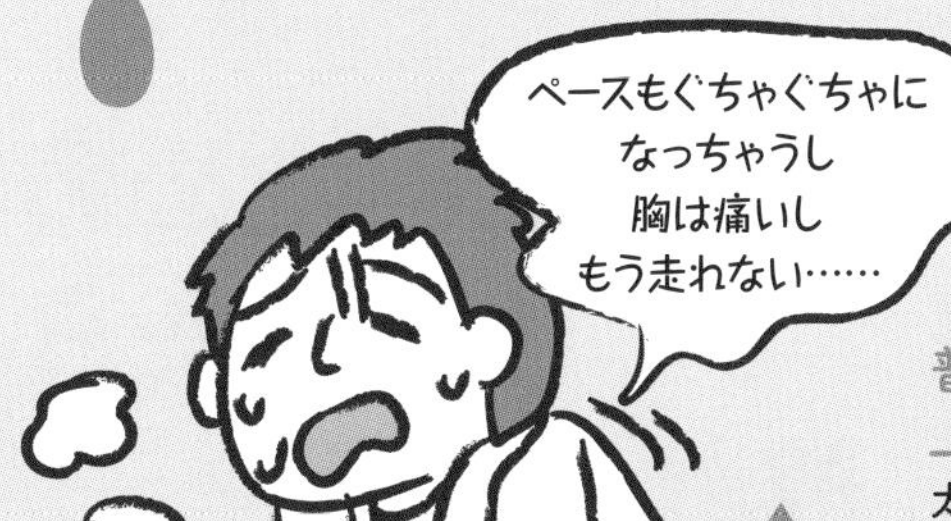
ペースもぐちゃぐちゃに
なっちゃうし
胸は痛いし
もう走れない……

普通のジョギング

太ももや腹部など、成長ホルモンを多く分泌する部位を効率的に鍛えることができます。また、基礎代謝もアップするので、簡単にどこでもできる筋トレとしておすすめです。

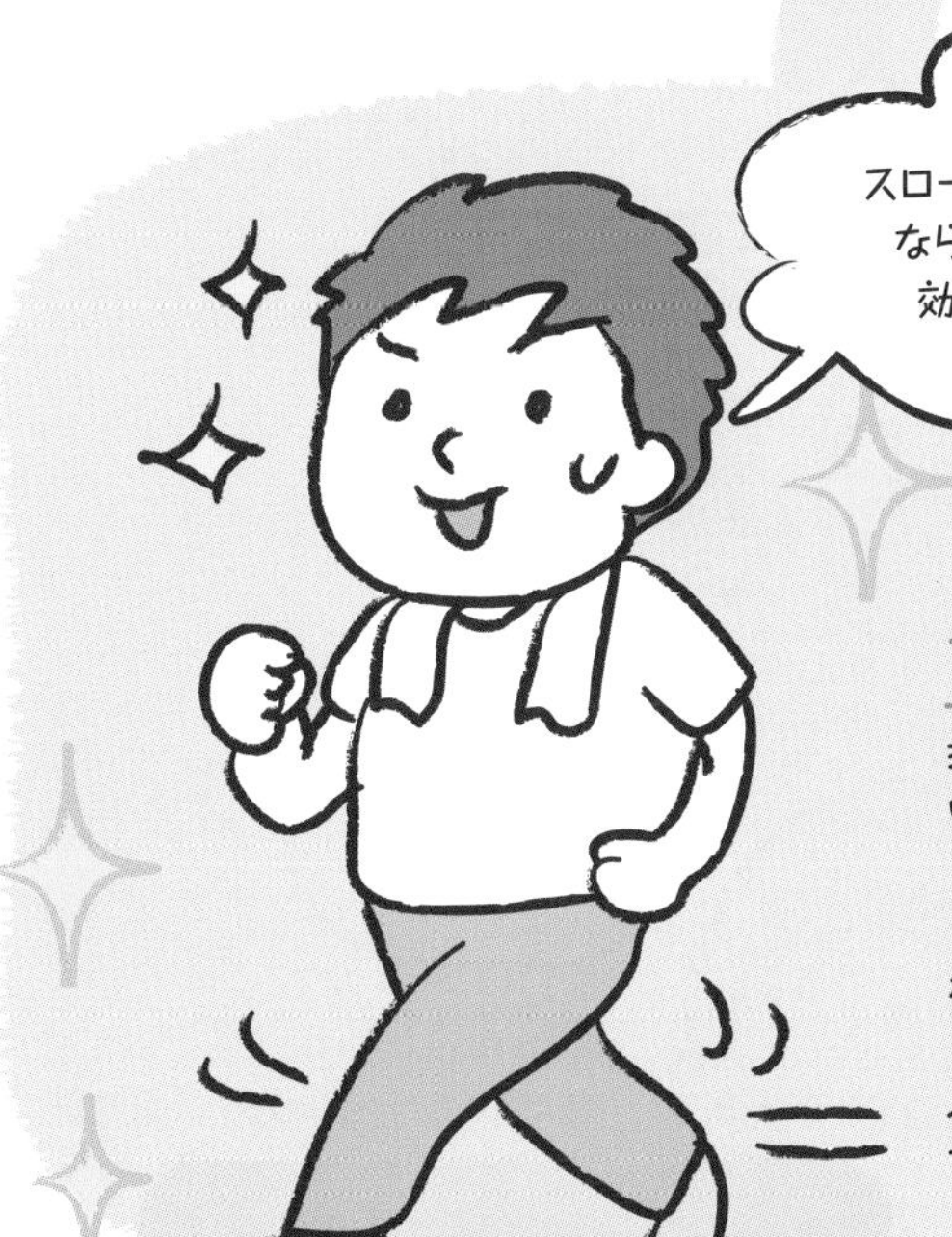
スロー・ジョギング
なら楽にできて
効果もある！

スロー・ジョギング

歩くスピードと同じか少し速いかなので、ジョギングよりも続けることができ、歩くよりも消費カロリーが多いのが特長。徒歩圏内の目的地まで、など日常生活にも取り入れやすいのがポイントです。

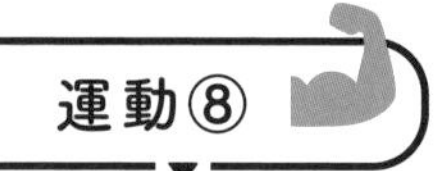
運動⑧

血糖値を安定させることが何よりも大事

疲れを溜めないための睡眠ってどうやったら取れるの？

質の高い睡眠をとるためには食事の仕方に工夫が必要

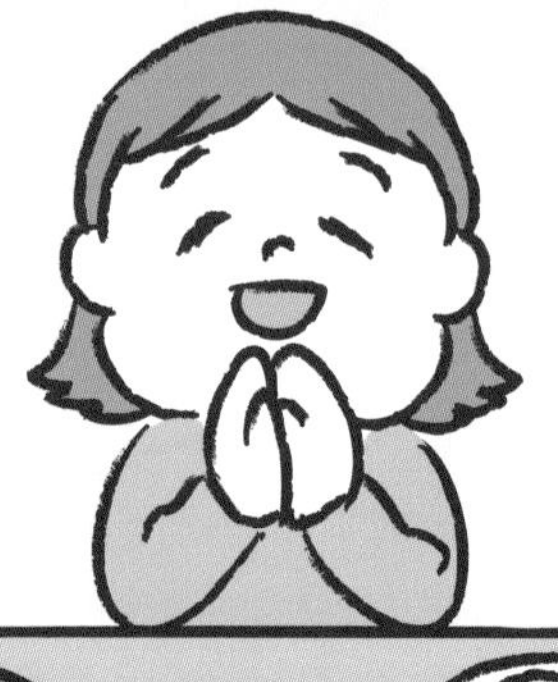
いただきます

1日3食規則正しく食べて食事のサイクルを整えることで、血糖値の乱高下を防ぐことができます。

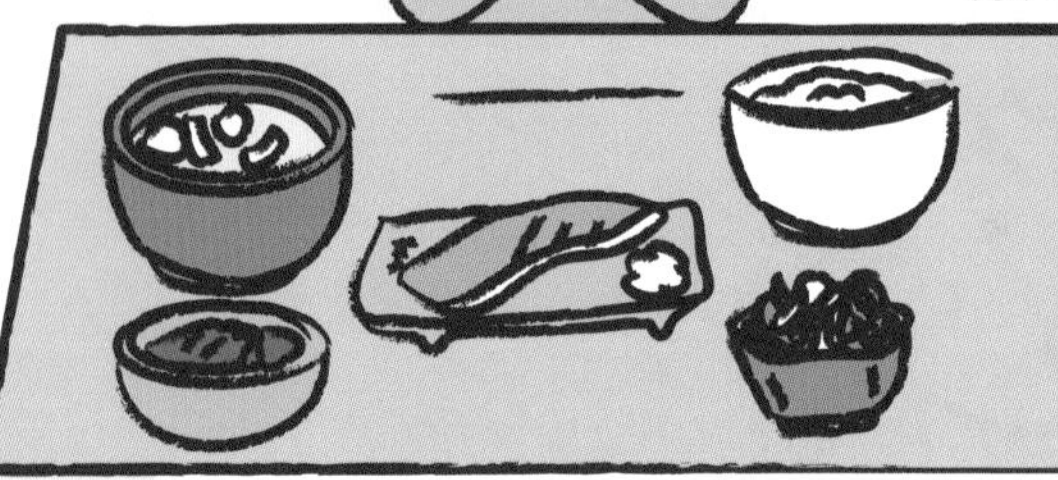

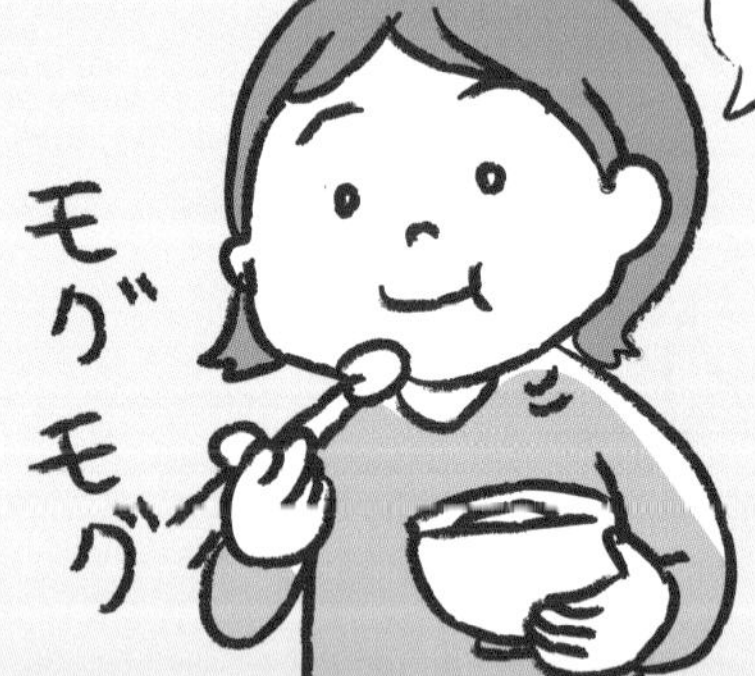
ゆっくり、
たくさん噛もう
モグモグ

よく噛んで食べることで、血糖値の急上昇を抑えることができ、血糖値をコントロールすることができます。

説明しよう!

秘訣ははちみつ 食事の摂り方で 質の高い睡眠を

質のよい睡眠はアンチエイジングに必要不可欠です。そのために重要になってくるのが、食事の摂り方。人間の体は眠っている間も血糖値をコントロールしています。ただ、日中に血糖値が乱高下する食事のサイクルだと眠りにつく前に低血糖状態に陥るのです。これを防ぐためには、よく噛むことだけでなく、寝る前にスプーン1杯のはちみつを食べて睡眠中の低血糖を防ぐことが効果的です。

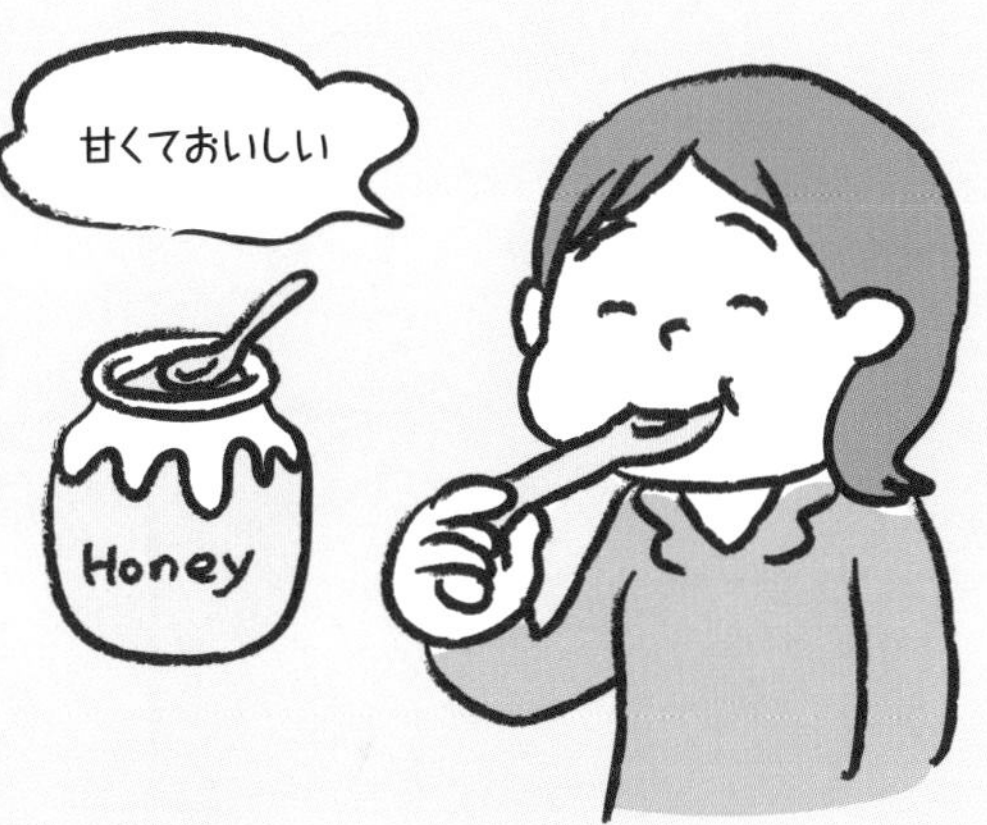
甘くておいしい
Honey

寝る前にスプーン1杯のはちみつを食べることで、睡眠時の低血糖を抑えることができ、翌朝スッキリと目覚めることができます。

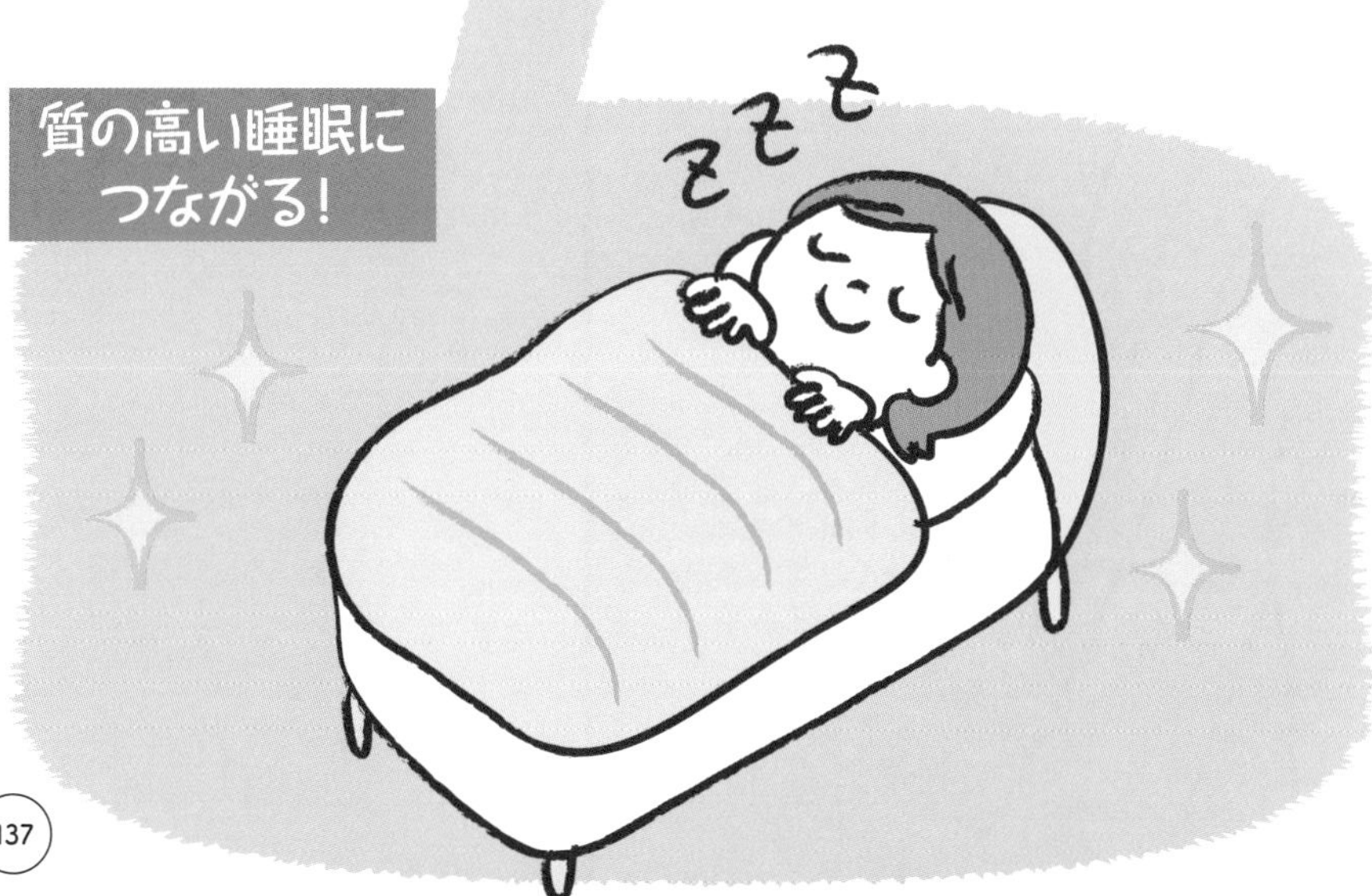
質の高い睡眠につながる!
zzz

運動⑨

過度な空腹を防ぐこともできる

自律神経を整えることで老けが予防できるの？

説明しよう！

自律神経が整うと血糖値も安定 暴飲暴食を防ぐ

自律神経は体の働きを無意識に調整する神経です。日中は交感神経が優位になってテキパキと動ける一方で、夜になると副交感神経が優位になって休息モードに。同時に自律神経はホルモン分泌をコントロールする役

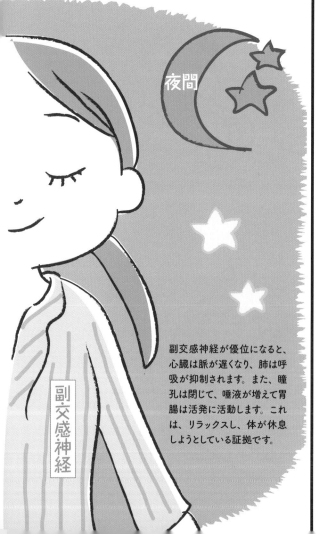

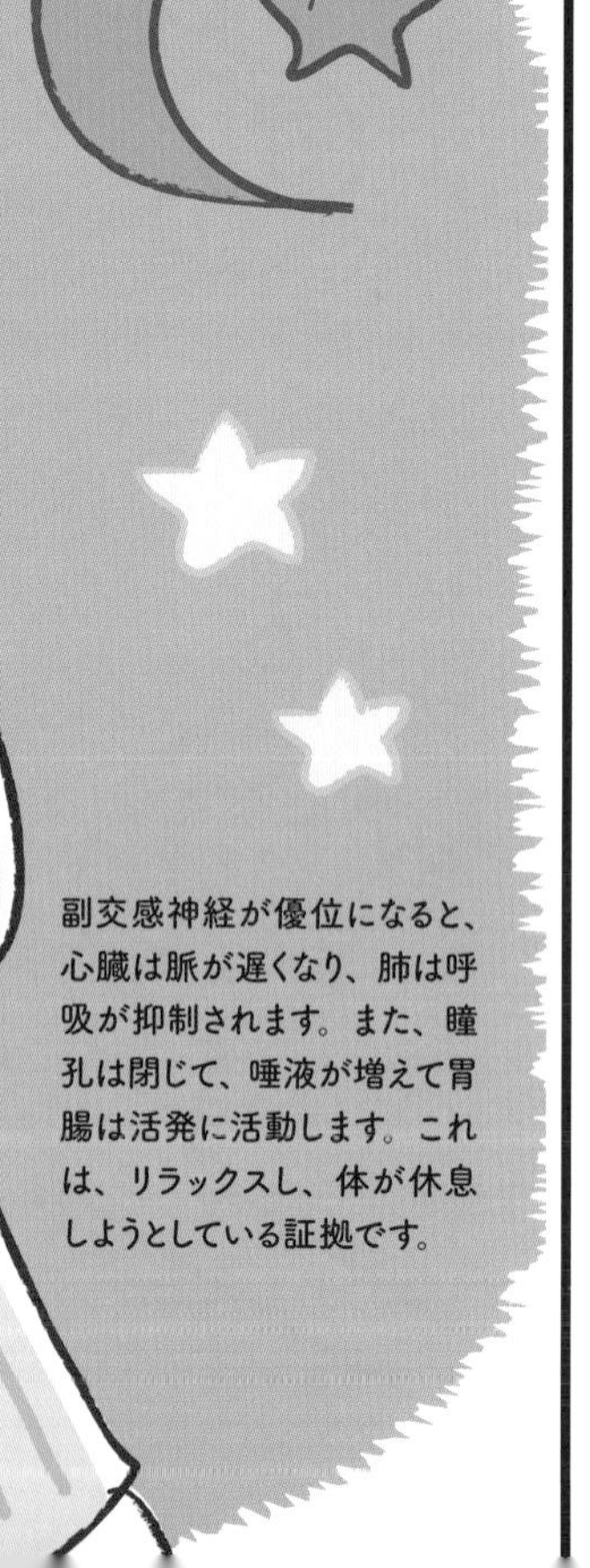
夜間
副交感神経

副交感神経が優位になると、心臓は脈が遅くなり、肺は呼吸が抑制されます。また、瞳孔は閉じて、唾液が増えて胃腸は活発に活動します。これは、リラックスし、体が休息しようとしている証拠です。

割を持っています。自律神経が整うと、ホルモンの分泌が安定して、血糖値をコントロールするグルカゴンやインスリンなどが正常に働くようになります。

この状態だと「無性に甘いものが食べたい！」というような欲求もなくなるでしょう。ただ、血糖値が乱高下すると、ホルモンが正常に分泌されずに自律神経が乱れ、体が疲弊してしまいます。自律神経を整えるためには、血糖値を安定させることが何よりも重要。空腹になりすぎないように1日3回の食事を摂るだけでも、過度な空腹を防ぐことができるので血糖値が安定し、自律神経を整えることにもつながります。

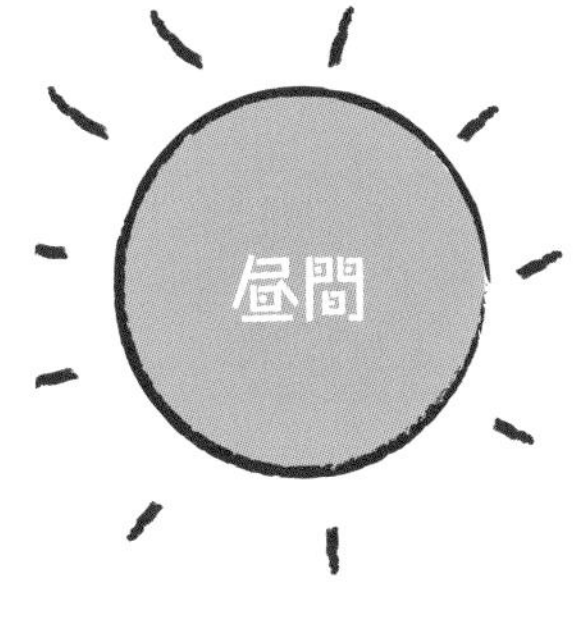
昼間

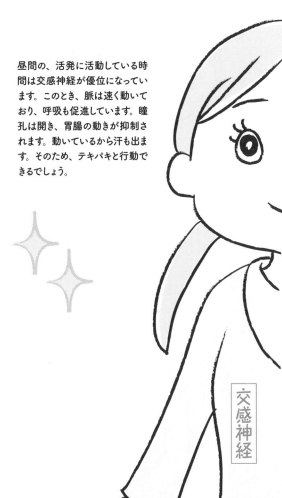

昼間の、活発に活動している時間は交感神経が優位になっています。このとき、脈は速く動いており、呼吸も促進しています。瞳孔は開き、胃腸の動きが抑制されます。動いているから汗も出ます。そのため、テキパキと行動できるでしょう。

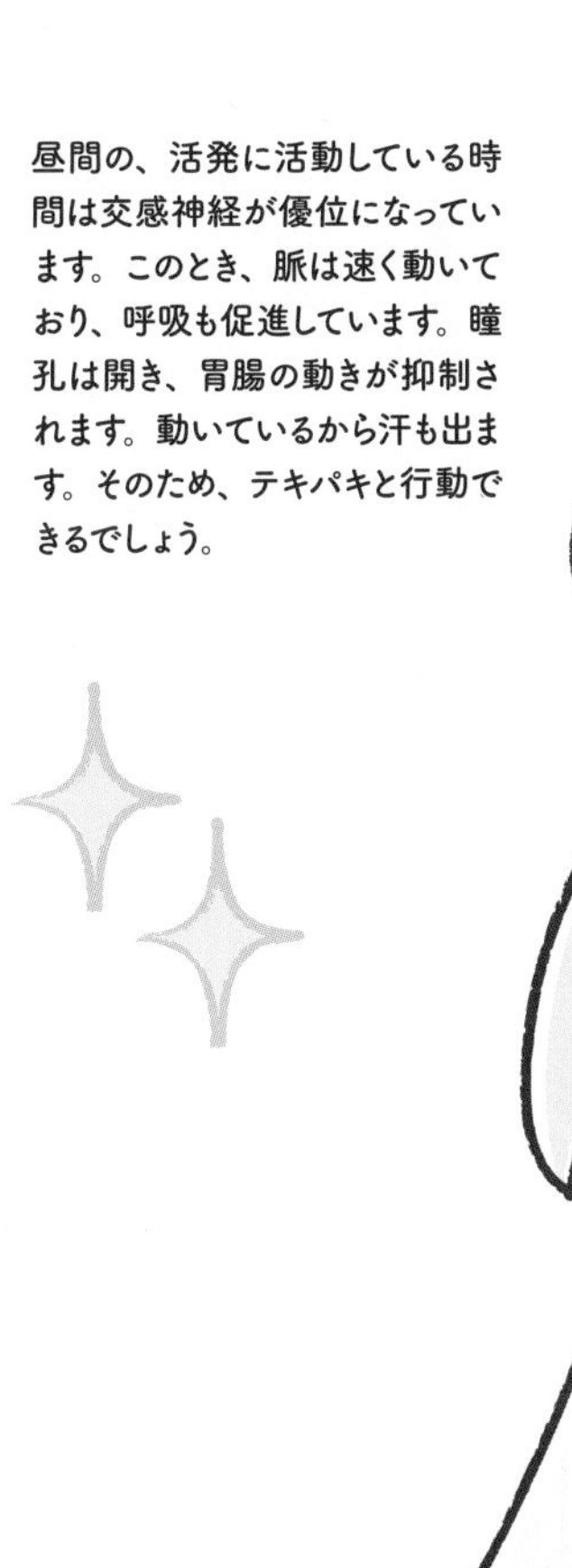
交感神経

副交感神経と交感神経が、時間に合わせて交互に優位に働くと、自律神経が整います。自律神経が整うことで、暴飲暴食や偏食が減り、老けを予防することができるのです。

運動⑩

体のなかの老いも防いでいく

運動をすることで若返るのは見た目だけ？

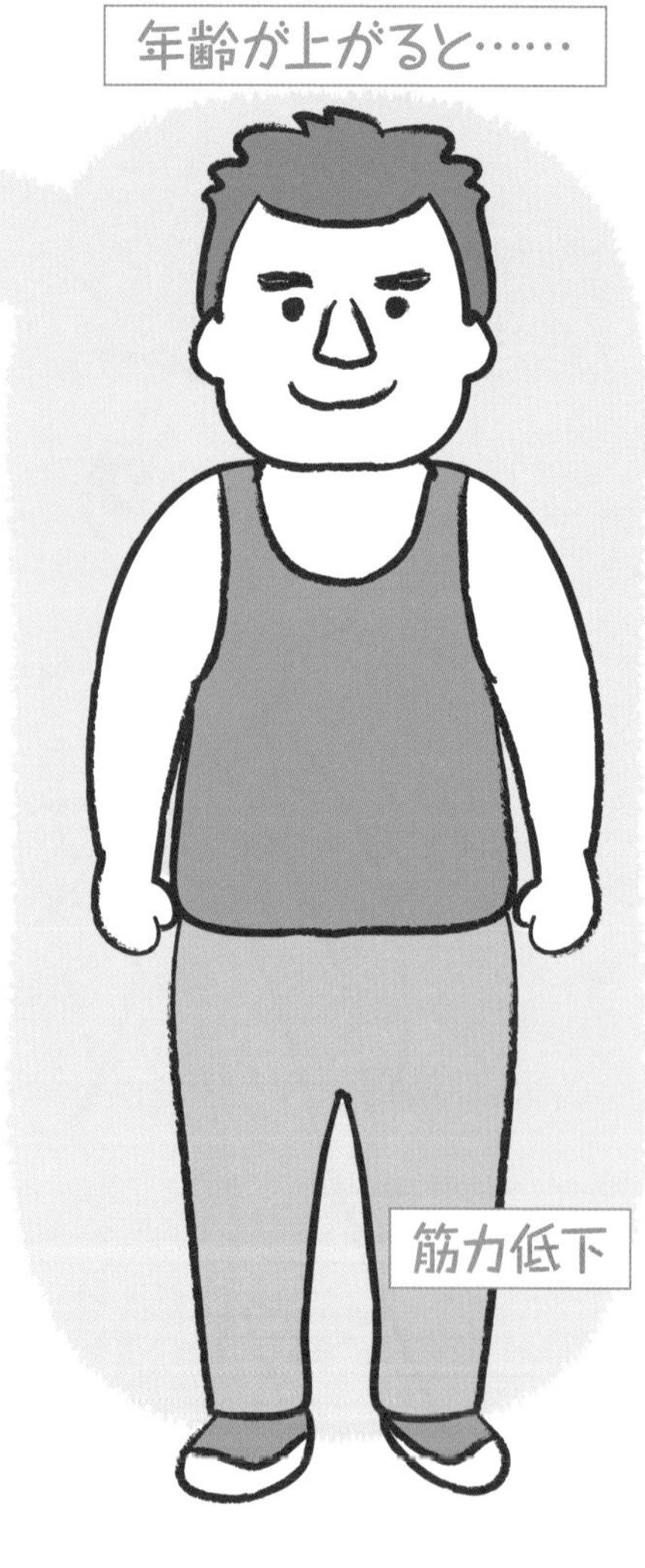

年齢が上がると……

筋力低下

説明しよう！

下半身強化で免疫力をアップ若々しさを保つ

人間の体は、年齢とともに男性ホルモンが減少し筋肉量が減ってしまうのと同時に、筋力も衰えていきます。筋肉が減ることのもっとも深刻な弊害の1つが免疫力の低下です。

免疫力の強化や維持には、アミノ酸が関係しています。特に、筋肉のなかに存在するグルタミンというアミノ酸が重要です。筋肉量が減ると、このグルタミンも減ってしまい、結果的に免疫力が低下することにつながってしまうのです。

免疫力を保つうえで特に重要なのが、下半身の筋肉量を維持すること。「下半身の筋肉が衰えているかも」と感じたら、まずは自分の体に向き合い、自分の筋肉量を把握することからはじめてみましょう。

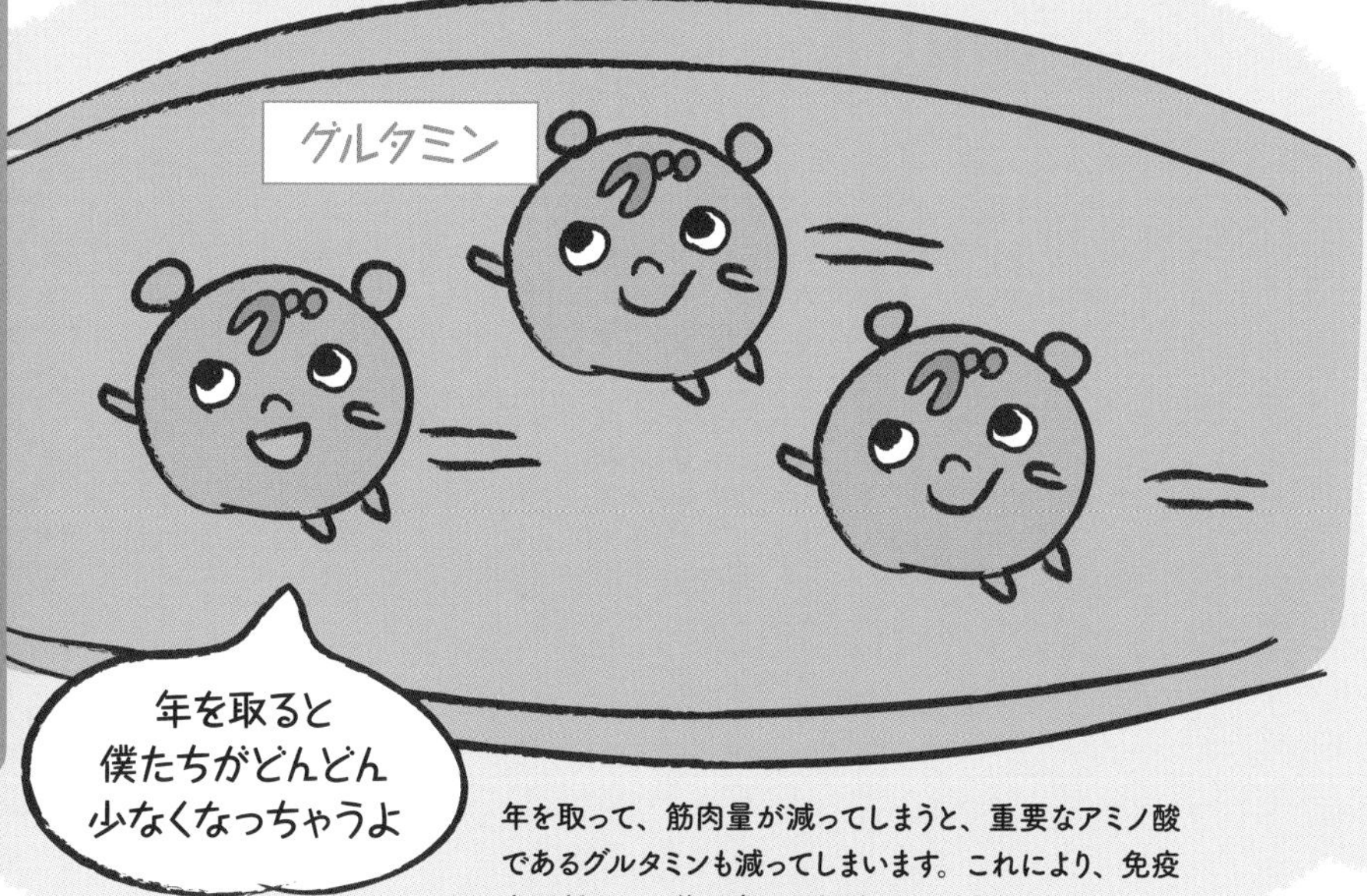

グルタミン
年を取ると
僕たちがどんどん
少なくなっちゃうよ

年を取って、筋肉量が減ってしまうと、重要なアミノ酸であるグルタミンも減ってしまいます。これにより、免疫力が低下し、体の老けが加速してしまうのです。

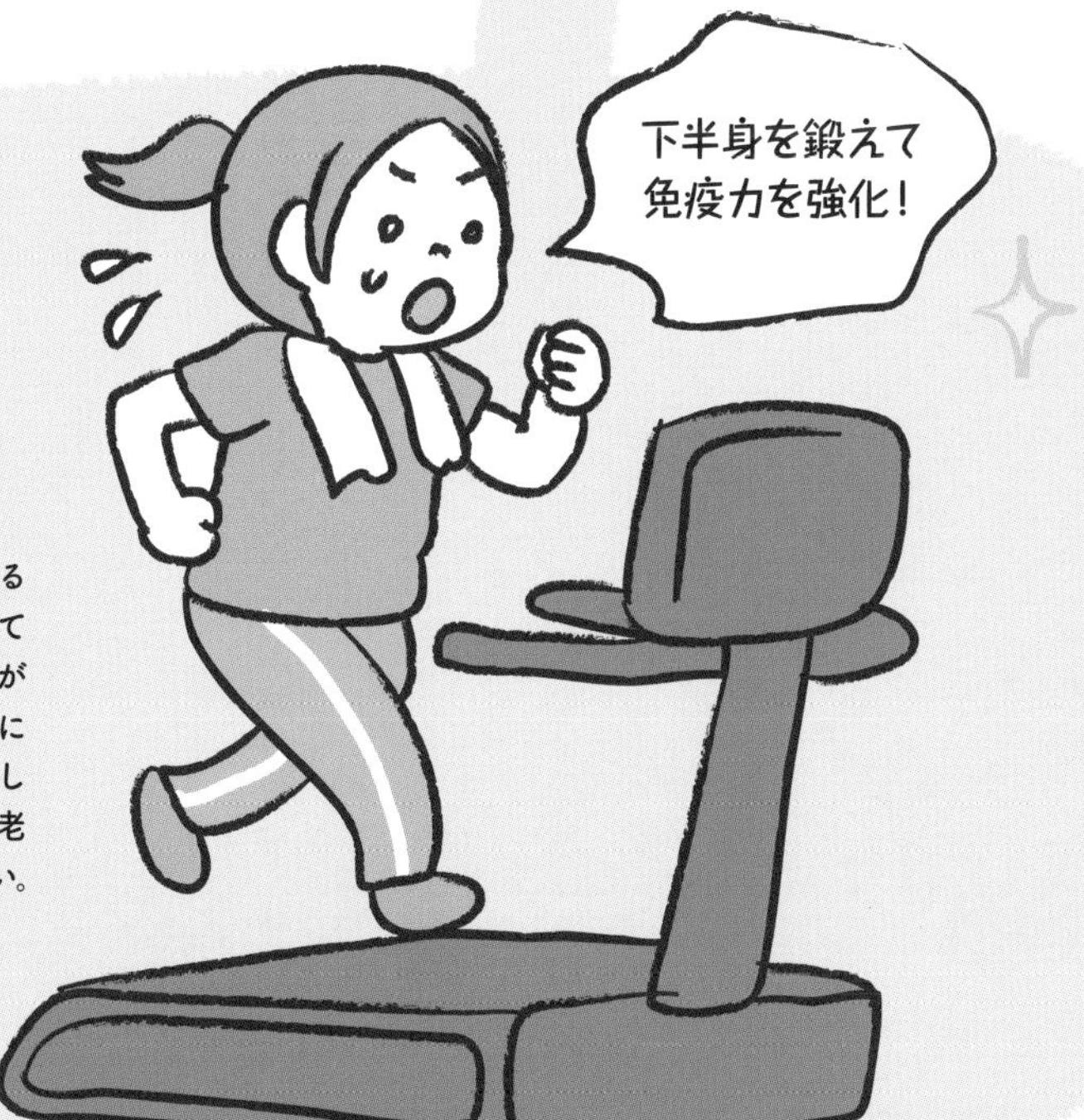

下半身を鍛えて
免疫力を強化！

下半身の筋力を強化することで免疫がアップして若々しい体をつくることが可能になります。定期的に下半身のトレーニングをして見た目と体、両方の老け対策をしてみてください。

COLUMN 6

心も若く元気にいるために

老けて見えるかどうかは自分次第

年齢とともに老けていくのは、仕方ないと思っていませんか?

実際に年齢が上がっていったとしても、老けて見えるか若く見えるかは少しの努力で変わります。老けた印象を持たれる原因には、それぞれ対策することができるのです。

たとえば、何をするにしても面倒くさいと無気力になったり、イライラしたりすることが増えたら、それは感情が老化しているサイン。これは感情のコントロールを司る前頭葉が委縮していることが原因です。この部分を鍛えるためには、日常生活のなかでいつもとは違う新しいことをして、行動のマンネリ化を避けるのが効果的です。

そのほかにも、年を取ると昔の話をしたり、自分の話ばかりしたりと、声だけでなく話し方まで変わってしまいます。一旦相手の話を遮らずに聞く、相手に話を振ることを意識すると改善していくことができます。

内面を磨くと、それが見た目や印象にもあらわれます。体だけでなく心も若々しく元気にしていくことが大切なのです。

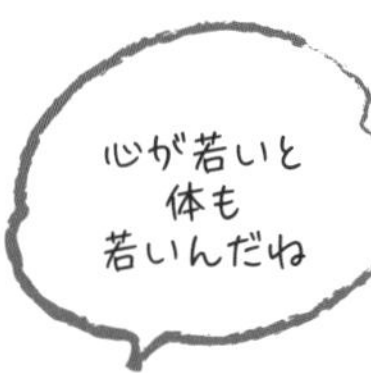
心が若いと
体も
若いんだね

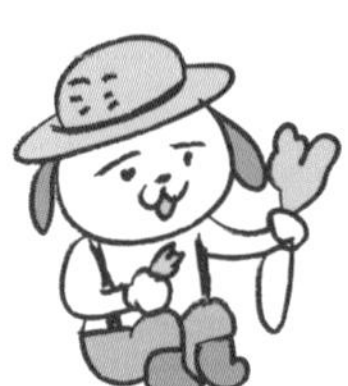

参考文献

老けない人が食べているもの
工藤あき　著　（アスコム）

老けない人は何を食べているのか
森由香子　著　（青春出版社）

老けない人はやめている
オーガスト・ハーゲスハイマー　著　（講談社）

50代からの「老いない体」のつくり方
満尾正　著　（三笠書房）

きれいな人の老けない食べ方
森拓郎　著　（SBクリエイティブ）

数字でわかる老けない食事　AGEデータブック
山岸昌一　監修　（万来舎）

STAFF

編集 ―――― 細谷健次朗、工藤羽華（株式会社G.B.）
執筆協力 ―――― 吉川はるか、村沢 譲、龍田 昇、山本洋子、内山慎太郎
カバー・本文イラスト ―― ふじいまさこ
カバー・本文デザイン ―― 森田千秋（Q.design）
DTP ―――― G.B.Design House

監修　**工藤あき（くどう あき）**

消化器内科医、美腸・美肌評論家。一般内科医として地域医療に貢献する一方、腸内細菌・腸内フローラに精通。腸活×菌活を活かした美肌・エイジングケア治療にも力を注いでいる。また「植物由来で内面から美しく」をモットーとし、日本でのインナーボタニカル研究の第一人者としても注目されている。NHK「ひるまえほっと」などに出演。著書には『老けない人が食べているもの』（アスコム）、『体が整う水曜日の漢方』（共著、大和書房）などがある。テレビ、本、雑誌などメディア出演多数。その美肌から「むき卵肌ドクター」の愛称で親しまれている。2児の母。日本消化器内視鏡学会専門医、日本消化器病学会専門医、日本内科学会認定医。

見た目が若い人が密かにやっている食べ方の基本！

若返りの栄養学ゆる図鑑

2023年1月20日　第1刷発行

監　修　　工藤あき

発行人　　蓮見清一
発行所　　株式会社宝島社
〒102-8388
東京都千代田区一番町25番地
電話：営業　03-3234-4621
編集　03-3239-0928
https://tkj.jp
印刷・製本　サンケイ総合印刷株式会社

ISBN978-4-299-03773-2